肿瘤中医临證精析

高峯

主 编 赵献龙 马继松 孙锡高

中国科学技术出版社

·北京·

图书在版编目（CIP）数据

肿瘤中医临证精析 / 赵献龙，马继松，孙锡高主编 . —北京：中国科学技术出版社 , 2017.10（2024.6 重印）

ISBN 978-7-5046-7599-6

Ⅰ . ①肿… Ⅱ . ①赵… ②马… ③孙… Ⅲ . ①肿瘤 – 中医临床 – 经验 – 中国 – 现代 Ⅳ . ① R273

中国版本图书馆 CIP 数据核字 (2017) 第 180418 号

策划编辑	焦健姿
责任编辑	黄维佳　王久红
装帧设计	长天印艺
责任校对	龚利霞
责任印制	徐　飞

出　　版	中国科学技术出版社
发　　行	中国科学技术出版社有限公司
地　　址	北京市海淀区中关村南大街 16 号
邮　　编	100081
发行电话	010-62173865
传　　真	010-62173081
网　　址	http://www.cspbooks.com.cn

开　　本	850mm×1168mm　1/32
字　　数	220 千字
印　　张	8.75
版　　次	2017 年 10 月第 1 版
印　　次	2024 年 6 月第 4 次印刷
印　　刷	河北环京美印刷有限公司
书　　号	ISBN 978-7-5046-7599-6 / R·2063
定　　价	49.00 元

编著者名单

主　编　赵献龙　马继松　孙锡高

编　者（以姓氏汉语笔画为序）

马继松　王甫刚　王章标　孙锡高

杨进虎　宋之声　赵献龙　徐　耀

高志良　陶夏平

内容提要

编者分上、下两篇，对恶性肿瘤治疗的新进展、新成果，以及诸位当代肿瘤名家的学术思想与临证经验进行了介绍。上篇为肿瘤论治精析，以疾病为纲，系统介绍多种恶性肿瘤的诊断和治疗，每病均按概述、中医治疗、特色治疗、医家经验、作者经验及预防与调护逐项展开论述；下篇为名家医案精析，对名家医案进行了细致解析，并予以归纳、提炼，帮助读者深入体会。本书内容丰富，注重临床，讲求实用，是一本不可多得的能够指导肿瘤临床实践的参考书，相信本书能够为广大中医肿瘤临床医护人员、肿瘤患者及其家属提供极大帮助。

作者的话

20世纪80年代，我调入芜湖中医学校任教，当时正在我市中医院外科进修的故友赵献龙前来造访。我与献龙均为20世纪60年代的大学生，经历相似，志趣相投，所聊话题虽不外乎怎样为中医发展献心尽力，然直至暮色渐浓仍谈兴不减。本想留他晚餐小酌，他却坚持回去。此后一别，久未谋面。

2010年，我已退休7年，经人捎信才知晓，献龙兄于1999年不幸罹患胃癌，在无法耐受化疗的情况下，他竟自开药方调治且效果颇佳。因念及大众对中医药治癌所知甚少，献龙兄先后编写出版了《癌症中西医防治60问》《常见内科病中西医诊疗精要》两部书，均颇受好评。

之后，献龙兄医名日隆，病号渐众，每天要诊二三十位患者，这对一位曾患肿瘤的古稀老人来说十分"残酷"，为此我很担心他的健康状况。2017年4月，献龙兄送来这份由他邀请数名同道在翻阅大量相关资料后认真编撰的稿样，希望我给予意见，协助他完成定稿。起初，我自视不是肿瘤专科医生，唯恐审阅失当而婉拒，然献龙兄仍热情邀约，我为这份执着精神所动，遂对书稿的部分内容做了些许谨慎修改。细阅之中，我发现其稿不仅内容颇为丰富，且有不少编者的亲身临证经验，对中成药和针灸的具体应用也介绍得颇为详尽，十分适合基层医师临证参考。所憾初稿中对当代中医名家的诊疗特色未能集中系统介绍，珠玉散在，遂与献龙酌定，由我当个"二传手"，增写下篇——"名家医案精析"，以进一步凸显该书的中医特色。经过多番沟通、修改、润色，成稿篇幅大为压缩，实用之特色也越发明晰了。

本书的编者均为长期从事中医、中西医结合临床一线的肿瘤专家，编写风格略有不同，不足之处敬请各位同道和广大读者批评指正。希望本书可以对广大基层医师、癌症患者及家属们有所帮助。

皖南古鸠鹚赭麓留日斋

马继松

特别鸣谢：本书在编写过程中参考、摘录和引用了大量文献资料，在此首先向原著者们表示诚挚谢意。同时，在写作过程中，中国中医科学院广安门医院陶夏平在百忙之中惠赐了国医大师周仲瑛治肝癌、脑癌的经验之文；广州中医药大学国医馆王维恒予以了多方面支持；湖南省第二中医院毛以林，中国科技开发院芜湖分院中西医结合研究所所长、世界中医药学会联合会医案专业委员会顾问江厚万，芜湖市镜湖区医院李行安及蔡六保、王晓戎、王宝庆等同道，提出了很多极有价值的修改意见；安徽省淮南市作家协会副主席、著名诗人、原寿州中医医院院长、安徽省医疗卫生界书法名家高峰题写书名；李小娟协助录排校对书稿……谨在此，一并对所有为本书付出辛勤劳动的朋友们表示衷心感谢！

目 录

上篇 肿瘤论治精析

下篇　名家医案精析

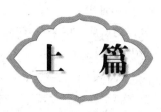

上 篇

肿瘤论治精析

◈ 肿瘤基础理论 ◈

　　肿瘤是机体在各种致瘤因素作用下，局部组织的细胞在基因水平上失掉了对其生长的正常调控，导致细胞异常的增生而形成的新生物。

　　肿瘤按其细胞分化程序、病理特点、临床表现及其对机体危害性的不同，可分为良性肿瘤和恶性肿瘤两大类。良性肿瘤通常生长缓慢，切除后一般不复发或少复发，也不会转移，在形态上相对接近于正常细胞和组织，因此危害性较小；恶性肿瘤则往往增长迅速，并且有侵袭性（向周围组织浸润），容易复发或转移，如未经有效治疗，通常导致死亡。

　　人们通常所说的癌症（cancer），是对所有恶性肿瘤的统称，是广义的癌，它包括癌、肉瘤及白血病等。其实癌（carcinoma，狭义的）与肉瘤是有区别的。起源于上皮细胞的恶性肿瘤称为癌，如乳腺癌、肺癌、大肠癌、皮肤癌等，约占恶

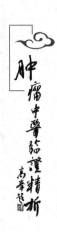

性肿瘤的90%；而起源于间胚叶或结缔组织的恶性肿瘤，称为肉瘤，如骨肉瘤、淋巴肉瘤、纤维肉瘤、平滑肌肉瘤、血管肉瘤等，约占恶性肿瘤的10%。carcinoma与cancer本有不同含义，然而中文均译为"癌"，这就容易使两种有区别的恶性肿瘤混为一谈，即我们（特别是患者或家属）平常所说的"癌"（也就是广义之癌）在多种情况下，实际已包括了肉瘤等恶性肿瘤，但这类肿瘤有时病情发展会更快，尤其需要引起我们注意。

中医学认为"肿者，肿大也，瘤者，留滞不去也"，故谓之肿瘤。两千年前中医的奠基之作《黄帝内经》的《灵枢·刺节真邪》中就记有"筋溜""肠溜""昔瘤""肉瘤"等病名。有关"癌"这一病名，古医籍中最早多用"嵒"或"岩"字，且"嵒"与"岩"通用。古人云："岩，肿也，凸凹起伏如山岩不平者，谓之岩。"并指出："岩者，其症初起，状如结核，坚硬如石而不痛，数年之后始溃，流血不止而无脓，疼痛彻心，患处翻花，因疮面高低不平如岩石之状，故名岩"。中医古籍中的乳岩、肾岩、舌岩等病名，皆与现代所言的"癌"同义。至于最早使用"癌"这个字，见于北宋初期东轩居士所著的《卫济宝书》中，并将"癌"列为五发之首，"一曰癌，二曰瘭，三曰疽，四曰瘤，五曰痈"。书中云："癌疾初发，却无头绪……紫赤微肿，渐有疼痛……只是不破。"这与某些恶性肿瘤的发展状况非常相似。时隔150年后，杨士瀛在其所著的《仁斋直指附遗方论·卷二十二·发癌方论》中对癌的临床特征作了更为详尽的描述："癌者，上高下深，岩亢之状，颗颗累垂……毒根深藏，穿孔透里，男子多发于腹，女子多发于乳，或项或肩或臂，外症令人昏迷。"其对癌的症状特点、好发部位和严重后果的介绍，颇符合现代某些癌症的发展情况。

关于肿瘤命名与分类在中医古籍中早有大量记载，主要是根据其所出现的症状、体征、形状、质地及病因病机等予以命名分类的。

1. 以其症状特点命名　如失荣、噎膈、反胃、肺积等。

2. 以出现的体征命名　如翻花疮、肾岩翻花等。

3. 以局部的形状特征命名　如茧唇、舌菌、舌疳、舌岩、喉瘤、喉菌、喉疳、喉岩、耳菌、耳蕈、黑疔、阴茄、阴中息肉等。

4. 以病灶的质地命名　如石瘿、乳岩、石瘕、石疽、骨疽、附骨疽等。

5. 以病因病机命名　如恶核、癥瘕积聚等。上述这些命名大多能较好地反映出疾病的特征、性质和预后，且对疾病的诊治、预防，具有一定价值。有的命名不仅与西医之命名近似，且胜过西医，如乳岩等。

❁ 中医对肿瘤病因及发病机制的认识 ❁

一、病因

由于肿瘤是全身性疾病的局部表现，是外因和内因共同作用的结果，致病因素比较复杂，而宋代陈无择提出的"三因学说"，对分析肿瘤的病因至今仍有一定的指导意义。故根据陈氏的"内因""外因""不内外因"的三因学说，将肿瘤的病因归纳为正气内虚、外邪侵袭、七情失调、饮食劳伤四个方面。

（一）内因

1. 正气内虚　正气内虚、脏腑功能失调是肿瘤的主要病因之一。《内经》云："正气存内，邪不可干。"《活法机要》曰："壮人无积，虚人则有之。"《景岳全书》则指出："脾

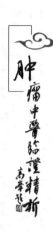

肾不足及虚弱失调之人，多有积聚之病。"而《外科医案》更是一言以蔽之"正气虚则为岩"。人体如精气旺盛、阴阳平衡、脏腑功能协调，则很少发生癌瘤；反之，则可诱发肿瘤。足以说明"正气内虚"是肿瘤发生和发展的根本原因。古代医家还注意到年龄不同，体质差异对肿瘤的影响。明代申斗垣的《外科启玄》中指出："癌发四十岁以上，血亏气衰，厚味过多所生。"这说明年龄愈大，脏腑功能减弱，易致正气内虚，邪毒内结，发生肿瘤。

2. 七情内伤　中医认为七情内伤在肿瘤发生和发展中常起很大作用。如《素问·通评虚实论》认为噎膈（即食管癌）是"暴忧之病也"；《医学津梁》则明确指出"由忧郁不升，思虑太过，急怒不伸，惊恐变故，以致血气并结于上焦……忧郁而气结，气结于胸，膻而生痰，久而痰块胶结于上焦，通络狭窄，不能宽畅，饮食则难入而病成矣。" 再如对乳癌的病因，《丹溪心法》认为由"忧患郁闷，朝夕积累，脾气消阻，肝气横逆"所致；《外科正宗》则说："忧郁伤肝，思虑伤脾，积想在心，所愿不得志者，致经络疲惫，聚结成核。"《医学正传》更明言："此症多生于忧郁积忿之中年妇女。"说明七情内伤可直接影响机体正常生理功能，使脏腑气血紊乱，气滞血瘀，湿聚痰凝，经络痞阻，形成癌瘤。这与现代医学的心理因素致癌的观点是完全一致的。

（二）外因

外邪侵袭　中医认为癌瘤的发生与外邪侵袭有一定关系，而现代医学也证明，80%的肿瘤患者之得病与外界环境中的致癌因素有关。由于历史条件的限制，古人无法提出这些比较确切的病因，所以用六淫邪气［风、寒、暑、湿、燥、火（热）和疫疠］来概括外在的致癌物质。但对外邪侵入人体，使脏腑功能失调，气滞血瘀、痰浊内生，日久成癌已有较多认识。《灵枢·百病始生》云："积之所生，得寒乃生，厥乃成积也。"认为积之所成与感受寒邪有关。《灵枢·九针论》曰："四时八风之客于经络之中，为瘤病者也。"这里的"八风"即是六淫外邪。《灵枢·刺节真邪》更曰："虚邪之入于身也深，寒与热相搏，久留而内著……邪气居其间而不反，发为筋溜……为肠瘤……为昔瘤。"说明虚邪、寒、热等均可导致肿瘤的发生。《诸病源候论》中对"六淫"致瘤则有其更具体的描述，如"脑湿，谓头上忽生肉如角""黑痣者，风邪搏于血气，变化生也""恶核者，是风热毒气与血气相搏成核，生颈边，又遇风寒所折，遂不消不溃"等。这些都说明一千五百年前，中医即对不同肿瘤之发病与不同邪气的关系有了较详尽的记载，这为如何对肿瘤进行不同的防治提供了依据。

（三）不内外因

1. 饮食失调

（1）饮食习惯不当或偏嗜：可影响脏腑功能失调及气血津液的紊乱，使邪自内生，导致津伤、气结、痰凝而发生癌瘤。中医古籍对饮食致癌早有记载，宋代《济生方》云："过餐五味，鱼腥乳酪，强食生冷果菜，停蓄胃脘……久则积结为癥瘕。"元代《卫生宝鉴》亦曰："凡人脾胃虚弱或饮食过度或生冷过度……致成积聚结块。"明代《外科正宗》论述茧唇（唇癌）的成因时指出："因食煎炒，过餐炙煿，又兼思虑暴急，痰随火行，留注于唇。"清代的《医碥》更强调："酒客多噎膈，好热酒者尤多。"

（2）饮食不洁：如不注意饮食卫生，食用腐败霉变食物。

（3）过食黏硬难化或含油脂过高的食物：可致食滞，变生痰瘀，正虚痰瘀互结，癌瘤遂生。

肿瘤论治精析

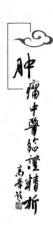

2. **劳逸失度** 是指过度的劳累或安逸，会使人生病。过劳包括体劳、脑劳和房劳三个方面。体劳过度耗气，脑劳过度耗阴血，房劳过度伤肾精，均致正虚病生。陈实功论骨瘤时指出："房欲劳伤，忧恐损肾，致肾气弱而骨无荣养，遂成骨瘤。"至于乳岩的病因，则强调"男子乳结与妇人微异，女损肝胃，男损肝肾，盖怒火房欲过度……肾虚精怯……肝经无以荣养，遂结肿瘤"。过逸是指安逸过度，不参加劳动和运动，使气血运行不畅，机体抵抗力下降致病发。《内经》云"久坐伤肉，久卧伤气"即为此理。

二、中医对肿瘤病机的认识

病机是指疾病发生、发展、变化及其结局的机制。由于肿瘤的病因复杂，病种不一，临床表现多样，所以其病机变化也非常复杂。然大致可归纳为脏腑失调、气滞血瘀、痰凝湿聚、毒邪内蕴四个方面。

1.**脏腑失调** 人体若脏腑功能失调，则气机紊乱或禀赋薄弱，皆可成为肿瘤发生的内因。《难经·五十五难》云："故积者，五脏所生；聚者，六腑所成也。"肯定了积聚的产生是因脏腑功能失调所致。《诸病源候论》更强调"积聚者，由阴阳不和，脏腑虚弱，受于风邪，搏于脏腑之气所为也"。中医学还认为肿瘤的发生、发展与肺、脾、肾关系更为密切，因肺为气之本，脾为后天之本、肾为先天之本之故也。现代研究也证实，恶性肿瘤患者大多有肺脾气虚、肺肾阴虚或脾肾阳虚等证。其细胞免疫功能较常人偏低，通过中药益气健脾、滋养肺肾或温补脾肾的方法，即可提高机体细胞免疫功能，平衡内分泌失调状态，使正气恢复，抗癌能力增强，有利于康复。

2.**气滞血瘀** 气血是脏腑、经络等组织器官进行生理活动的物质基础。故《难经·八难》云："气者，人之根本也。"

气在全身上下流畅无阻，升降出入无处不到，借以推动、温煦、防御、固摄及气机的化生与运行，以维持人体的正常生理功能；而"血为气之母"，血在气的推动下，循环五脏六腑、四肢百骸，对全身组织、器官起到营养和濡润作用。气血互用，相互影响，气病可及血，血病可及气，造成气滞血瘀甚则气血不足等病理变化。正如《素问·调经论》所说："血气不和，百病乃变化而生。"血随气行，气行则血畅，气滞则血凝；瘀结日久，癥瘕必成，故王清任云："肚腹结块者，必有形之血。"凡是肿瘤形成肿块，伴有疼痛，多因气滞血瘀所致，故调理气机、活血化瘀是治肿瘤不可或缺的大法之一。

3.痰湿凝聚　痰是由于体内水湿不化，津液不能输布凝滞而成；或由邪热灼津，凝结而产生。痰与湿均为阴邪，性重浊黏滞，易郁遏阳气，阻碍气机运行，导致经络痹阻。如日久不去，可从热化，致痰湿热毒浸淫，生疮、滋汁、流水，经久难愈；痰湿从寒化，内阻肠胃，导致腹胀、腹泻甚或下肢浮肿，故有"百病皆生于痰"之说。而《丹溪心法》更率先指出："凡人身上中下，有块物者，多属痰症。"遂成为正式提出痰亦能导致肿瘤这一学说的第一人。此论一出，从者如云。如《明医指掌》在论及瘿瘤时指出："必因气滞痰凝，隧道中有所留止故也。"清·林佩琴《类证治裁》中称恶性淋巴瘤为痰核，其云："结核经年，不红不疼，坚而难移，久而肿痛者为痰核。"故治痰治瘀，遂成为中医诊治肿瘤的两大法宝。而现代药理研究亦证实，许多化痰散结中药都确有极好的抗癌抑癌作用。

4.毒邪内蕴　"毒"在中医学中有多种含义，它是对病因、病性、病机、病理的一种高度概括。中医认为凡对人体有害的物质均谓之毒，包括外来之毒与内生毒邪。外来之毒包括现代医学所说的化学因素、物理因素、生物因素及环境因素等，内生毒邪是各种病因在人体内所形成的病理产物的总称，

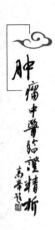

正如《灵枢·九针论》所言："四时八风之客于经络之中，为瘤病者也。"华佗《中藏经》亦云："夫痈疽疮毒之所作也，皆五脏六腑蓄毒不流则生矣。"两书则分别指出了癌既可由外来之毒（即"四时八风"），亦可由内在"脏腑蓄毒"所生。

毒邪又可分为"阳热之毒"和"阴寒之毒"。外感热毒多为感受自然界的火热之邪，如细菌、病毒感染，或烟草、油烟，或化学毒素，或霉变食物等；内生热毒多因脏腑阴阳气血失调，或情志不遂，或饮食不节、嗜酒成性、过食肥甘之物而化热生火而成毒。阴寒之毒在癌症发病中亦具有重要作用，如《灵枢·百病始生》云"积之始生，得寒乃生"，即指阴寒之毒亦可致癌也。毒邪内蕴是导致肿瘤发生的重要因素，然肿瘤细胞本身也可视为一种毒邪，即癌毒。癌毒为阴毒，其性深伏，为病缠绵；癌毒为实邪，但非外邪，而是一种内生之特殊之毒，它具有强侵袭性、快进展性、重耗液性、易转移性、高致命性等病理特性，因此对该病的治疗绝不是一般解毒药物所能单独胜任的。

综上所述，正气亏虚、气滞血瘀、痰浊凝聚、邪毒蕴结是癌症发生发展过程中常见的中医病理机制。临床由于各种癌症的病因不同，患者个体差异较大，病情不尽一致，病机往往错综复杂，即使患同一种肿瘤甚至同一类型的两名患者，病情亦有极大出入。有时同一患者，在疾病的各个阶段，情况也在不断地变化，所以上述几种病理机制并不是孤立的或单纯的，常常是互相关联的。有的脏腑气血亏虚又兼毒邪壅盛，有的气虚合并血瘀，或气滞合并痰凝等，大多数患者都表现为虚实夹杂，多脏同病。因此，必须根据每个患者的具体临床表现，分清病机主次，审证求因，审因论治，才能更有效地治疗癌症。

（赵献龙）

❀ 中医抗肿瘤治疗的优势与原则 ❀

中医中药防治肿瘤源远流长，在《黄帝内经》中就记述了多种肿瘤的临床表现，探讨了其发生、发展的病因病机，如书中关于"传舍"的理论，即是中医对肿瘤转移的最早认识。书中所体现的整体观念、辨证施治、"治病必求于本"的治疗原则以及"治未病"的预防思想，是指导后世防治肿瘤的准则，奠定了中医肿瘤治疗学的基础。后经历代医家对肿瘤理论、治疗手段与方剂、药物的不断探索发展，使中医肿瘤治疗学更加系统，日臻完善。

一、治疗优势

新中国成立后，特别是改革开放以来，中医药肿瘤治疗学迅猛发展，从基础研究，到临床诊断治疗，从抗肿瘤药物的药理研究，到剂型改革开发利用，以及对肿瘤的护理预防等各个方面，均进行了全方位的深入研究，逐渐形成了一套中西医结合、取长补短、相辅相成、互相协同的具有中国特色的综合治疗肿瘤的方法，彰显了中医药学的独特优势和潜力，在国内外产生了巨大影响。其具体的优势包括以下几个方面。

1.中医药学坚持以人为本的整体观点，以调整阴阳、辨证论治为核心的治癌理念　在治疗中发挥着重要的作用，尤其是对中晚期癌症，如胃癌、肝癌、胰腺癌、胆管癌、脑瘤和肉瘤的治疗等棘手问题，优势更加明显。只要思路正确、应对有序、组方得当，就能使临床症状得到改善，瘤体缩小，患者的生活质量显著提高；有的瘤体虽未见明显缩小，但却能行动自

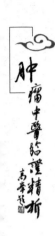

如，生活自理，长期带瘤生存。

2.中医药对癌性发热、疼痛和癌性胸腹水，有其独特的疗效　通过对病的全面辨证分析，采用清热解毒、发汗解热、通腑泻热等给毒以出路的办法治疗癌热；采用内外治结合的办法以消瘤止痛；采用化痰逐饮、通利二便和扶正祛邪的办法，减少癌性胸腹水；用扶正培本的方法，辅以有抗癌成分的中草药以增强机体的免疫功能，皆可诱导肿瘤细胞分化和凋亡，抑制肿瘤的复发和转移。

3.中医药在配合手术、放疗、化疗方面起着非常重要的作用　若与手术治疗相结合，在术前应用，有利于改善机体功能状况，增强机体对手术的耐受性；术后应用有利于早日恢复手术损伤，减少术后发热、贫血等并发症的发生，恢复和提高各脏器的功能和机体的免疫功能。若与放、化疗相结合，可减轻或防止放、化疗引起的不良反应和并发症，增加放、化疗对癌细胞的抑杀作用，提高放、化疗的疗效。

此外，中医还能根据"治未病"理论，运用五行学说，调整脏腑，有效治疗癌前病变，防止和减少癌症的发生。"以防为先，治中防变"，在治疗原发癌灶的同时，把保护靶器官、防止转移灶的发生，贯穿于治疗始终，能够有效地延长患者的生存期，甚至长期"与瘤共存"。

二、治疗原则

中医药治疗肿瘤的优势得到越来越多的人的认可。广大患者在接受手术、放疗、化疗的同时，应用中医药治疗肿瘤已逐渐成为一种共识，但要充分发挥其治疗的优势，还必须坚持以下治疗原则。

1.分期立法的治疗原则　在恶性肿瘤的发病中，始终存在着"正邪相争"，故治疗必须权衡机体与肿瘤（整体与局部）

之间的关系，只有通过认真辨证，巧妙地应用好扶正或祛邪的手段，才能最终"治病留人"。此即明代李中梓所提出的"初者病邪初起，正气尚强，邪气尚浅，则任受攻；中者受病渐久，邪气较深，正气较弱，任受且攻且补；末者病势经久，邪气侵凌，正气消残，则任受补"。这种早期肿瘤因未转移，当"攻毒逐邪"为主；中期随瘤体渐大，宜"攻补兼施"或"攻多补少"；晚期邪盛正衰，"只宜专培脾胃以固其本"的分期立法原则，可收到扶正培本、"寓攻于补"的治疗佳效，使病人长期"带瘤生存"，甚则瘤消体健。

2.局部与整体（全身）治疗相结合的治疗原则　人是一个有机的整体，肿瘤的发生、发展和转移都与机体的内环境不平衡有关，在局部治疗的同时，必须注意全身的整体治疗。局部治疗，包括手术、放疗、局部化疗和热疗、微波超声治疗以及中医的外敷、熏洗、吸入、塞药、灌肠等治疗手段；全身治疗则是指化疗和中药的内服治疗。坚持全身治疗与局部治疗的相辅相成，就能够增加抗癌能力，控制复发，进而达到治愈的目的。

3.中医与西医相结合的治疗原则　中医治癌，既重视整体调整，又重视个体的辨证施治，针对其主要病机，在对全身进行整体的脏腑功能调整的同时，也对局部施以适度的攻伐。西医治癌目前大多是采取对抗治疗，治疗目标盯住缩小瘤体，因此，即使肿瘤完全缓解或部分缓解，但因机体的内环境尚未改变，肿瘤复发或转移常在所难免，甚至边治疗边复发转移，其疗效与现代肿瘤防治水平的提高并不同步。中西医治癌各有其自身的优势，关键在于如何选用和正确使用各种治疗手段。一些专家认为，西医重在攻邪，无论手术还是放、化疗，均是以抑制肿瘤细胞的增殖或促进其凋亡为目的，属于治"标"；而中医重调整，千方百计调整阴阳气血，脏腑功能，抑制改变机

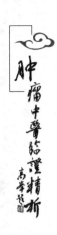

体的长癌条件，属于治"本"。故临床主张，无论早、中、晚期患者，均应尽早配合中医中药治疗，中西医之间应相互依赖，取长补短，真诚配合，方可更好地造福肿瘤患者。

4.辨证与辨病相结合的治疗原则 中医治癌要遵循辨证与辨病相结合的原则。以八纲辨证、脏腑辨证为主，循证分析，审因论治。重点是抑制肿瘤细胞的生长和转移，并在此基础上缩小和最终消除癌肿。这就要求必须根据不同脏腑和部位的肿瘤病变特点，选用专科专病用药以提高疗效。如肝胆肿瘤，多选用鳖甲煎丸；脑肿瘤，多选用化痰散结、息风开窍类药物；食管癌，加用威灵仙、急性子、守宫等；胃癌，加用半枝莲、白花蛇舌草、藤梨根、铁树叶等；鼻咽癌，加用石上柏、苍耳子、蛇六谷等。实践证明，在疾病的发展过程中灵活运用辨证施治，把辨证用药与辨病用药紧密结合起来，更能充分发挥药物效用，达到最好的治疗效果。

5.无伤害的治疗原则 中医治癌既要遵循一般的治疗原则，如治病求本，注重正治、反治，注意扶正祛邪，讲究调整阴阳，调理气血等，也还有自己独特的原则，那就是"无伤害原则"。上海中医药大学何裕民教授指出：抗癌治疗必须贯彻科学、综合、合理的三大原则。所谓科学，就是要尽可能选择疗效相对确凿、操作相对最少、经济代价相对合理的方法为首选或主要治疗方法；所谓综合，是指癌症的复杂性决定了任何一种单一疗法均不足以获得十分可靠的疗效，必须充分重视多种方法，特别是中西医综合治疗的优势；所谓合理，是指任何治疗，不管是手术、放疗、化疗还是中医中药治疗，绝非多多益善。在这一无伤害原则指导下，中医治疗肿瘤一定要尽量减少以往的那种过度使用以毒攻毒、活血化瘀、软坚散结或单纯用补药的治疗方法，否则不足以取得好的疗效，有的甚至会有害无益，给患者造成更大的伤害。

中医治疗肿瘤的方法及在综合治疗中的应用

一、中医治疗肿瘤的方法

（一）内治法

1.扶正培本法　是根据"虚则补之""损者益之"的大法，针对肿瘤患者脏腑虚损、气血阴阳不足等证候而拟定的治则。因肿瘤多属慢性消耗性疾病，难以早期诊断，一旦被确诊，常现一些虚证症状。故应用扶正培本法，以调整机体内环境，提高病人的免疫功能，抑制癌细胞的生长，为进一步治疗创造条件，即所谓"养正积自除"之意。扶正培本又分为补气、补血、补阴、补阳及补脏腑等。但临证中必须注意处理好扶正与祛邪的辩证关系。

常用的益气类方剂有补中益气汤、四君子汤、生脉散等；补血类方剂有四物汤、当归补血汤等；气血双补类方剂有八珍汤、十全大补汤、归脾汤等；滋阴补肾类方剂有大补阴丸、六味地黄丸等；温肾壮阳类方剂有金匮肾气丸、右归丸等。

常用的补气健脾类药物有人参、党参、黄芪、白术、山药、茯苓、甘草等；滋阴补血类药物有熟地黄、当归、阿胶、枸杞子、何首乌、鸡血藤、紫河车等；滋阴生津类药物有生地黄、沙参、天冬、麦冬、石斛、鳖甲、龟甲、墨旱莲、女贞子、黄精、知母等；温肾壮阳类药物有附子、肉桂、补骨脂、菟丝子、淫羊藿、巴戟天、肉苁蓉等。

药理研究证明，这类方药的抗癌作用具有：①提高机体细胞和体液免疫功能；②调整患者机体cAMP和cGMP比值，提高

上篇

肿瘤论治精析

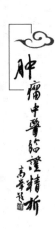

cAMP相对值能抑制癌细胞的生长，有利于保护骨髓，减轻放、化疗不良反应，增强放、化疗疗效；③增强激素调节功能，促进垂体的肾上腺皮质功能；④促进单核巨噬细胞的吞噬功能，改善机体免疫状态；⑤诱导肝药酶，增强机体解毒能力；⑥直接抑瘤抗癌，控制癌细胞浸润转移，逆转癌前病变，防止细胞突变。

2.清热解毒法　是根据"热者寒之""温者清之"的治则，针对肿瘤患者热毒、血热等证候而拟定的治疗方法，具有清热解毒、泻火凉血等功效。

"热毒"是恶性肿瘤的主要病因病机之一，辨证属"里热"证候。可分为实热、虚热、气分热、营分热、血分热、脏腑功能偏盛之热及经络之热等证。热毒可与多种病邪结合为患，形成痰热、湿热、瘀热等；热毒炽盛则可伤气、伤阴、伤津、伤脏腑筋骨，使其病机病理变化更趋复杂，故在具体运用该法时，应辨证配合益气、养阴、祛风、通络等法，方能获得良效。

恶性肿瘤，特别是中、晚期患者，常出现发热、疼痛、肿块增大、局部灼热疼痛、口渴、便秘、溲黄、脉数等症，即热毒内蕴或邪热瘀阻的证候，故应以清热解毒法治疗，同时清热解毒药又具有较强的抗肿瘤活性，所以该法乃是治疗恶性肿瘤最常用方法之一。药理研究证实，该类药物的抗肿瘤作用可归纳为以下几方面：①有直接抑制肿瘤的作用，如半枝莲、白花蛇舌草、龙葵、穿心莲、白英、冬凌草、臭牡丹、青黛等，部分药物已成功地从中提取出有效的抗癌成分，如喜树碱、山豆根生物碱、长春新碱、三尖杉碱、穿心莲内酯等；②调整机体免疫功能，如白花蛇舌草、山豆根、穿心莲、黄连等能促进淋巴细胞转化，激发和增强淋巴细胞的细胞毒作用，增强或调整巨噬细胞的吞噬作用，提高骨髓造血功能；③抗炎排毒作用，如白头翁、鱼腥草、黄连、穿心莲、大青叶均具有一定的抑菌作用，并抑制炎性渗出或增生，控制、消除肿块周围的炎症和水肿；④调节内分泌功能，如白花蛇舌草、山豆根等能增强肾上腺皮质的功能，阻碍肿瘤的发生和发展；⑤阻断致癌及反突变作用。如夏枯草、山豆根、白鲜皮等对胃鳞状上皮癌前期病变及癌变有明显抑制作用；红藤、菝葜、野葡萄根、漏芦等，能阻断细胞在致癌物质作用下发生突变。其他药物，如金银花、连翘、黄芩、黄柏、栀子、蒲公英、苦参、龙胆、板蓝根、牛蒡子、鸦胆子、羚羊角等，亦为清热解毒常用药。

3.活血化瘀法 是根据"结者散之""逸者行之"的治则，针对肿瘤的血瘀证候而拟定的治法，以达到通畅血行，祛除瘀滞的目的。

瘀血既是恶性肿瘤的主要病因之一，又是肿瘤病邪深入侵袭的不良后果。大多数肿瘤患者存在着血瘀证候，如机体肿块经久不消，坚硬如石或凹凸不平，唇舌青紫或舌体、舌边及舌下有瘀斑、瘀点或静脉曲张，皮肤暗黑，肌肤甲错或局部疼痛，痛有定处，朝轻暮重，脉涩等；或外受损伤、血脉置管、手术外伤、放射辐射及肿瘤压迫等因素，均可致瘀留滞；或因药物毒性、抗癌药物不良反应致血液黏滞、瘀血栓塞；或病邪深入，侵袭内脏，出现肺栓塞、脑梗死、心肌梗死、肠膜栓塞等，故活血化瘀也是治肿瘤的常用方法。非实体瘤如白血病等，既有出血症状，也存在瘀血的病因病机变化，通过活血手段达到止血目的，不仅是治白血病的一个重要方法，对其他肿瘤有出血症状时亦是常用之法。

气滞可致血瘀，气虚亦能致瘀，络脉损伤也可成瘀，另痰浊亦常可能与瘀相合为患，故临证应注意该类药与理气、补气、化痰、散结药的巧妙配用。另活血化瘀法总体属于攻积逐邪的治法，因此药力切忌过猛，以防损伤正气，体虚者应与

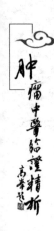

扶正培本法合用。活血化瘀法有促使肿瘤血行播散的可能，如无明显血瘀征象，则无须使用。特别是在有可能发生内在脏腑出血的情况下，更不宜轻易使用，介入栓塞治疗时，也不可使用。

实验研究证明，该类药物抗肿瘤作用主要表现为：①抗凝、抗纤溶、降低血液黏稠度、改善微循环，防止或减少癌栓形成和肿瘤转移，配合放、化疗可增效增敏，如丹参、桃仁、红花、牡丹皮、赤芍、桂枝、蒲黄、虎杖、水蛭、鸡血藤、露蜂房等；②调整机体免疫功能；③调整神经、内分泌功能；④预防放射性纤维化，减少不良反应；⑤直接杀灭癌细胞和抑制癌细胞作用，如莪术、三棱、川芎、当归、丹参、喜树、降香、乳香、没药、穿山甲、土大黄、全蝎、蜈蚣、斑蝥、石见穿、五灵脂、王不留行、水红花子等。莪术不仅对癌细胞有直接抑制和破坏作用，而且能提高机体免疫力，使肿瘤消退。

4.软坚散结法　是根据"坚者削之""结者散之""客者除之"的治疗原则，针对癌肿坚硬、病邪结聚的证候而拟定的治疗方法。

肿瘤多为有形之物，坚硬如石，病因甚多，与痰气交阻、痰瘀积聚、气血瘀滞、邪毒内结等关系密切，在肿瘤治疗中，常配合使用软坚散结法，而起到促使肿块软化、消散的作用。甲状腺癌、食管癌、肝癌、腹腔肿瘤、恶性淋巴瘤、软组织肿瘤、骨肿瘤及肿瘤皮下、淋巴结转移等，均可用本法治疗。但本法在应用中有时不属主要治法，当酌情配合上述诸法，方可获取佳效。

常用的软坚散结药物有龟甲、鳖甲、牡蛎、穿山甲、地龙、海浮石、瓦楞子、昆布、海藻、夏枯草、青黛、莪术、半夏、胆南星、瓜蒌、猫爪草、硇砂、硼砂等。药理研究证实，这类药物多能促进癌瘤病理产物和炎性渗出的吸收，使病态的组织崩溃和溶解，并能直接杀伤癌细胞，它作用于癌细胞膜系结构，使细胞膜溶解破碎、粗面内质网扩张、线粒体肿胀、空泡化，使癌细胞整体崩解碎裂。

5.化痰除湿法　是针对肿瘤的"痰饮水湿"病证而拟定的"中满者，泄之于内"的一种治疗方法。

"痰饮""水湿"既是恶性肿瘤的病理产物，又是致病因素。"痰""饮"与"水湿"是肿瘤患者常见的证候，范围较广、变化复杂，易与气、瘀、毒、火、风、寒、热等病邪合而为病，形成痰饮、痰核、痰湿、痰浊、痰寒、痰热、痰毒等病理变化，危害甚重。痰饮与水湿可相互为患，形成胸水、腹水或心包积液等，脑肿瘤、鼻咽癌、肺癌、食管癌、乳腺癌、纵隔肿瘤、骨肉瘤、卵巢癌及肿瘤的淋巴结转移，皆可见到痰饮水湿病邪所致的证候。在运用化痰除湿之剂时，应注意根据不同伴随证使用不同的治法，如病邪留久难除，还应配伍扶正培本之品。

化痰除湿法，不仅可减轻症状，且可使某些肿瘤得到控制。常用的化痰除湿类药物有半夏、陈皮、远志、杏仁、南星、瓜蒌、山慈菇、象贝母、葶苈子、前胡、海浮石、马兜铃、苍术、厚朴、菖蒲、茯苓、生薏苡仁、秦艽、威灵仙、猪苓、泽泻、车前子、防己等。实验研究证明，有些化痰除湿类药，本身就具有直接抑制肿瘤的作用，如瓜蒌对S180及癌性腹水均有抑制作用；汉防己素能影响单层培养的人食管上皮细胞株及食管上皮细胞株克隆的细胞分裂；生薏苡仁对艾氏腹水癌有明显抑制作用。

6.理气开郁法　是根据"结者散之"之理，针对肿瘤气机不畅、郁结凝滞的证候而拟定的治疗方法。

气机郁滞既是恶性肿瘤的病因之一，又是肿瘤最基本的病理变化。肿瘤的发生与机体的气机运行失调关系密切，气机不

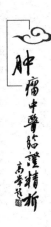

畅则津液血运失常，结聚成块生癌瘤。如肺癌、乳腺癌、胆囊癌、肝癌、胃癌、结直肠癌及胸腔、腹腔等处可转移的肿瘤，都可见到气机郁滞的证候，所以该法在肿瘤治疗中十分重要。气机郁滞多与脏腑功能障碍有关，常现肝气郁结、脾胃气滞、肝气犯胃、胃气上逆、肺气上逆等。应分别采取疏肝理气、调和脾胃、降逆止呕、肃肺平喘等治法，并注意结合证候的寒热属性予以辨治。此外，气机郁滞还常与痰、湿、火、瘀、食等合而为病，还应分别配以化痰、散结、除湿、泻火、活血、消导甚至温通之法。

常用的理气开郁药，有枳实、厚朴、木香、丁香、大茴香、八月札、橘叶、陈皮、枳壳、香附、沉香、郁金、川楝子、大腹皮、香橼皮、青皮、佛手、九香虫、绿萼梅、玫瑰花、旋覆花、瓜蒌、薤白、柿蒂等。药理研究证实，理气药大多对肿瘤细胞有抑制作用，一些药物可诱导癌细胞向正常细胞转化，纠正机体紊乱状态，影响端粒酶活性的调节。研究发现，理气药中上述前6味药物抑瘤率达90%以上。

7. 固摄收敛法　是根据"散者收之"的治疗原则，针对肿瘤患者正气内虚、耗散滑脱的证候而拟定的治疗方法。

肿瘤患者气血受损、精气内耗、脏腑功能失调，加之经历手术、放疗、化疗之后正气进一步损伤，或同时存在放、化疗所致的脏腑功能损伤或衰退的后遗症，以致引起一系列耗散滑脱的病理变化，出现自汗、盗汗、慢性腹泻、夜尿频多、遗尿、遗精等症状，老年和晚期癌症患者其虚脱之证尤为明显。

固摄收敛法可固摄正气、防止正气耗散，纠正正虚失固的状态，同时还可固摄癌毒，防止肿瘤扩散和转移。临证应分清不同的滑脱证候，采取不同治法，如敛汗固表、涩肠止泻、涩精止遗、固崩止带等，辨证时应分清阴阳、表里、寒热、气血、津精的盛衰，辅以不同的治法。如伴有感染者，应以清热祛邪为主；对放疗导致的放射性肠炎、膀胱炎及化疗引起的腹泻，则应采取有针对性的防治措施，在应用固摄收敛法时，还要酌情配合扶正。常用药有白芍、乌梅、五味子、酸枣仁、菝葜、龙骨、牡蛎、海螵蛸、椿根皮、赤石脂、芡实、桑螵蛸、白果、蛤蚧、山茱萸、莲子肉、诃子、石榴皮、黄芪、碧桃干、麻黄根、浮小麦、仙鹤草等。药理研究表明，这类药物不仅能有效改善症状，且可直接抑制肿瘤细胞生长，防止癌细胞的侵袭、扩散和转移。如白芍能促进淋巴母细胞转化、抑制肿瘤生长，对细胞免疫及体液免疫均有一定的促进作用；乌梅对子宫颈癌JTC-26株有抑制作用，抑制率在90%以上；五味子粗提物及其有效成分五味子甲素对多耐药之肿瘤有逆转作用；仙鹤草水煎液对癌细胞抑制率达100%；山茱萸能杀死腹水癌细胞等。

8. 以毒攻毒法　是针对恶性肿瘤患者癌邪亢盛、毒根深结的病证而拟定的，即运用峻猛有毒之品，攻克癌毒病邪的治法。癌瘤之所成，不论是由于气滞血瘀，痰凝湿聚，还是由于毒邪内蕴或正气亏虚，久而久之，均能瘀积成毒，毒结体内是肿瘤的根本病因。由于癌肿形成缓慢，毒邪深居，非攻不克，所以临床常用有毒之品，意在大力杀伤癌细胞，即所谓"以毒攻毒法"。常用药有蜈蚣、斑蝥、蜂房、全蝎、守宫、蜣螂、蟾酥、狼毒、藤黄、常山、生半夏、马钱子、巴豆、干漆、洋金花、乌头、生附子、雄黄、硫黄、砒石、轻粉、硇砂、硼砂等。这些药大多对癌细胞有直接的细胞毒作用，同时还具有增强机体免疫功能、刺激肾上腺皮质系统功能。有的药物的提取物如长春新碱、长春碱、高三尖杉酯碱、羟喜树碱、秋水仙碱、苦参碱、靛玉红已经应用于临床；而斑蝥酸钠注射液、复方斑蝥胶囊、艾迪注射液等，可治疗肝癌、肺癌、食管癌及白细胞低下；砒石提取物的制剂三氧化二砷注射液，治疗白血病；蟾蜍提取物华蟾素注射液（或胶

肿瘤论治精析

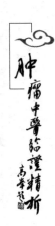

囊）治疗肝癌、肺癌及消化道肿瘤，其效果都是肯定的。但这类药物"善用治病、滥用致命"，故运用时要严格掌握适应证，必须是"邪实正亦实"时方可使用。该类药物有的中毒剂量和治疗剂量非常接近，应用时应本着"中病即止""得效停用"的原则，适可而止，"毋使过之"，并注意照顾正气。另要全面了解"以毒攻毒"方药的不良反应、治疗剂量与中毒剂量的大小，选择合理的炮制方法、适宜的剂型，严密观察其不良反应，一旦出现不良反应，应立即停药，并采取积极的抢救措施。临证中还应注意服药的时间和方法，一般地说，晨起空腹服用或两顿饭之间服用效宏力专，而对消化道刺激较重之药或体质虚弱者，宜饭后服。马钱子制剂宜睡前服，且宜用蜂蜜或浓糖水送服，斑蝥制剂宜用鸡蛋清送服。

（二）外治法

古人在肿瘤治疗中，除内服药物外，也形成了丰富的外治法，并使其成为肿瘤治法中的重要组成部分。如对乳腺癌的治疗，唐代孙思邈就用赤龙汤与天麻洗之，敷二物飞乌膏及飞乌散，"若始作者，可敷黄芩漏芦散及黄连胡粉散"。清代吴尚先的《理瀹骈文》是我国第一部外治法专著，其记载了很多肿瘤的外治法，如膏药疗法、湿热疗法、蜡疗法、泥疗法等，对外治肿瘤的理论亦予以了较全面、深入的探析。研究表明，中药外用为体表给药，经皮肤或黏膜吸收后，使药力直达病所，故迅速有效，且避免口服经消化道吸收所遇到的多环节灭活作用及一些内服药带来的某些不良反应，特别是对肿瘤生长于体表或晚期肿瘤患者，外治则更具优势。常用肿瘤外治之法如下。

1. **膏药贴敷法**　即用膏药贴在局部肿瘤体表，利用药物作用，以收消肿止痛、活血生肌、祛除腐肉之效。

2. 围敷法　将新鲜植物药捣烂，或用干药研磨成细末，用水或醋、蜂蜜、猪胆汁、麻油、猪油、姜汁、凡士林等调和，制成糊剂或软膏等剂型，直接外敷于肿瘤局部，并定时换药，以起到消肿、软坚、散结、止痛的作用。

3. 腐蚀法　使用中药腐蚀剂，如红砒、轻粉、硇砂、火硝、降丹、明矾、烧碱、生石灰等，制成散剂、药条、膏剂、敷剂等剂型，直接用于体表、肛管、阴道等肿瘤部位，腐蚀瘤体，以起到祛腐除瘤、生新疗疮作用。如皮癌净治皮肤癌、三品一条枪治宫颈癌等。

4. 熏洗法　煎煮中药，外洗、浸泡肛门、外阴、手足及其他部位，利用热蒸进行熏蒸、淋洗、浸浴等，以疏通肌腠、活血舒筋、消毒散肿、祛腐生肌。

5. 吹吸法　将药物研细末或使药物形成雾化水气，吹入或吸入咽喉、口腔、鼻腔内，以治口腔、鼻咽及肺部病变，可抑癌消肿、润喉化痰、清咽疗疮。

6. 灌肠法　将药物制成各种药液，作保留灌肠或直肠滴入，以起到消肿止痛、解毒杀虫、抑癌缩瘤、敛疮生肌之作用。治疗直肠癌常用此法。

7. 含漱法　将药物煎汤过滤含口中，以清热解毒、消肿止痛。用于口腔、牙龈、咽喉部肿瘤、溃疡或因放、化疗所致口腔炎。

8. 塞法　将药物捣烂或研细粉，纱布包扎或制成各种栓剂，塞于耳、鼻、阴道、肛门内，以起到消肿止痛、解毒杀虫、润肠通便、腐蚀肿块的作用，常用于子宫颈癌、阴道癌、直肠癌、肛管癌。

其他如结扎枯瘤、穴位贴敷、腹脐敷药等，亦可根据实际病情选择使用。

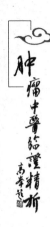

（三）针灸疗法

针灸疗法是中医学的重要组成部分，具有疏通经络、调整人体气血脏腑失调的功能，从而有助于抑制肿瘤的生长，防治因放、化疗而致的白细胞下降，减轻肿瘤病人的并发症。

针灸分针刺和灸法两大类。针刺又有体针、头针、耳针、水针、温针、电针及穴位注射的不同；灸法又可分为艾条灸、艾炷灸、隔姜灸、隔盐灸、化脓灸等。肿瘤患者使用针灸治疗。其在治疗疾病方面的应用目前在临床上已经得到验证。

1. 用于改善症状，如止痛、退烧，解除便秘、泄泻、嗳呕、腹胀、尿频、尿闭、多梦、失眠、月经失调等。

2. 对肺癌、胃癌、肠癌等患者，用瘢痕灸法，可使病人一般状况改善，免疫功能提高。

3. 对于正在进行放、化疗的病人，针灸疗法可升高白细胞，减轻胃肠道反应。

针灸的选穴原则是循经取穴，表里取穴，上下取穴，局部取穴；选择针与灸的原则是，实证多用针刺，虚证、寒证多用灸法。

二、中医药在肿瘤综合治疗中的应用

（一）中医药与手术治疗相结合

1. 术前中医药治疗　可有效提高手术切除率，改善营养状况，减少手术并发症。术前多用补气养血、健脾益肾方药，如四君子汤、八珍汤、十全大补汤等，或者结合辨证加以调整。此外，还可配合中成药，以增强其扶正抗癌作用。

2. 术后中医药治疗　是目前常用的治疗法，能促使术后脾胃功能的调整，促进气血运行，有利于术后康复，尽快地为放、化疗创造有利条件。术后治疗有以下几种情况。

（1）理脾和胃：由于手术创伤、出血，尤其消化道手术后病人，往往胃肠功能紊乱，表现为食欲减退、腹胀食少，便干或腹泻等，通常予益气健脾、理气和胃、消食化滞药，如香砂六君汤、参苓白术散等加减，以促进消化功能改善。

（2）益气固表，养阴敛汗：病人术后自汗、盗汗明显，为气虚卫气不固或气阴两伤。若汗出恶风可予玉屏风散合牡蛎散或合桂枝汤，重用白芍以调和营卫；若失血过多，汗出气短乏力，予归脾汤加减以补中益气，调和心脾；若阴虚盗汗、五心烦热者，予黄芪鳖甲散加白芍、五味子等以益气养阴敛汗。

（3）养阴生津：术后病人（尤其是引流或造瘘成形者）口干舌燥、便干纳差、舌光红无苔等症状，可给予增液汤、益胃汤加减以养阴生津。

（4）术后长期中药治疗：早期肿瘤病变局限，术后一般不作化疗或放疗，可服中药调理巩固。术后经过放、化疗的病人，或晚期病人姑息手术后不能进行放、化疗，也可长期服中药。治疗以扶正与祛邪相结合，根据脏腑特性不同以辨证用药。实践证明，二者结合坚持治疗，既可提高患者抵抗力，又可有效地控制残余癌细胞的繁殖，防止肿瘤复发或转移。

（二）中医药与放疗相结合

1.中医药对放疗的增敏作用　中医药配合放射，有较好的协同增效作用。实验证明，从防己中提取的汉防己碱是一种放射增敏剂；有研究表明扶正增效方（生黄芪、枸杞子、女贞子、太子参、天冬、红花、苏木）配合放疗，对恶性肿瘤放射有68.7%的增效作用，明显高于对照组的31.25%；用莪术油腹腔注射加放疗比单纯放疗组有更明显的延迟肿瘤生长效果，使放疗效果提高42.8%。

2.防治放疗不良反应和后遗症　中医学认为，放射线属热

肿瘤论治精析

毒之邪，易伤阴耗气，损伤脾胃功能，影响气血生化之源。放疗后早期多引起气阴两虚，后期多以热毒伤阴为主。故早期治宜养阴益气、佐清热解毒，后期当以清热解毒、凉补气血为主。放疗对肿瘤细胞和正常组织细胞可同时产生生物效应和破坏作用，产生局部反应，同时引起全身一系列变化。表现为头晕乏力，食欲不振，恶心呕吐，腹泻，全血细胞下降，骨髓抑制等。必须根据不同反应，不同部位和不同证候辨治。

（1）全身反应：若现头晕气短、乏力面㿠、心悸失眠、舌红苔薄、脉沉细，可予八珍汤加黄芪以益气养血；若腰膝酸软，酌加山茱萸、枸杞子、女贞子、牛膝等；若头晕耳鸣、口燥咽干、心烦失眠、腰膝酸软或五心烦热、舌红少苔或无苔、脉细数属肝肾阴虚，用河车大造丸加山茱萸、枸杞子、女贞子。

（2）骨髓抑制：放疗可引起骨髓造血功能障碍，致各种血细胞减少，特别是中性粒细胞、血小板减少。多从气血两虚或气阴两虚论治，可用八珍汤、益气养血汤（鸡血藤、地黄、黄芪、当归、丹参、白芍、乌药、甘草）或升血调元汤（黄芪、党参、骨碎补、女贞子、何首乌、鸡血藤、麦芽、佛手）。肿瘤专家段凤舞喜重用三七，陈效莲喜重用骨碎补。血小板减少者可加商陆、五味子。

（3）免疫抑制：临床常无特异性症状，主要表现为精神欠佳、周身乏力、抵抗力差、易患感冒或疱疹类疾病，治从益气养阴、滋补肝肾入手，可选河车大造丸合人参固本丸加减（紫河车、熟地黄、龟甲、黄柏、杜仲、人参、黄芪、麦冬、天冬、牛膝）；若脾失健运，可酌加白术、茯苓、陈皮等。

（4）放射性食管炎：表现为进食时伴胸骨后疼痛、烧灼感、吞咽不适感等，治以养阴生津、清热解毒，选太子参、北沙参、麦冬、石斛、牡丹皮、生地黄、天花粉、金银花、野菊花等，症重者加黄芩、半枝莲、石见穿，疼痛者加八月札、制香附、丝瓜络、白屈菜等。

（5）放射性胃炎：表现为恶心呕吐、食欲下降、上腹部不适或疼痛等，常分三型以辨治。①肝胃不和，多为两胁窜痛或隐痛、呃逆、呕吐酸苦、苔白或黄。宜四逆散合左金丸加味；②胃热伤阴，现口干欲饮，胃脘嘈杂或烧灼感、食欲不振、便干溲黄或五心烦热，宜麦冬汤加减，呕吐酸苦者合橘皮竹茹汤；③脾胃虚寒，常胃脘隐痛，喜温喜按，或朝食暮吐、暮食朝吐、神疲肢冷、舌淡苔白滑等，宜理中汤合香砂六君子汤加温中散寒之品。

（6）放射性肺炎、肺纤维化：多在放射剂量达40Gy以上发生，表现为刺激性干咳或咳痰，严重者可发热、气急，甚至呼吸困难，常以清燥救肺汤加减，益气养阴、清热润肺。痰黄量多者，加半夏、黄芩、桑白皮、百部；痰白量多者，合三子养亲汤加黄芪、陈皮；痰中带血者，加花蕊石、仙鹤草；干咳无痰者，加川贝母、地骨皮、百合。此法多用于急性放射性肺炎；若久咳不愈，胸痛心悸，或端坐呼吸，体虚肢浮，唇甲色暗，舌暗淡，脉细涩，可予血府逐瘀汤加益气养血补肾之品；肺部足量放疗后可产生肺纤维化而现气短、干咳，可用养阴润肺、活血化瘀以治。赵献龙常用黄芪、薏苡仁、山慈菇各30g，女贞子15g，太子参12g，郁金、当归、川芎、香附、赤芍、杏仁、百部、枇杷叶、瓜蒌、百合各10g，红花、橘络、甘草各6g加减，效果满意。

（7）放射性口腔病变

①放射性口腔黏膜炎：表现为黏膜红肿、疼痛和吞咽不适，并渐形成片状白膜，脱落，或口腔溃疡。采用清热解毒、消肿止痛法，如黄连、黄芩、栀子、金银花、连翘、蒲公英、野菊花、牡丹皮、生地黄、玄参、石斛、天花粉、生石膏等。

肿瘤论治精析

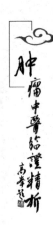

②放射性口腔干燥症：鼻咽或口腔肿瘤患者，在放射治疗时易现此症，症为口干，腮腺和颌下腺肿胀、疼痛或发热，影响食欲，吞咽困难，甚至影响说话功能。如口干咽燥、口渴喜饮、体倦神疲、舌红少苔、脉数等，宜用沙参麦冬汤和白虎加人参汤，以益气养阴、清热生津；如口干舌燥、频频饮水、口腻口淡、口苦口臭、胸闷纳差、鼻分泌物增多或有脓性分泌、舌苔厚腻等，宜用王氏连朴饮或藿香正气散加减，以清化湿浊、益气生津；如口干喜饮、五心烦热、鼻咽部分泌物带有血液，或口腔黏膜猩红充血、舌红绛或有裂纹等，宜用犀角地黄汤合沙参麦冬汤清营凉血、养阴生津。

（8）放射性肝炎：常见于上腹部肿瘤接受放疗时，可引起转氨酶、胆红素不同程度增高，甚至出现腹水，多从以下四个方面辨证论治。①以两胁胀痛、胃脘饱胀，食少纳差为主，用柴胡疏肝散和金铃子散加减，以疏肝理气和胃；②以胁肋胀满、口苦心烦、胸闷纳差、恶心呕吐、目赤溲黄或黄疸加重、舌红苔黄腻，宜茵陈蒿汤和龙胆泻肝汤加减，以清热利湿退黄；③出现肝硬化，蛋白电泳呈A/G倒置，伴神疲纳差，体倦乏力，宜用归芍六君汤加夏枯草、鳖甲、黄芪等，以益气健脾、软坚散结；④形体消瘦、面色萎黄、腹大青筋暴露、口干五心烦热、舌红绛少苔或无苔，宜一贯煎合六味地黄丸加减以滋养肝肾。以上各型若伴呕吐酸水、苦水者，可合橘皮竹茹汤；若伴胆结石者，可加鸡内金、穿山甲、海金沙、金钱草；若转氨酶升高者，可加田基黄、虎杖、叶下珠、五味子等；若伴腹水者，可合五苓散、五皮饮，加半枝莲、半边莲等。

（9）放射性肾炎：多为腹腔肿瘤接受放疗所致，表现为腰痛、乏力、水肿、气促、夜尿、汗出等，多从三个方面辨治。①腰痛膝冷、酸软无力、劳累加重、手足不温、小便清长、夜尿频多、耳鸣耳聋者，宜右归丸加减以益气补肾；②腰膝冷痛、受寒加重、腰膝软弱无力、舌质淡苔白腻者，宜除湿蠲痹饮加减以除湿散寒、温通经络；③腰膝乏力伴红肿热痛、五心烦热、小便短赤、大便干结者，宜当归拈痛汤或四妙丸加减以清热利湿。

（10）放射性膀胱炎：多发生于盆腔肿瘤、睾丸癌及结直肠癌放疗时，现尿急、尿频、尿痛及尿血等。如以血尿为主，宜用小蓟饮子和五苓散加减；如以尿急、尿频、尿痛为主，宜用八正散加减；如兼有腰膝酸软、五心烦热者，宜用知柏地黄丸加减。

（11）放射性肠炎：盆腔肿瘤的放疗可致放射性肠炎，表现为腹痛、腹泻、里急后重、便血或便秘等。如出现里急后重、肛门灼热、腹胀烦躁、舌红苔黄，宜白头翁汤加减以清热利湿止泻。如以便血为主，宜槐花散加减以清热凉血止血；如气短乏力、泄泻不止或肛门坠胀不适者，宜参苓白术散加减以补脾止泻；久泻不止者，用四神丸温肾健脾止泻。

（12）放射性心脏损伤：多为胸部肿瘤放疗时射线累及心脏所致，表现为胸闷心悸、心前区隐痛、呼吸困难、唇指发绀、下肢浮肿等。如现头晕心悸、面色不华、倦怠无力、舌淡苔薄、脉细弱者，宜归脾汤加减以益气养心安神；如心悸心烦、手足心热、舌红少苔或无苔、脉细数者，宜天王补心丹加减以滋阴养心安神；如为心悸眩晕、形寒肢冷、小便短少或下肢浮肿者，宜苓桂术甘汤合五苓散加减，以温阳化气行水；如为心悸不宁、心痛时作、唇甲紫绀、舌紫暗或有瘀点瘀斑者，宜血府逐瘀汤加减，以化瘀理气、通络止痛。

（13）放射性脑损伤：见于头颈部放疗中，表现为头痛、呕吐呈喷射状、倦怠嗜睡、视物模糊、智力下降、反应迟钝、精神异常，甚至偏瘫、失语、吞咽困难等。如为头痛剧烈，或伴发热、面红目赤、口干喜饮、烦躁便干、舌红苔黄等，宜芎芷石膏汤（川芎、白芷、石膏、菊花、藁本、黄芩、栀子）加减以清热解毒，醒脑开窍（可配牛黄清心丸）。如伴嗜睡、谵妄、精神错乱者，宜柴胡加龙骨牡蛎汤加减以清化痰热、安神开窍；如表现头痛如裹、胸脘痞闷、呕恶痰涎、苔腻脉滑者，宜半夏白术天麻汤加味，以健脾化痰、降逆止呕。兼痰热者，宜合温胆汤加减。如为痴呆、健忘、头晕耳鸣、腰膝酸软、心烦不寐、舌红少苔，宜大定风珠合左归丸加减以滋补肝肾、平肝潜阳；如表现为头痛经久不愈、痛处不移，或伴半身不遂、言语不利，舌紫暗或有瘀斑瘀点，宜通窍活血汤合当归补血汤加减，以活血通络、醒脑开窍。

3. 放疗后的中医中药巩固治疗　放疗属局部性治疗，无论是姑息性放疗，还是根治性放疗，都不可能将癌细胞全部杀灭，所以中医药是放疗后一种最佳的接力性治疗，坚持长期服用扶正祛邪的中药，对于提高远期疗效，减少肿瘤的复发和转移至关重要。放疗后多以益气养阴扶正为主，辅以清热解毒散结等祛邪治疗为辅，可明显提高治疗效果。

（三）中医药与化疗相结合

1. 中药对化疗的协同增效作用　临床和实验研究均证实，许多中药及其制剂与化疗药物联合应用，有很好的协同增效作用。化疗期间应用参脉注射液（或生脉注射液）、参芪扶正注射液、苦参素注射液、康莱特注射液等，静脉滴注；猪苓多糖注射液肌内注射；人参再造胶囊、归脾丸、十全大补丸、八珍颗粒口服均能协同增效。滋阴类中药，如熟地黄、何首乌、枸杞子、沙参、麦冬等，与环磷酰胺配合使用，不仅能减轻该药所引起的免疫抑制作用，且可提高机体抗肿瘤能力；半枝莲、七叶一枝花、山慈菇与氟尿嘧啶配合，蟾酥制剂与替加氟配合，猪苓与丝裂霉素C配合，冬凌草与平阳霉素配合，均有协同增效效果。

2. 防治化疗引起的不良反应　化疗的目的是最大限度地杀死癌细胞而尽量减少对正常细胞产生不可逆损害。但受目前研究水平所限，化疗药物的细胞毒性作用不仅作用于肿瘤细胞，同时也损害正常细胞，产生不良反应。其主要表现是骨髓造血功能的抑制、消化道反应、免疫功能低下等，个别药物还会使心、肾、肝及神经组织损害，现头昏、乏力、多汗、疲倦、睡眠不安等症状。

（1）全身反应：表现为眩晕乏力，精神萎靡，二便失调等。辨证治疗参照本节"（二）中医药与放疗相结合"中相关内容。

（2）骨髓抑制：多数化疗药物可引起不同程度的骨髓抑制，表现为白细胞（尤其是粒细胞）减少，血小板减少，严重者出现贫血等。具体辨证治疗可参照本节"中医药与放疗相结合"中相关内容。

（3）免疫抑制：多数化疗药物对机体的免疫功能有不同程度的抑制作用。提高免疫功能的药物目前研究最多的是多糖类，如香菇、猪苓、茯苓、灵芝等，对荷瘤小鼠均有明显的免疫增强作用。临床证实，补气药如人参、太子参、黄芪、刺五加、灵芝等，养阴药如山茱萸、女贞子、沙参、生地黄、鳖甲等，活血化瘀药如莪术、三七、丹参等，清热解毒药如白英、白花蛇舌草、蒲公英、黄连、黄芩、黄柏、水牛角、青黛等均有免疫增强作用，应结合辨证以运用。

（4）消化道反应：表现为胃脘饱胀、食欲不振、恶心呕吐、腹痛腹泻等。

①食欲不振：食不香或不思食，多属脾胃虚弱，宜香砂六君子汤加减。

②恶心呕吐：化疗引起的恶心呕吐，病机在于脾胃受损、中焦失和、气机升降失调，治以健脾和胃、通调气机、降逆止

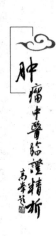

呕，常分四型以辨治。

痰湿内阻：呕吐清水痰涎，时有泛恶，脘腹痞满，食欲不振，舌淡，苔白厚腻或白滑腻，脉滑等，宜温化痰湿、和胃降逆，方选藿香正气散和顺气消食化痰丸加减。

肝胃不和：胁腹胀痛，呃逆呕吐，嗳气纳呆，舌红苔白或薄黄、脉弦等，宜柴胡温胆汤加减以疏肝和胃、降逆止呕。如呕吐酸水、苦水者，可合左金丸。

脾胃虚弱：倦怠纳少，恶心呕吐、腹胀便溏、舌淡尖边齿痕，苔白、脉缓，宜香砂六君子汤和旋覆代赭汤或合丁香柿蒂汤化裁，以健脾益气、降逆和胃。

胃阴虚弱：口干咽燥，呃逆嘈杂，干呕恶心或呕吐酸苦，便干溲黄，舌红少津，脉细弱或数，宜沙参麦冬汤合橘皮竹茹汤加减，以益阴养胃、降逆止呕。

③腹痛腹泻、大便失调：常分为以下三种。

脾虚泄泻：腹痛隐隐，喜温喜按，便溏泻或水样便，肢倦乏力，舌淡苔白，宜参苓白术散加白芍、羌活、川芎等健脾益气、燥湿止泻。如久泻不止，肛门坠胀者，可合补中益气汤、四神丸加减。

湿热泄泻：大便赤白，腹痛欲泻，里急后重，肛门灼热，口黏苦，苔黄或黄腻，宜葛根芩连汤合芍药甘草汤加减，以清热化湿止泻。

便秘：多为气血虚弱或热结肠燥所致，常用增液承气汤去大黄加瓜蒌仁、桃仁、杏仁、当归、厚朴、枳壳，以养血清热、润燥通便。仍无效，可改番泻叶5～10g，天花粉15g，水煎频服。

（5）口腔黏膜炎、口腔溃疡：多属热毒伤阴，宜清热解毒、益气养阴。治疗可参照本节"防治放疗不良反应和后遗症"中相关内容。亦可用张代钊的含漱经验方：生黄芪、生地黄各15～30g，板蓝根15～20g，金银花15g，山豆根9～15g，玄参、生甘草各9g，黄连6g，水煎2次，取汁100ml，频频含漱。

（6）肺脏毒性：表现为咳嗽少痰或无痰，胸闷气急或呼吸困难，甚至发热，宜用连翘麦冬汤（连翘、天冬、枸杞子、当归、佩兰各10g，麦冬、沙参各15g，甘草5g）加减，养阴润肺清热。贫血者，加党参、黄芪；咳痰者，加川贝母、前胡、紫苏子；呕吐者，加陈皮、姜半夏。

（7）心脏毒性：表现为心悸、胸闷、头晕、乏力、气急及心电图异常等，宜五参饮（太子参、沙参、丹参、葛根、瓜蒌、麦冬各15g，玄参12g，党参、川芎、五味子各10g）加减，以益气养阴、理气活血。血虚者，加鸡血藤、当归。

（8）肝脏毒性：表现为肝区不适、恶心厌油、腹胀纳差、乏力倦怠或伴发热，及肝功能异常等，常用茵陈蒿汤合柴胡疏肝散加减以清热利湿、疏肝和胃。亦可用颜德馨经验方〔水牛角（研末吞服）、金钱草、土茯苓、平地木、败酱草各30g，泽兰15g〕。气滞者，加沉香、木香、川楝子、大腹皮；血瘀者，加丹参、桃仁、郁金、延胡索；湿重者，加苍术、茯苓、猪苓、薏苡仁；热重者，加金银花、山栀子、夏枯草、板蓝根；热毒甚者，加白花蛇舌草、龙葵、半枝莲、石打穿。

（9）肾脏毒性：表现为尿少、无尿或多尿、水肿、腰痛、乏力等，尿常规检查见透明管型，肾功能检查见血尿素氮、肌酐升高。宜用补肾养血汤〔黄芪、黄精、鸡血藤各30g，熟地黄、赤芍、白芍、枸杞子、女贞子、补骨脂、炒谷芽、炒麦芽、川芎、菟丝子各15g，当归6g，肉桂（捣）1.5g〕，以益气补肾养血。肾阴虚甚者，加知母、黄柏、地骨皮等。

（10）膀胱毒性：参照本节"防治放疗不良反应与后遗症"中相关内容。

（11）神经毒性：化疗可致周围神经炎，自主神经功能紊乱、中枢神经受损。

①周围神经炎：表现为指（趾）端对称性麻木，跟腱反射减弱或消失，四肢感觉障碍，肌肉疼痛或无力，甚至四肢轻瘫等。宜用柴胡桂枝汤加减（柴胡、豨莶草、桑枝各12g，黄芪、当归各15g，桂枝、黄芩、法半夏、白芍、路路通各10g），以益气养血、活血通络。我们常在此方基础上加伸筋草、木瓜、姜黄。如麻木较重者，加马钱子、全蝎、土鳖虫、细辛、朱砂；疼痛较重者，加乳香、没药。另还可予黄芪、鸡血藤各30g，桑枝、桂枝、威灵仙、生首乌、白蒺藜、木瓜各13g，红花10g，水煎泡浴，每日2～3次，每次15分钟。

②自主神经功能紊乱所致的膀胱麻痹，排尿困难：宜用五苓散加味（茯苓、泽泻各20g，猪苓15g，白术、桂枝、附子、干姜、黄柏各10g，乌药12g）以温阳利水。

③中枢神经系统受损：其一，表现为精神意识障碍，现嗜睡、谵妄、神经错乱等。如以谵妄、躁狂等偏实证候为主，宜用柴胡加龙骨牡蛎汤［柴胡12g，龙骨、牡蛎、白芍各15g，黄芩、半夏、茯苓、大黄（后下）、胆南星、竹茹、钩藤（后下）各10g，陈皮6g］以疏肝利胆、涤痰潜阳；如以嗜睡、静卧不喜动为主，宜用甘草泻心汤加减（生甘草20g、法半夏、石菖蒲各12g，党参、黄芩、枳壳各10g，干姜6g，黄连3g，大枣8枚）以疏利中焦、升清降浊。其二，表现为痴呆。若形体消瘦，腰膝酸软，耳鸣重听，目眩盗汗，舌红少苔或无苔，脉弦细者，证属肝肾不足，宜用知柏地黄丸加减以滋阴养血、调肝补肾；若髓海不足者，可加鹿角胶、紫河车等血肉有情之品以填精益髓；若气短乏力，沉默寡言，胸闷心悸，舌淡苔少，脉细弱者，证属心脾两虚，宜归脾汤加减以益气养血，补脾养心；若言语迟钝不流利，双目晦暗，或伴肌肤甲错，舌暗红，脉细或涩者，证属气滞血瘀，宜桃红四物汤加减以理气活血化

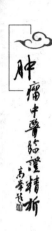

瘀；如病久气血不足者，可酌加党参、黄芪、熟地黄、鸡血藤；若形体偏胖，脘腹痞满，哭笑无常，或喃喃自语，时哕痰涎，舌淡，苔白腻者，证属痰浊阻窍，宜涤痰汤加减以健脾利湿、涤痰开窍。

（赵献龙）

❀ 常用抗肿瘤中成药 ❀

一、传统口服制剂

1. 归脾丸　补气健脾，养心安神。有较强的抑制肿瘤细胞生长的作用，能明显增强机体免疫力，促进白细胞生长，防止因放、化疗所致白细胞的下降，故可广泛用于各种各期癌症患者。口服，每次3～9g，每日3次。

2. 六味地黄丸　滋补肝肾。有显著的抗癌抑癌作用，常用于肾癌、前列腺癌、膀胱癌、宫颈癌、肺癌、肝癌等，也可用于放疗、化疗、手术后的巩固治疗，并有明显的抑制食管上皮增生及防治食管癌癌前病变的作用。口服，每次8粒，每日3次。

3. 六神丸　清热解毒，利咽消肿。具有明显抗癌作用，常用于治各种癌症，尤其对鼻咽癌、食管癌、肺癌、胃癌及慢性白血病。外敷可治表皮癌肿（原发或转移癌）。口服每次10粒，每日2次。用温开水或米醋将药丸调成糊状，每日外敷患处1～3次。

4. 梅花点舌丹　活血止痛，消肿散结。用于舌癌、唇癌及慢性白血病。口服，每次2丸，每日3次，孕妇忌用。

5. 安宫牛黄丸　清心解毒，镇心安神。用治脑、肺、纵隔等部位的癌肿。临床以治实热证为宜。口服，每次1丸，每

肿瘤论治精析

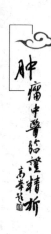

日2次。

6. 小金丹（丸）　散结消肿，化瘀止痛。用治甲状腺癌、多发性神经纤维瘤、淋巴瘤、乳腺瘤、皮肤转移癌等。口服，每次1.2～3g，每日2次。

7. 鳖甲煎丸　寒热并用，攻补兼施，行气化瘀，除痰消癥。用治肝癌、卵巢癌、子宫内膜癌、慢性粒细胞白血病、胃癌、肠癌及腹腔盆腔转移癌等。口服每次3～9g，每日2次。

8. 大黄䗪虫丸　通经活血，导滞消癥。用治腹腔肿瘤，如肝癌、胃癌、肠癌、卵巢癌、子宫癌等。口服每次3g，每日1～2次。

9. 夏枯草膏（胶囊）　清肝泄热，散结消肿，用治乳腺癌、甲状腺癌等。口服，膏每次15g，每日1～2次；胶囊，每次2粒，每日3次。

10. 犀黄丸　清热解毒，活血祛瘀，散坚消肿。常用于乳腺癌、肺癌、胃肠癌、肝癌、急慢性白血病及妇科肿瘤，亦可配合手术、化疗、放疗使用，有显著的增效减毒作用。现已做成"西黄丸（胶囊）"。口服，每次3g，每日2次。

11. 玉屏风颗粒　益气固表。用于肿瘤表虚自汗易感冒者。口服，每次5g（1袋），每日3次。

12. 左归丸　滋肾补阴，固本健体。常用治肾癌、肺癌、肝癌、乳腺癌及妇科肿瘤等，也可用于放、化疗及手术后的巩固。口服，每次9g，每日2次。

13. 桂枝茯苓丸（胶囊）　活血化瘀，缓消癥块。常用治妇科肿瘤，如子宫肌瘤、宫颈癌、卵巢癌等。口服，丸，每次6g，每日2～3次；胶囊，每次3粒，每日3次，2个月为1个疗程。

14. 河车大造胶囊　滋阴清热，补肾益肺。有增强化疗效果、减轻化疗药物不良反应及保护骨髓、肝、肾功能的作用，对白细胞减少、贫血等症也有效。口服每次3粒，每日3次，45日为1个疗程。

15．当归龙荟丸　清热泻肝，攻下行滞。有显著的抗白血病作用，常用于急、慢性粒细胞白血病。口服，每次6g，每日2次。

16．十全大补丸　改善和促进造血功能，增强免疫力，抗放射损伤、抗衰老等。主要用于贫血及手术后低蛋白血症，白细胞减少症，抗癌辅助治疗及防治放、化疗不良反应。口服，每次9g，每日3次。

二、现代口服制剂

1．平消胶囊（片）　活血化瘀，止痛散结，清热解毒。适用于肺癌、鼻咽癌、胃癌、食管癌、淋巴瘤、骨肉瘤等。对不同部位的中晚期癌瘤和可能癌变的良性疾患有效，可配合放疗、化疗及手术。口服，每次4～8粒（片），每日3次。可与手术、化疗同时进行。

2．抗癌平丸　清热解毒，消肿止痛。主治食管癌、贲门癌、胃癌、肝癌等消化系统肿瘤，亦可治肺癌、恶性淋巴瘤、急性粒细胞白血病、子宫颈癌等。口服，每次0.5～1.0g（1/2～1包），每日3次，饭后半小时服用，1个疗程总量为60～90g。

3．参莲胶囊　清热解毒，活血化瘀，攻坚消积。用于中、晚期肺癌、胃癌等。口服，每次6～8粒，每日3次。

4．复方红豆杉胶囊　祛邪扶正，通络散结。用于乳腺癌、卵巢癌、肺癌、宫颈癌、食管癌、直肠癌、肝癌、头颈部肿瘤、白血病等肿瘤的中、晚期治疗。口服，每次2粒，每日3次，21日为1个疗程。

5．复方斑蝥胶囊　清热解毒，消瘀散结，补肝益肾，行气

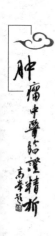

镇痛。治原发性肝癌、肺癌、鼻咽癌、胃癌、胰腺癌、脑瘤、恶性淋巴瘤及妇科恶性肿瘤等。口服，每次3粒，每日2次。连用30日为1个疗程，或视病情而定。

6. 复方天仙胶囊　清热解毒，活血化瘀，散结止痛。用治消化道肿瘤，配合化疗、放疗可提高疗效。口服，每次2～6粒，每日3次，30日为1个疗程，停药3～7日后可继续服用。

7. 槐耳颗粒　扶正固本，活血消癥。用治不宜手术和化疗的原发性肝癌以及肺癌、胃癌、肠癌和乳腺癌等。开水冲服，每次20g，每日3次，30日为1个疗程。

8. 慈丹胶囊　化瘀解毒，消肿散结，益气养血。治原发性肝癌、肺癌、食管癌、贲门癌、胃癌、脑肿瘤、肠癌、卵巢癌、乳腺癌、子宫颈癌、膀胱癌等及恶性胸、腹水，还可作为手术、放疗、化疗后的辅助治疗。口服，每次5粒，每日4次，30日为1个疗程。本品含有鸦胆子、马钱子粉，不可过量使用。

9. 金龙胶囊　破瘀散结，解郁通络。治原发性肝癌和其他多种中、晚期肿瘤，如胃癌、肠癌、骨癌、乳腺癌等，及手术前后放、化疗的辅助治疗。口服，每次4粒，每日3次。

10. 化癥回生口服液　化瘀消癥，软坚散结。用治原发性肝癌、肺癌等，亦可与手术、放疗、化疗合用。口服，每次10ml，每日2次，45日为1个疗程。

11. 楼莲胶囊　行气化瘀、清热解毒。治原发性肝癌、肝硬化、肝腹水、胃癌、肺癌、妇科肿瘤。口服，每次5粒，每日3次，饭后半小时温开水送服。6周为1个疗程。

12. 龙血竭胶囊　活血化瘀，定痛止血，敛疮生肌。用治癌性疼痛，肿瘤浸润溃疡。口服，每次4～6粒，每日3次。

13. 云南白药　活血化瘀止血，消肿定痛。用于跌打损伤，瘀血肿痛，出血不止等。广泛用于各种恶性肿瘤，内服、外用均有显效。能显著抑制肿瘤细胞的异常增生，且止痛止血作用显著而迅速，尤其是晚期癌肿伴疼痛及出血者最宜。口服，每次0.25～0.5g，每日3～4次。

14. 跌打丸 活血散瘀，消肿止痛。用于各种癌肿疼痛剧烈者，尤以骨癌见长。口服，每次2丸，每日3次。亦可外用。

15. 靛玉红片 清热解毒，抗肿瘤。主要用于慢性粒细胞白血病，对急性白血病也有效。口服每日150～200mg，分3～4次，少数需300～400mg，20～30天后白细胞下降，2个月可降至正常水平。

16. 莲花片 活血化瘀，软坚散结，清热解毒。主治原发性早、中期肝癌，或手术切除后复发及无法手术切除的肝癌。口服，每次3片，每日3次。

17. 新癀片 清热解毒，活血化瘀，消肿止痛。对癌性发热有明显退热作用，对轻度癌性疼痛也有作用。口服，每次2～4片，每日3次。外用冷开水调化，敷患处。

18. 冬凌草片 清热解毒，活血止痛。主治食管癌，肝癌，乳腺癌。与化疗配用可提高疗效，减轻化疗药物的不良反应。口服，每次3～6片，每日3次。

19. 地榆槐角丸 凉血疏风，泻热润燥。治结直肠癌便血，放射性肠炎出血。口服，每次1丸，每日2～3次。

20. 益血生胶囊 健脾生血，补肾填精。用于各种类型的贫血及血小板减少；对放、化疗引起的白细胞减少及血小板减少有较确切疗效。口服，每次4粒，每日3次。

21. 复方皂矾丸 温肾益髓，补气养阴，生血养血。用治放、化疗所引起的白细胞减少及血小板减少。口服，每次7～8丸，每日3次，饭后服。

22. 地榆升白片 凉血止血，清热解毒。对多种原因引起的轻、中度白细胞减少症均有良效，在放、化疗及其他引起白细胞减少的治疗开始前1～2周服用，或治疗期间配合该药。口服，每次2～4片，每日3次，20～30日为1个疗程。

23. 参一胶囊　用于肺癌、胃癌、肠癌、肝癌、乳腺癌等手术、放疗、化疗后及复发转移。饭前空腹服，每次20mg（2粒），每日2次。服药期间不宜喝浓茶及食生芥菜和咸菜。

24. 参芪扶正颗粒（胶囊）　升阳补血，补肾养肝益阴。可配合手术、放疗、化疗，促进机体功能恢复。开水冲服或口服，颗粒每次1袋，胶囊每次6粒，每日2次。

25. 川黄口服液　益气养血，滋肝补肾，活血化瘀。对免疫功能低下和免疫功能自稳失调，放疗、化疗后白细胞减少及高脂血症，有辅助治疗作用。口服，每次10ml，每日3次。

26. 健脾益肾颗粒　脾肾双补。对化疗中或化疗后的脾肾两虚证显效。开水冲服，每次10g，每日2次。

27. 安康欣胶囊　活血化瘀，软坚散结，清热解毒，扶正固本。用于肺癌、肝癌、胃癌、食管癌、直肠癌、鼻咽癌、乳腺癌、子宫颈癌、恶性淋巴瘤、淋巴细胞性白血病、膀胱癌、颅内肿瘤等早、中、晚期癌症，对手术、放疗、化疗后患者，有防止复发与转移作用。口服，每次3粒，每日3次。

28. 复方阿胶浆口服液　补气养血。用于肿瘤化疗、放疗所致白细胞减少、贫血和血小板减少等。口服，每次20ml，每日3次。

29. 参芪片　补气养血，健脾益肾，填精生髓。适用于癌症放、化疗所致白细胞、红细胞和血小板减少。口服，每次4片，每日3次。

30. 金水宝胶囊　补益肺肾，秘精益髓。主治肺癌、肝癌、胃癌、妇科肿瘤、头颈部癌、胰腺癌、恶性淋巴瘤、平滑肌瘤、前列腺癌等。口服，每次4粒，每日3次。

31. 至灵胶囊　主要用作放、化疗的辅助治疗，能防止患者在放、化疗期间的白细胞下降，并对已下降的白细胞有提升作用。口服，每次3粒，每日3次。

32. 清肺散结丸　清肺散结，活血止痛，解毒化痰，扶正祛邪。有保护造血系统和免疫系统功能，用治肺癌及肺癌所致的各种慢性炎症。口服，每次3g，每日2次，饭后服。

33. 鼻咽清毒颗粒　清热解毒、活血祛瘀、消肿止痛。适用热毒蕴结之鼻咽癌及放疗后分泌物增多等症。口服，每次20g，每日2次，30日为1个疗程。

34. 中华灵芝宝　补肾强身，扶正固本。对肿瘤细胞端粒酶有一定抑制作用，并具有抗基因突变作用。适用于消化道肿瘤及术后放、化疗引起的体虚、厌食、失眠等症。口服，每次50mg，每日2次，病重可3～4次，20日为1个疗程。

三、注射制剂

1. 艾迪注射液　有免疫调节和抗癌双相作用。用于原发性肝癌、肺癌、肠癌、鼻咽癌、泌尿系统肿瘤、妇科肿瘤及恶性淋巴瘤等的治疗及术后巩固，也可与化疗配合用。

2. 康莱特注射液　益气养阴，消肿散结。具有双相抗肿瘤作用，适用于不宜手术的气阴两虚、脾虚湿盛型原发性非小细胞肺癌及原发性肝癌，配合放疗、化疗有一定的增效作用，并可缓解癌痛，提高生活质量，延长生存期。

3. 榄香烯注射液　破血行气，消积止痛。用于各种肿瘤的治疗，包括呼吸道、消化道、妇科肿瘤、乳腺癌、皮肤癌、淋巴瘤、白血病、骨转移癌、癌性胸腹水等，尤其是肺癌、肝癌、食管癌、鼻咽癌、脑瘤等，并可用于各种恶性肿瘤的介入，腔内化疗及癌性胸腹水的辅助治疗。

4. 鸦胆子油乳注射液（口服液）　可抑制癌细胞DNA的生物合成，通过血脑屏障，不仅有抑癌作用，还有降低颅内压，

上篇

肿瘤论治精析

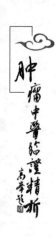

对肺癌脑转移良效。治肺癌、肺癌脑转移、肝癌、食管癌、直肠癌等。

5. 斑蝥酸钠注射液　其抗肿瘤作用明显优于斑蝥素，适用于原发性肝癌、肺癌、胃癌、食管癌、鼻咽癌、恶性淋巴瘤、膀胱癌、妇科恶性肿瘤等的治疗。

6. 华蟾素注射液（片、口服液）　清热解毒，消肿止痛，活血化瘀，软坚散结。本品具有抗癌，升高白细胞，提高机体免疫等作用。治肝癌、胃癌、结肠癌等中、晚期肿瘤。

7. 苦参素葡萄糖注射液（胶囊）　具有抑制肝、胃、肺、卵巢等肿瘤的增殖的作用。用治各种肿瘤及放、化疗后白细胞减少。

8. 消癌平注射液（片）　具有抑制肿瘤，延长带瘤小鼠生存期的作用。用于食管癌、胃癌、肝癌、肺癌，可作为大肠癌、贲门癌、宫颈癌、白血病等肿瘤以及化疗的辅助治疗。

9. 亚砷酸注射液　劫痰祛瘀。可用于急性非淋巴细胞白血病[尤其是急性早幼粒细胞白血病（APC）]、慢性粒细胞白血病及慢粒急变期，也可用于肝癌、肺癌、胰腺癌、结肠癌、乳腺癌、子宫颈癌、淋巴瘤等，为APC临床治疗的一线药物，还可用于介入治疗及术中动脉灌注。

10. 生脉注射液与参脉注射液　益气养阴，复脉固脱。具有调节免疫功能，增强抗肿瘤药物的疗效，减轻化疗药物毒性，保护和激活骨髓造血功能，减轻放化疗对骨髓的抑制作用。可用于肿瘤放化疗及外科手术后的辅助治疗。

11. 参芪扶正注射液　补中益气。用于气虚型肺癌、胃癌等的辅助治疗，与化疗联合有助于提高疗效，保护血细胞。

12. 香菇多糖注射液　益气健脾，补虚扶正。用于急慢性白血病、肺癌、胃癌等的辅助治疗。

四、外用制剂

1. **蟾酥膏** 活血化瘀，消肿止痛。适用于肝癌、胃癌等引起的疼痛。外用，每日1次，每24小时更换1次，7日为1个疗程。

2. **如意金黄散** 清热解毒，消肿止痛。用于乳腺癌体表转移、阴茎癌、阴道癌、外阴癌及静脉输液后的血管炎等。外用凡士林或蜂蜜调匀成膏敷患处，每日1～2次。

3. **养阴生肌散** 清热解毒，生肌止痛。用于阴道癌、外阴癌、阴茎癌、体表肿瘤溃疡糜烂、静脉输液后血管炎等。外敷患处，每日2次。

4. **锡类散** 解毒化腐。适用于阴道癌、外阴癌、阴茎癌等。保留灌肠可治直肠、乙状结肠溃疡等。清洗疮面，然后外敷本制剂，敷料外贴，每日换药1次。

5. **京万红软膏** 活血解毒，消肿止痛，去腐生肌。可用于阴道癌、外阴癌、阴茎癌、体表肿瘤溃疡糜烂、静脉输液后血管炎、放射性肠炎所致肛门破溃等的治疗。处敷患处，或外吹口腔患处。

6. **三品一条枪** 祛瘀祛腐，攻毒杀虫。用于早期宫颈鳞癌、皮肤癌、阴茎癌等的局部治疗。

7. **珠黄散** 清热解毒，祛腐生肌。用于口腔癌、牙龈癌、咽喉肿痛糜烂、口腔溃疡久不收敛等。取药少许吹患处，每日2～3次。

8. **阿魏化痞膏** 化痞消积。用于各种实体肿瘤痞块及癌痛的治疗。外用，加温软化，贴于脐上或患处，亦可穴位贴敷。

说明：以上中成药请在专科医生指导下使用，切勿随意应用，以免发生不良反应。

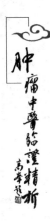

❁ 头颈部肿瘤 ❁

❁ 原发性脑肿瘤

原发性脑肿瘤是原发于脑组织、脑膜、脑神经、垂体、颅内血管和胚胎组织的肿瘤，其发病率占全身肿瘤发病的1.5%～3%。在儿童中发病率仅次于白血病，发病年龄有两个高峰，分别为15岁之前与30—40岁之间，60%为胶质瘤，依其生物学特性又可分为良性和恶性，但无论良性还是恶性，均可造成颅内压升高，危及人的生命。其发病可能与遗传因素、物理因素（电离辐射）、化学因素（多环芳香烃、亚硝胺类化合物）、致瘤病毒（腺病毒、乳头瘤病毒）以及胚胎残留组织等因素有关。

该病以手术治疗为主，辅以放疗、化疗和中医中药等综合治疗措施。良性肿瘤经手术大多可愈，恶性肿瘤通过手术和综合治疗，可延长生存时间，部分患者甚至亦可治愈。

本病归属于中医学中的"真头痛""头痛""头风""厥逆""呕吐""癫狂""痫证""痿证"等范畴。其发病多因先天不足或后天失养、正气虚弱、邪毒内聚、饮食失调、情志所伤等多种因素的综合作用，使痰、瘀、毒互结壅阻于清窍，导致清阳之气不得升，浊阴之气不得降而成。中医辨证多分为痰浊内阻、痰热互结、气滞血瘀、肝肾阴虚、脾肾阳虚等证型。

一、中医治疗

（一）辨证施治

1. 痰浊内阻　头痛昏重，视物模糊，舌强语謇，恶心呕吐，痰多胸闷，身重肢倦，或喉中痰鸣，纳差食少。舌淡胖有齿痕，苔白厚腻，脉滑或弦细。

【治法】燥湿化痰，软坚散结。

【方剂】涤痰汤合半夏白术天麻汤加减。

【药物】山慈菇15g，法半夏、茯苓各12g，胆南星、橘红、竹茹、石菖蒲、天竺黄、远志、天麻、郁金、白术各10g，枳实6g。

2. 痰热互结　头痛剧烈，烘热昏胀，烦躁易怒，呕吐频频，或呈喷射状，痰多脓厚，不易咯出，面红溲赤，发热口渴，大便干结。舌红、苔黄或黄腻，脉弦滑或数。

【治法】清热平肝，涤痰降逆。

【方剂】龙胆泻肝汤合礞石滚痰丸加减。

【药物】生牡蛎（先煎）、珍珠母（先煎）各30g，青礞石（先煎）、泽泻各20g，山慈菇、蛇六谷、石决明（先煎）、瓜蒌仁、车前子各15g，陈皮、郁金、胆南星、夏枯草、山栀子、黄芩、大黄、石菖蒲、知母、天花粉、苍耳子各10g，守宫8g，龙胆6g。

3. 气滞血瘀　头痛呈持续性或阵发性加剧，痛有定处，面色晦暗，颈强肢麻，或为偏瘫，便干。舌紫黯，或有瘀斑、瘀点，舌底络脉色紫增粗或迂曲。苔薄白或腻，脉沉细或涩。

【治法】活血化瘀，消积散结。

【方剂】通窍活血汤合血府逐瘀汤加减。

【药物】蛇六谷、水红花子各20g，地龙12g，桃仁、红花、当归、生地黄、赤芍、牛膝、桔梗、枳壳、郁金、石菖蒲、僵蚕、白芷各10g，柴胡8g，远志、甘草各6g，麝香（另包，入15ml黄酒中分次与药液合服）0.5g。偏瘫者合补阳还五汤加减。

4. 肝肾阴虚　头痛头晕、恶心呕吐、视矇耳鸣、肢麻抽搐、口眼㖞斜、心烦低热，或潮热盗汗，溲赤便干，舌红苔

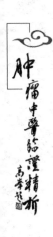

少，脉弦数或细数。

【治法】补肝益肾，滋阴息风。

【方剂】杞菊地黄丸加减。

【药物】熟地黄、龟甲、蛇六谷各20g，山药、茯苓、钩藤、地龙各12g，枸杞子、菊花、山茱萸、牡丹皮、泽泻、川芎、僵蚕各10g。口眼歪斜者合镇肝熄风汤加减；视物模糊或复视者，加服石斛夜光丸，每次2g，每日3次。

5. 脾肾阳虚　头痛头晕，面㿠倦乏，耳鸣耳聋，视力减退，腰膝酸软，形寒肢冷，溲清便溏。舌淡或胖、苔白，脉沉细或无力。

【治法】补脾益肾，温阳止痛。

【方剂】地黄饮子加减。

【药物】黄芪、核桃枝各30g，熟地黄、山药、茯苓、枸杞子各15g，泽泻、桑寄生、肉苁蓉各12g，石菖蒲、巴戟天、山茱萸、石斛、露蜂房各10g，全蝎、炙远志各6g。

（二）随证用药

1. 辨病用药　在辨证论治的基础上结合辨病，选用1～3味抗脑肿瘤中草药，如胆南星、僵蚕、蜈蚣、全蝎、石菖蒲、露蜂房、远志、昆布、海藻、守宫、地龙、山慈菇、半枝莲、白花蛇舌草、天麻、天竺黄、核桃枝、麝香等。

2. 临证加减　头痛剧烈者，加川芎、白芷、蔓荆子、全蝎、蜈蚣、路路通；伴脑水肿者，加猪苓、泽泻、车前子、天麻、石菖蒲、白茅根、赤小豆、椒目；恶心呕吐者，加旋覆花、赭石、竹茹、姜半夏、吴茱萸；肢麻震颤抽搐者，加天麻、钩藤、僵蚕、蜈蚣、磁石、珍珠母；视物模糊者，加决明子、茺蔚子、密蒙花、菊花；胁肋胀痛者，加柴胡、郁金、延胡索；痰多者，加胆南星、半夏、天竺黄、竹茹；烦热口渴者，加天花粉、南沙参、山栀子、石斛；大便干结者，加大黄、瓜蒌仁、郁李仁、火麻仁；夜寐不宁者，加灯心草、远志、朱砂、酸枣仁；伴气虚者，加党参、太子参、黄芪、白术；伴血虚者，加当归、熟地黄、白芍、制首乌。

（三）中成药

请参阅《常用抗肿瘤中成药》。

二、特色治疗

（一）针灸治疗——止痛

体针取穴：太阳、风池、百会、上星、合谷。

针法：每选2～3个穴位，进针后行提插捻转等手法，中等刺激，留针15分钟，一般能迅速缓解疼痛，可视止痛效果，每日针1～2次。

（二）中药外治

1. 三生饮　生南星、生白附子、生乌头各10g，共研细末，用连须葱白7个，生姜15g，切碎捣如泥，入药末混匀，用白净布包裹放笼上蒸透后，取适量拍打成薄饼状，贴敷痛处。主治脑瘤头痛等症。

2. 药枕　天麻、决明子、夏枯草、浙贝母、蒲公英、莪术各100g，灯心草30g。共研粗末，装入布枕内，另配冰片100g，麝香1g，放入小药袋内，再装入布袋内缝制成枕头，让患者睡眠时枕用。用于脑瘤头痛眩晕等症。

（三）食疗药膳

1. 野芋蜂蜜汤　野芋头250g切片，泡清水1天后捞出，放锅中加清水文火炖3个小时以上，滤出药汁，调入蜂蜜即可食用，每日1次。

2. 炸全蝎 将全蝎5只入油锅中炸至金黄色取出（不要炸焦），牛奶1杯。等全蝎待冷却时即可食用，每日1次，牛奶送服。

3. 天麻蒸猪脑 天麻片15g，冬菇3朵，洗净泡软，葱、姜、盐、料酒、味精、鸡汤等各适量。猪脑1具去血筋，入搪瓷容器中，倒入鸡汤适量，加入天麻、冬菇及佐料，隔水蒸20～30分钟，临食前加入少许味精调味，每日1～2次。功可养心补脑，镇静安神。用于脑肿瘤出现精神症状（如对周围事物反应淡漠、迟钝、记忆和思维能力低下，定向力、理解力减退等）时的患者。

三、医家经验

1. 段凤舞脑瘤经验方 磁石（先煎）、生黄芪、枸杞子各30g，钩藤、夏枯草各15g，清半夏、茯苓、海浮石、乌梢蛇、天麻、昆布、海藻、丝瓜络、浙贝母、焦三仙各10g，陈皮7g，龙胆3g，蜈蚣5条。头痛剧烈者，加细辛3g，花椒10g；肢体麻木者，加桂枝7g，牛膝10g；神志不清者，另加服局方至宝丹，每日1丸。日1剂，水煎服。

用于治脑肿瘤，症见头痛时作或剧烈作痛；或肢体麻木，运动失灵；或记忆力减退，甚至神志模糊不清。

2. 李佩文经验 李教授认为，脑瘤病变在脑，多由痰湿之邪结聚于脑，脑部气滞血瘀，痰瘀阻滞，毒邪凝结所致。病变过程中，脑络痹阻日久，化热动风，风火相煽，耗伤阴液，可致肝肾不足，故临床常用平肝息风、清热解毒、活血通络、化痰软坚、补益肝肾等法治疗。

（1）祛风药：钩藤、天麻、白蒺藜、僵蚕等。该类药物具有镇静，延长催眠剂的催眠时间，抗惊厥和镇痛作用。

（2）化痰药：青礞石、旋覆花、制天南星、桔梗等。青礞石可镇静祛痰；旋覆花能解痉；桔梗可祛痰镇咳、解毒镇痛，还可扩张血管、镇静、降血糖血脂；天南星有效成分有抗癌作用。

（3）清窍药：菊花、珍珠母、水牛角、石菖蒲等。菊花制剂能扩张血管，镇静降压；珍珠母有效成分可延缓衰老，抗溃疡，珍珠母对小鼠肉瘤S180有一定的抑制作用。

（4）利湿药：猪苓、泽泻、浮萍、车前子等。上药除利尿外，猪苓多糖有抗肿瘤作用；泽泻有降压降糖作用。

（5）软坚散结：白花蛇舌草、蛇莓、莪术等。白花蛇舌草可增强机体免疫功能，具有抗肿瘤活性；蛇莓清热解毒，散瘀消肿，抗肿瘤；莪术含β-榄香烯、莪术醇有抗肿瘤作用；莪术油有放射增敏作用，莪术其他成分能抗血栓形成。

（6）引经药：藁本、川芎等，藁本中性油有抗炎、抗缺氧作用；川芎能增加脑血流量，抑制血小板聚集，并有抗肿瘤、镇静作用。

3. 作者经验　马继松验案（乳腺癌脑转移）。2007年9月初，温州苍南县龙港镇一小学校长郑某（其母食管癌，经我电询邮药，症情颇稳）介绍孔万冲来我家，告妻李某患乳腺癌3年，虽治却转移至脑，现人消瘦神疲，泛恶纳呆，阵发性头痛，烦躁寐难，3～4日一次大便，量少难出。所述似乎皆为热象，但却特别畏寒，已穿夹衣仍感不温。当时我儿子正好由南通朱老恩师处学习返回，全家讨论病情后，决定由儿子为主处方，他当即开出附子60g，红参20g，全蝎10g为主药之方，他妈和我均认为未见病人，不宜用大量附子，但儿子却认为患者如此畏寒，乃"独处藏奸"之症，说明其热证可能是假象，故只减去10g附子，处方10剂，计560多元。我见孔衣着普通，恐系经济条件欠佳，故让其给500元，但其执意不肯，付足款而去。我亦去儿子房间，却见桌上放着本划了不少红线的《扶阳讲记》，恍然大悟，他是在试用"火神派"的治法啊！2天后孔万冲电告：其妻服药2剂，腹内如火烧灼，头痛泛恶加剧。我告将另包的应先煎半小时的附子勿用。未料2天后孔又电告其妻已呕吐数次，头痛欲裂，请我务必去龙港出诊，所有费用他全包了，否则药就甩掉了。我考虑到6包药价值300多元，故急请一友陪我去温州。爬上六层楼，40㎡的客厅，中央一张大床上，一个40多岁十分消瘦的女子呻吟不止，两个老妇端水递毛巾忙得团团转。我问"您为何住六楼？"孔说："这栋楼是我盖的，下面全卖了。"他还从事物流，根本没时间，故李在上海手术后，未能遵医嘱常复查，致癌转移至脑。切脉弦细较数，舌偏红，苔薄黄干。察痰盂中呕吐物多为未消化食物，略有黄色小块痰。一老妇告：已四日未便，腹胀尿少，每日仅食极少流汁，整夜烦躁。诊毕，急予西洋参10g（煎极少汁兑入）、赭石30g，生地黄15g，菊花、竹茹、白芍、怀牛膝、麦冬、生白术、枳壳、生谷芽、生麦芽、炒谷芽、炒麦芽各10g，旋覆花（包）、生甘草各7g，生大黄5g（后下）。1剂。下午3时煎服，翌日上午8时探视时，已服了2剂尚感舒适，又让配1剂续服。至午腹鸣响，排出先硬后溏极臭秽之大便颇多，入暮腹中火热感略减，头痛呕吐稍轻，黄苔已开始化散，脉较初诊渐敛。知药已对症，遂去竹茹、旋覆花、怀牛膝、谷芽、麦芽，加金银花、茯苓各15g，生晒参、姜半夏各5g，又服2剂，第4日又排便1次，日能进半流食约3两。三诊时去西洋参、大黄，改生晒参10g，加石见穿、郁金、鸡内金各10g，炙僵蚕5g。四诊纳、便均渐正，故加炙僵蚕5g，八月札10g。此时患者已能夜卧5小时，随饮食之增，畏寒亦减。我告孔，如无特殊情况，此方可3日服2剂，或煎药代茶，日饮1剂，1个月后我再来。十月中旬再去龙港时，李已能下床，较前胖了，头发亦长，虽未再吐，纳便可，但头仍不定时刺胀作痛，烦躁寐少，舌偏红，苔黄，脉细滑。予生赭石20g，金银花、茯神、石见穿、八月札各15g，焦山栀子、牡丹皮、知母、天麻、僵蚕、菊花、麦冬、猫爪草、郁金、枳壳各10g，薄荷（后下）7g，生晒参（煎浓汁兑入）10g。5剂后颇适。后以5g全蝎易僵蚕，头痛更安。嘱以此方间断服之，我即返芜。

12月几位患癌的龙港人电告李小菲现颇好，他们想去了解我是怎么给她治的，我遂将她家电话告知。将近元旦，郑校长说李小菲死，但有好几个癌症病人找我看病，请我尽快去一下。一下车我即找到孔万冲，他对我泄密了他家电话十分不满，细询方知：李不识字，且性格内向倔强，上海医生要孔做好保密性治疗，故他迁至6楼，由其母与岳母两人看护。李只知道因乳房生疮而手术，术后从未下楼，在家除看电视就是用绒线编织小动物，病情因肿瘤转移加重后，孔并未带她去大医院求治，怕其知道生癌而自杀，只是向亲朋寻医觅药，均用自己手机联系。李经治好转后，又编织小动物由母亲送下楼卖，被人得知是孔请芜湖一老中医治的，苦于无法去其家（两位老太太从不让外人进门），孔也从不和不相识者谈妻生病之事，故有几个癌患者通过我给他（她）们的孔宅电话号码，直接电询李治病情况，她这才知自己乳腺癌脑转移，遂与孔大吵："癌是治不好的，我已快死了，还欺骗我！"拒不服药而死。孔万冲对其妻的一片真情诚令人感动，但若能让国人尽可能多地了解癌症也可用中药治疗，减少恐癌心理，让他（她）们在知道自己患癌的情况下，十分乐意地配合医生治疗，我想疗效定会提高的。

按：①颅内肿瘤，即脑肿瘤，它既包括原发于颅内各部位的肿瘤（如脑膜瘤、脑垂体瘤、松果体瘤等），也包括从身体其他部位的恶性肿瘤扩散而来的称为继发性或转移性肿瘤。李女系由乳腺癌转移至脑的，其发病的生理、病理、症状等与

肿瘤论治精析

原发性颅内肿瘤虽均有明显不同，但笔者因是按脑肿瘤进行辨治的，故将此案归入原发性脑肿瘤论述，请读者谅解。②关于肿瘤主要是寒证多，还系热证多，医家争议颇大。如孙秉严、李可等主张用温热药，而周岱翰、孙桂芝等却反对过用辛热燥烈之品。在未见患者的情况下，投用大剂辛温补益，肯定会造成大的失误，采用釜底抽薪法是一救逆之良策（可参见《伤寒论》火逆证救治内容）。③保密性医疗制度对患者的生命延续虽有极大意义，但家属应逐渐向病人透露所患疾病的严重性，否则一旦获悉真相，病人承受不了，会引发悲剧发生。④如病者已知患癌，家属当予以劝慰开导，千万不要让病人被吓死。国内流传"癌症不少是被吓死的"，李小菲即为一个典型。

四、预防与调护

1. 积极锻炼身体，提高机体抗病能力，避免头部外伤。

2. 如出现头痛、视力障碍及定位障碍等症状，应尽快去医院诊治。

3. 定期复查，治疗后2年内一般1～2个月复查一次；2年后2～3个月复查一次。检查项目主要为脑CT或MRI等。

（赵献龙　马继松）

◎ 鼻咽癌

鼻咽癌是指原发于鼻咽黏膜被覆上皮的恶性肿瘤。是我国十大常见恶性肿瘤之一，居头颈部恶性肿瘤首位，具有明显的地域和家族聚集性。世界上80%的鼻咽癌发生在我国，主要集中在南方五省区，尤以广东省发病率最高，约占当地恶性肿瘤的31.8%。发病年龄以40—60岁居多，男性略高。其死亡率占全部恶性肿瘤的2.34%，位居第八。一般认为与遗传因素、EB病毒感染、化学因素、饮食习惯以及癌基因的过度表达、抑癌基因缺失或突变等有关。

放射治疗是主要治疗手段，早期的5年生存率可达50%以上，化疗的作用是肯定的，配合放疗则疗效明显提高。晚期和复发患者则以化疗、中医中药治疗为主。鼻咽癌综合治疗后的5年生存率为：Ⅰ期95%，Ⅱ期80%，Ⅲ期62%，Ⅳ期42%。

本病中医国家标准名称亦称"鼻咽癌"，既往典籍归属于"鼻渊""真头痛""失荣""上石疽""控脑痧"等范畴。中医学认为，先天禀赋不足、外界邪毒侵袭，七情所伤，饮食失调（过食辛热、过嗜烟酒）而致肺热痰火、肝胆热毒上扰鼻窍、痰热瘀血蕴结或因阴津亏虚、阴虚火旺，致煎液为痰，痰毒瘀互结是本病的主要病因病机。中医多从肺热痰毒、肝热火旺、痰瘀互结、热盛阴亏等予以分型辨治。

一、中医治疗

（一）辨证施治

1. **肺热痰毒**　鼻塞涕浊或伴血丝，咳痰黏稠或黄，头痛头重，耳鸣耳闭，口干溲黄，颈部瘰疬。舌红，苔白或黄或黄腻，脉弦滑或数。

【治法】清肺化痰，解毒化浊。

【方剂】清气化痰汤加减。

【药物】胆南星、法半夏、陈皮、黄芩、枳壳、瓜蒌、石菖蒲、杏仁各10g，辛夷、苍耳子、土茯苓各12g，石上柏、山慈菇、仙鹤草、浙贝母各15g，半枝莲、白花蛇舌草各30g。

2. **肝热火旺**　头痛鼻塞，脓性血涕，耳鸣闭塞或见流脓，面麻复视，颈痛瘰疬，口干口苦，烦躁易怒，溲赤便干或伴发热。舌红、苔黄或腻，脉弦滑或数。

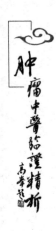

【治法】清肝泻火，凉血散结。

【方剂】龙胆泻肝汤合藿胆丸加减。

【药物】白花蛇舌草、白茅根、土贝母各30g，石上柏15g，辛夷、菊花各12g，龙胆、山栀子、黄芩、柴胡、夏枯草、牡丹皮、生地黄、当归、藿香、佩兰、泽泻各10g，白屈菜、大黄、薄荷、木通各6g。

3. 痰瘀互结　持续头痛，耳闭或鸣，鼻塞涕稠，涕中多血，鼻翼肿胀，颈项瘰疬，舌暗或有瘀点，苔白或黄，脉滑或数。

【治法】化痰散结，行瘀消肿。

【方剂】涤痰汤合桃红活血汤加减。

【药物】白花蛇舌草、茅根各30g，石上柏、山慈菇、苍耳子各15g，胆南星、橘红、法半夏、石菖蒲、赤芍、牡丹皮、当归、枳实、辛夷、蒲黄、北沙参、露蜂房各10g，桃仁、红花、郁金、竹茹各6g。

4. 热盛阴亏　头痛头晕，双耳鸣响，鼻咽肿胀，溃腐出血，甚则吞咽困难，口鼻干燥，黄涕多痰，形体憔悴，或放、化疗后口渴喜饮，神萎倦乏，毛发稀落，或伴低热。舌红苔光，脉细弦。

【治法】养阴清热，消肿散结。

【方剂】沙参麦冬汤合黄芩汤加减。

【药物】黄芪、鱼腥草各30g，山慈菇、女贞子、苍耳子各15g，南沙参、北沙参、天冬、麦冬、天花粉、石斛、太子参各12g，玄参、黄芩、牡丹皮、丹参、知母、玉竹、露蜂房各10g。

（二）随证用药

1. 辨病用药　在辨证论治基础上，结合辨病选择1～3味抗鼻咽癌中草药，如石上柏、苍耳子、胆南星、半夏、山慈菇、蛇六谷、草河车、铁树叶、天葵子、半枝莲、白花蛇舌草、龙葵、蛇莓、蜂房、僵蚕、马勃、石见穿、石胡荽等。

2. 临证加减　头痛者，加白芷、钩藤、菊花、天麻、延胡索；鼻塞多涕者，加苍耳子、辛夷、白芷、连翘、薄荷、石菖蒲；涕血者，加仙鹤草、白茅根、白及、侧柏叶；口干者，加沙参、麦冬、生地黄、玄参、石斛、天花粉、芦根、玉竹；咽痛者，加射干、板蓝根、山豆根、马勃、牵牛子、岗梅根；脘闷纳差者，加砂仁、木香、陈皮、鸡内金、焦三仙；恶心呕吐者，加竹茹、藿香、佩兰、砂仁、苏梗、法半夏；口眼歪斜者，加全蝎、僵蚕、蜈蚣、地龙；颈部肿块者，加夏枯草、猫爪草、生牡蛎、昆布、海藻、山慈菇、白芥子；咳嗽痰多者，加杏仁、桔梗、百部、地龙、黛蛤散；气虚者，加黄芪、党参、西洋参、茯苓、白术；血虚者，加当归、白芍、阿胶、熟地黄。

二、特色治疗

（一）针灸治疗

1. 体针取穴　主穴：风门、肺俞、心俞、翳风、迎香、耳门、听宫、听会及背部压痛点。配穴：列缺、内关、合谷、足三里。

2. 针法　每日1次，留针20～30分钟，补泻兼施。可强体质，减症状，缓疼痛。

（二）外治法

1. 麝香散　麝香1.5g，冰片30g，黄连20g。共研极细末密贮，用时取适量撒于黑膏药上，敷贴于未溃烂的颈部转移灶表面，每日1次或隔日1次。主治颈部转移灶。

上篇

肿瘤论治精析

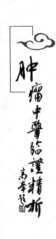

2. 三生滴鼻水　生半夏、生川乌、生南星各等份，以酒提取（每毫升含生药1g），每2小时滴鼻1次。消肿止痛。

（三）食疗药膳

1. 苍耳荠菜粥　鲜苍耳草60g，鲜荠菜50g洗切榨汁，加粳米50g以常法煮粥，稍开入冰糖20g温服。主治毒热蕴结之鼻咽癌。

2. 炖虫草桂圆枣　桂圆肉、红枣各15g，冬虫夏草10g，冰糖6g。加适量清水炖熟食用。主治放、化疗后体质虚弱，白细胞下降患者。

3. 荸梨莲藕汁　生荸荠（大者）20枚，梨子2枚，鲜莲藕150g。榨汁生饮，为1日量，主治肺胃津伤，阴虚烦渴之鼻咽癌。

4. 洋参茶　每日取西洋参片5g，泡饮代茶。主治鼻咽癌放疗后，气阴两伤者。

三、医家经验

1. 刘嘉湘经验　刘教授以患者主证、舌脉及疾病的不同阶段，权衡本虚邪实，以扶正祛邪为原则，按以下几个证型诊治。

（1）邪毒肺热型：治以清肺解毒，方以银翘散加减。药用金银花、连翘、苍耳子、石上柏、山豆根、野菊花、夏枯草。①身热、口干烦躁者，加生石膏、知母；②鼻血鲜红者，加茅根；③咳嗽痰多色黄者，加黄芩、白茅根；④头痛者，加白芷、七叶一枝花。

（2）痰毒凝结型：治以化痰软坚、解毒消肿，方以海藻玉壶汤加减，药用夏枯草、生牡蛎、海藻、天葵子、山豆根、冰球子、蛇六谷、苍耳子、象贝母、半枝莲。①颈部肿块者，加王不留行、山慈菇；②痰多咳嗽者，加制半夏、胆南星、天竺黄；③胃纳欠佳、苔腻者，加茯苓、薏苡仁。

（3）气滞血瘀型：治以化瘀散结、理气通窍，方以通窍活血汤加减。药用桃仁、红花、八月札、苍耳子、川芎、郁金、石上柏、茜草根。①头痛明显者，加蛇六谷、天葵子；②血涕暗红者，加墨旱莲、仙鹤草。

（4）肺胃阴虚型：治以养阴生津，方以增液汤加减，药用生地黄、玄参、麦冬、石斛、白茅根、石上柏、天花粉、芦根。①低热者，加地骨皮、青蒿、白薇、炙鳖甲；②烦闷不安者，加瓜蒌皮、栀子；③口腔溃疡者，加土茯苓或锡类散外涂。

（5）肝肾阴虚型：治以滋补肝肾，方以杞菊地黄丸加减，药用熟地黄、山茱萸、女贞子、枸杞子、牡丹皮、菟丝子、墨旱莲。①腰膝酸软者，加续断、桑寄生；②目糊眼花者，加石决明、白菊花；③盗汗、自汗者，加炙黄芪、五味子。

2. 作者经验　孙锡高验案（鼻咽癌骨转移案）。徐男，46岁，苏州人，2003年4月4日初诊。鼻咽癌5年，经当地医院放疗，病情已基本控制。近来又发觉头痛鼻塞，鼻腔流血，有血痂，口干引饮，尤其胁肋部疼痛加剧，患者疑为胸肺、肝脏转移。经查肝肺无异常发现，进一步做骨扫描检查示：左第9、第10肋骨，右第10、第11肋骨局部脓聚明显，骨质有破坏征象。拟诊断为鼻咽癌两肋骨转移。

刻诊：消瘦头痛，鼻塞不闻香臭，鼻衄血色暗红，口干喜饮不多，两肋疼痛，甚则不能成寐。舌干红少苔，脉细弦稍数。治以益肾养阴，壮骨止痛。拟方：生地黄、熟地黄、南沙参、北沙参、天冬、麦冬、天花粉、生白芍、延胡索各30g，半枝莲50g，郁金、补骨脂、寻骨风、透骨草、枳壳各15g，当归、辛夷、苍耳子、川楝子、橘络各10g，早晚饭后1小时服。

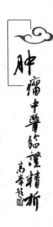

6月28日四诊：药后口干渐转润，但仍饮水不离，疼痛未见减轻，鼻衄亦然，前方去南北沙参、川楝子、橘络、辛夷、苍耳子，加三七、骨碎补各15g，炙鳖甲30g，水煎服，每日1剂。

8月15日六诊：鼻衄渐止，两肋疼痛明显减轻，遂于上方加减治半年，疼痛基本消除。复查，四个骨转移灶点，有3个浓聚影已淡化，继续治疗跟踪随访年余，未见其他并发症，已正常上班工作。

按： 在临床上，鼻咽癌骨转移率是很高的，加之临床上治疗缺乏特效手段，疼痛对病人精神情绪压力很大，有的甚至痛不欲生。即便使用麻醉止痛类药品，虽能取得一时疼痛缓解，但无法解决实质性病灶，致使病情得不到解除，反而造成药物成瘾后的两难痛苦之中。

本案病例，因鼻衄不止，原意是以三七用于散瘀止血，未想到三七的定痛作用亦发挥了明显效果。在坚持治疗一个阶段后，局部疼痛渐渐缓解。复查中发现骨转移的局部病灶不但得到了明显的控制，而且破坏的浓聚病灶已经淡化。这是意想不到的收获。病情的转归于好，虽然是在整体大队药物的协同作用，但是三七在其中可以说功不可没。

三七能活血止血、散瘀定痛，是骨伤科的要药。现代药理研究证实，三七有止血作用，有抗炎、镇痛及镇静作用，还有增强肾上腺皮质功能，调节糖代谢，保肝、抗衰老的作用，三七与人参同属于五加科植物，有人参样滋补强壮抗肿瘤的作用。

在骨转移的临床中，笔者亦常用补骨脂、骨碎补等对药。中医认为肾主骨，癌细胞的骨转移，说明肾虚之必然也。补骨脂能补肾暖脾，《开宝本草》："治五劳七伤，风虚冷，骨髓伤败，肾冷精流。"现代药理研究证实，补骨脂所含多种成分，具有抗肿瘤活性，补骨脂挥发油、补骨脂素对多种癌细胞有选择性抑制和杀伤作用，以及放射增敏作用、升高白细胞作用。

骨碎补能补肾强骨，续伤活血镇痛。主要药理作用为，对骨肿瘤病灶周围的正常骨细胞有保护和促进作用，有利于控制癌肿的发展，还有促进骨对钙的吸收。

2017年1月，经他介绍过来的患者说，徐某现在是苏州市癌友康复协会负责人。

四、预防与调护

1. 放化疗结束后，仍有必要维持一段时间的中西医结合治疗，以巩固疗效。

2. 放化疗后定期到医院检查，随访。随访时间，治疗后第1年每2～3个月1次，第2年为每3～4个月1次。

3. 养成良好的生活习惯，加强EB病毒抗体滴度普查，是预防和早期发现鼻咽癌的关键。

（赵献龙　孙锡高）

❀ 甲状腺癌

甲状腺癌是头颈部最常见的恶性肿瘤之一，女性偏多，发病年龄多在20～40岁，50岁以后明显下降。其病因仍不明确，可能与放射线、地方性甲状腺肿、内分泌功能紊乱、遗传因素等有关。甲状腺癌以乳头状腺癌多见，约占70%；滤泡状腺癌其次，占15%～20%；髓样癌及未分化癌最少。

甲状腺癌除未分化癌外，其他型对放疗、化疗均不敏感，主要采取手术治疗和（或）^{131}I治疗、化疗并结合中医中药软坚散结、活血化瘀等法辨治。乳头状和滤泡状甲状腺癌预后较好，5年生存率分别可达80%～90%和50%～70%。

　　本病中医病名国家标准亦称"甲状腺癌"，既往中医典籍将其归属"瘿病""瘿瘤""石瘿"等范畴。其病因病机为外感六淫、内伤、七情、饮食失调、水土失宜、体质虚弱，而致气滞、痰凝、血瘀、壅结颈前而成；亦可由内瘿日久转化而来。中医多从痰郁气结，痰瘀毒结、痰火郁结、气血两亏等以分型辨治。

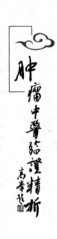

一、中医治疗

（一）辨证论治

1. 痰郁气结　瘿瘤坚硬，推之不移，肿痛明显，胸闷憋气，呼吸困难，吞咽梗痛，舌紫暗，脉弦数。

【治法】舒肝解郁，理气化痰。

【方剂】四海舒郁丸加减。

【药物】海蛤壳（先煎）30g，黄药子、昆布、海藻各15g，香附、丹参各12g，柴胡、法半夏、浙贝母、陈皮、川芎、茯苓各10g。

2. 痰瘀毒结　瘿瘤增大或成片结块，肿痛加重，质地坚硬，咳喘痰多，音嘶便艰，胸闷胸痛。舌暗或有瘀斑瘀点，苔灰暗，脉弦滑或细涩。

【治法】化痰散瘀，拔毒消瘿。

【方剂】海藻玉壶汤加减。

【药物】生牡蛎（先煎）、半枝莲各30g，海藻、昆布、连翘各15g，黄药子、法半夏、浙贝母、龙胆、赤芍、丹参、栀子、三棱、莪术各10g。

3. 痰火郁结　瘿瘤高低不平，发展迅速，肿痛明显，声音嘶哑，吞咽困难，咳嗽，咯黄痰，便干溲赤。舌绛，苔黄，脉滑数。

【治法】清肝泻火，化毒散结。

【方剂】清肝芦荟丸加减。

【药物】黛蛤散、料姜石各30g，鱼腥草、全瓜蒌、蒲公英各20g，重楼、白毛藤各15g，山豆根12g，芦荟、牙皂、青皮、栀子各10g，川黄连3g。

4. 气血两亏　瘿瘤晚期或术后、放疗后复发，胸闷憋气，眩晕心悸，气短倦乏，纳呆神萎，自汗盗汗。舌暗淡苔少，脉沉细无力或细涩。

【治法】益气养血，活血消瘿。

【方剂】生脉散合活血消瘿汤加减。

【药物】黄芪、料姜石各30g，野菊花20g，茯苓12g，党参、玄参、麦冬、夏枯草各15g，当归、五味子各10g。

（二）随证用药

1. 辨病用药　在辨证施治基础上选用1～3味抗甲状腺癌中草药，如黄药子、天葵子、贝母、青皮、陈皮、半夏、连翘、夏枯草、天花粉、瓜蒌、胆南星、白芷、海蛤粉、五灵脂、三棱、莪术、全蝎、地龙、鳖甲、昆布、海藻等。

2. 临证加减　咽喉疼痛者，加桔梗、连翘、牛蒡子、射干、威灵仙；颈部肿块疼痛明显者，加川楝子、延胡索、穿山甲、郁金；便干者，加大黄、瓜蒌仁、玄参；口干、多食善饥者，加知母、生石膏、青蒿；五心烦热，或伴低热、盗汗者，加炙鳖甲、生地黄、女贞子、地骨皮、银柴胡；声音嘶哑者，加蝉蜕、木蝴蝶、胖大海、开金锁；痰白者，加紫苏子、白芥子、法半夏、桔梗；痰黄者，加川贝母、天竺黄、胆南星；痰中带血者，加仙鹤草、血见愁、藕节；腹泻乏力者，加党参、白术、山药、白扁豆、薏苡仁。

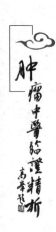

二、特色治疗

（一）外治法

外敷化瘿散　黄药子、生大黄各30g，重楼15g，全蝎、土鳖虫、白僵蚕各10g，明矾5g，蜈蚣5条。共研细末，用醋、黄酒各适量调敷患处，保持湿润，每料用3日，7日为1个疗程。用于甲状腺癌癌块肿痛。

（二）针刺麻醉

取双侧合谷、内关，消毒后采用直刺法，快速进针，提插捻转，"得气"后接脉冲电麻仪，合谷接正极，内关接负极，选用连续波，刺激强度以能耐受为宜。用于甲状腺癌等甲状腺肿瘤的手术麻醉或辅助麻醉。

（三）食疗药膳

1. 消瘿解毒酒　黄药子、海藻、昆布各250g，贝母200g，共捣碎，加入米酒10L，密封。以木炭火煨酒坛24小时，取出，待冷取用。每日50～100ml，分2～3次饮用。功在软坚散结、消瘿解毒，适用于甲状腺癌、诸恶疮及癌肿等症。肝炎患者慎用。

2. 淡菜粥　将25g淡菜洗切成小块与100g粳米共煮粥服食。用于甲状腺癌津亏液耗，痰火互结之证。

3. 蛤肉紫菜汤　带壳蛤肉60g，紫菜30g，水煮熟后，吃肉吃菜喝汤。可长期间断服食。主治甲状腺癌气阴两虚之证。

三、医家经验

1. 段凤舞肿瘤经验方　补藤汤。女贞子、墨旱莲、补骨脂、透骨草、鸡血藤、海藻、肉苁蓉各30g，山药、牛膝、木瓜各15g，水煎服，每日1剂。治甲状腺癌并骨转移。

2. *作者经验*　孙锡高验案（甲状腺癌放疗后案）。贺男，51岁，江苏六合人。2003年5月10日初诊。2002年12月经南京某三甲医院诊断为甲状腺癌，行放疗后，右侧肿块消失，左侧肿块因压迫颈动脉，不能放疗而来我处就诊。刻诊：左侧肿块坚硬，表面凹凸不平，推之不移，约5.6cm×7.0cm，无自觉疼痛，颈部活动受限，吞咽食物似有阻滞感，眠差纳可，溲黄便干，苔薄黄欠津，脉弦细。证属痰瘀交结，热毒内蕴。治以清热解毒，消瘀化痰，软坚散结。生牡蛎、玄参、昆布、海藻、天花粉各30g，七叶一枝花、黄药子、山慈菇各15g，升麻、夏枯草、三棱、莪术、炮山甲、皂角刺、浙贝母、僵蚕、制半夏、甘草（另包）各10g。水煎服，日1剂，早晚饭后1小时服。

6月5日二诊：药后无不适，守原方随证出入，续服3个月。

9月5日三诊：肿块明显缩小，约为2cm×3.5cm，守原方再续服3个月，肿块完全消失。随访5年，未见复发。

按：本案处方时将十八反中的海藻、甘草同煎而用，未发生不良反应，却起到了很好的疗效。在临床中笔者常将海藻、甘草这组反药配伍运用，有时也常出现明显的不良反应。最常见的是药后患者头晕目眩，如同晕车、晕船，喝醉了酒一样，步态不稳，甚则呕吐，全身无力。其实只要停药半天、一天后，症状就会缓解。说明十八反中的海藻、甘草配伍，确有不良反应。临床中，海藻、甘草同用，有的有明显的不良反应，有的则没有。可能因患者的体质、病情以及其他药物配伍作用、使用方法的不同而反应不同。有待进一步观察研究。总之一定要谨慎从事。一般情况下，在处方中将甘草另包，先试服之，如无不适，则用之；有反应，即去之。

肿瘤论治精析

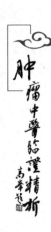

四、预防与调护

1. 消除甲状腺癌的危险因素，避免甲状腺辐射，正常的碘摄取是预防关键。

2. 定期复查，一般为每3～6个月1次。发现颈前肿物，骨骼疼痛，应立即去医院检查。

（徐　耀　孙锡高）

◎ 胸部肿瘤 ◎

◎ 原发性支气管肺癌

原发于支气管黏膜和肺泡的恶性肿瘤称为原发性支气管肺癌，简称肺癌，无论是发达国家还是在我国都是最常见的恶性肿瘤之一。其发病率和死亡率均居于第一位。其高发年龄为45—65岁，男女之比约3∶1。肺癌的发病与吸烟、大气污染、职业性因素（如长期接触某些化学物质——石棉、铬、镍、煤焦油等）、肺部慢性感染、遗传因素、免疫功能低下及癌基因和抑癌基因的突变等因素关系密切。以手术、放疗、化疗为主的综合治疗措施是提高肺癌治愈率的关键所在。目前肺癌5年总的生存率仅约15%，非小细胞癌0～Ⅲa期术后5年生存率可达20%～60%。

本病中医病名国家标准亦称"肺癌"。既往中医典籍将其归于"肺积""息贲""咳嗽""胸痛""咯血""痰饮""肺疽""肺痿"等范畴。其病因病机为正气亏虚、邪毒内侵、情志失调、饮食不洁、劳逸失度等综合作用而致气滞、血瘀、痰凝、湿蕴、热灼毒聚相互胶结于肺，日久形成肺部积块。多从阴虚内热、气虚湿蕴、气滞血瘀、肺肾两虚、气血双亏等予以分型辨治。

一、中医治疗

（一）辨证施治

1. 阴虚内热　咳嗽无痰或少痰或痰中带血，胸痛气短，口渴心烦或潮热盗汗，咽干声哑。舌质红或红绛、苔少或无苔，脉细数。

【治法】滋阴清热，润肺化痰。

【方剂】百合固金汤合沙参麦冬汤加减。

【药物】山慈菇、白花蛇舌草各30g，桑白皮20g，玄参、麦冬、沙参、黄芩、瓜蒌皮各15g，百合、生地黄、熟地黄、当归、白芍、杏仁、川贝母、地骨皮、牡丹皮各10g，甘草6g。

2. 气虚湿蕴　胸闷喘咳，久咳不愈，痰多色白，便溏疲乏，腹胀纳差，面色萎黄。舌质淡胖或有齿痕，苔白腻或白滑，脉濡滑或濡缓。

【治法】益气健脾，化痰除湿。

【方剂】六君子汤合星夏蒌半汤加减。

【药物】黄芪、半枝莲、白花蛇舌草、薏苡仁各30g，全瓜蒌、焦三仙各15g，党参、白术、猪茯苓、法半夏、制南星各12g，陈皮、杏仁、桔梗各10g，炙甘草6g。

3. 气滞血瘀　咳嗽不畅，胸胁胀痛，血痰或咯血暗红、唇色紫暗，口干便秘。舌暗红或有瘀点瘀斑，脉弦细或细涩。

【治法】理气化瘀，解毒散结。

【方剂】复元活血汤合枳桔化瘀汤加减。

【药物】石见穿、山慈菇各30g，丹参、茜草、全瓜蒌各15g，柴胡、当归、八月札、炮山甲、桃仁、红花、赤芍、枳壳、桔梗、杏仁、浙贝母、郁金、露蜂房各10g，干蟾皮、降香各6g，三七粉（分冲）4g。

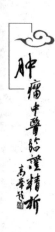

4. 肺肾两虚　咳嗽气短，动则喘促，咳痰无力，面色苍白，腰膝酸软，耳鸣眩晕，神疲肢冷。舌淡、苔白或腻、脉沉细无力。

【治法】补肺益肾，温阳散结。

【方剂】金匮肾气丸合六君子汤加减。

【药物】熟地黄、党参、山药、核桃肉、牛膝、白英、龙葵、肿节风（先煎）各15g，白术、茯苓、法半夏、五味子、补骨脂、山茱萸、炙麻黄、露蜂房各10g，制附子、陈皮、甘草各6g。

5. 气血双亏　面㿠心悸，汗出纳差，气短倦乏，咳声低微。舌胖淡少苔，脉细弱。

【治法】益气养血，扶正祛邪。

【方剂】十全大补汤加减。

【药物】黄芪、制首乌、半枝莲各30g，党参（或太子参）、白术、茯苓、白芍、熟地黄、功劳叶、白英、铁树叶、阿胶各15g，当归、炙甘草各10g。

（二）随证用药

1. 辨病用药　在辨证施治的基础上选用1～3味抗肺癌中草药，如黄芩、鱼腥草、重楼、石上柏、肿节风、龙葵、八月札、铁树叶、壁虎、蟾皮、僵蚕、莪术、牡蛎、肺形草、藤梨根、薏苡仁、喜树、三尖杉、贝母、功劳叶、天南星、徐长卿、天葵子、威灵仙、大蒜等。

2. 临证加减　咳嗽者，加前胡、杏仁、川贝母、紫菀、款冬花；痰中带多色白者，加南星、半夏、白芥子、紫苏子；黄痰者，加桑白皮、黄芩、海浮石、天竺黄、竹沥、金荞麦、瓜蒌；痰中带血或咯血者，加黛蛤散、白及、藕节炭、茜草根、仙鹤草、三七；胸痛者，加望江南、徐长卿、延胡索、失笑散、全蝎、蜈蚣；胸水者，加龙葵、葶苈子、猫人参、白芥子、芫花；低热者，加地骨皮、青蒿、鳖甲、银柴胡；高热者，加生石膏、知母、牛黄、水牛角、寒水石、羚羊角；阳虚肢冷者，加鹿角胶、肉桂、制附子；体虚气短者，加人参、蛤蚧、冬虫夏草；自汗或盗汗者，加黄芪、五味子、煅牡蛎、糯稻根等。

二、特色治疗

1. 针灸治疗

（1）体针取穴：主穴取风门、肺俞、心俞、天泉、膏肓、中府、尺泽、膻中、癌症压痛点。配穴取列缺、内关、足三里。补泻兼施，每日1次，留针20～30分钟。

（2）耳针：取上肺、下肺、心、大肠、肾上腺、内分泌、鼻、咽部、胸等，适用于肺癌各期。

（3）孔最穴穴位注射酚磺乙胺，治疗中、晚期肺癌出血：在发生咯血或痰中带血的当日，取原发灶同侧手臂孔最穴，经常规消毒皮肤后，用5号注射针刺入孔最穴0.5～1寸，得气后随即缓慢推入酚磺乙胺针剂0.25g（不稀释），每日1～2次，第二次取对侧穴位。1个疗程5～7日。

2. 外治法

（1）药液蒸吸法：金银花、白茅根、仙鹤草、夏枯草各15g，野菊花、板蓝根、桑叶、山豆根、半枝莲、紫草、胖大海、桔梗各10g，薄荷（后下）7g，冰片3g。上药加水煮沸后，令患者吸入其药液蒸汽，每日2次，每次20～30分钟，隔日1剂。适用于肺癌之咳嗽气喘，痰黏难咯，声音嘶哑，口干鼻燥者。

（2）消积止痛膏：樟脑、阿魏、丁香、山奈、重楼、藤黄各等量，分别研细末密封。用时将上药按前后顺序分别撒在胶布上，敷贴于患者肺癌疼痛部位，随即用60℃左右的热毛巾在膏上敷30分钟，每日热敷3次，5～7日换药1次。

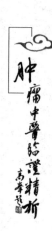

3.食疗药膳

（1）腥草薏仁鱼：鱼腥草100g，薏苡仁80g，沙参40g，百合20g，共煎药液1500ml，再取鲜活鲫鱼（洗净去鳞及内脏）200g入油锅中煎黄，再加入药液温火煮沸，再入盐调味即成。喝汤食鱼，每1～2日1剂。用于各期肺癌。

（2）枸杞子甲鱼汤：甲鱼560g，猪瘦肉150g，各洗切成块，枸杞子40g，加适量冷水烧熟烧透，佐入盐等调味品即可。用于肺癌术后或放化疗后体虚气阴不足者。

（3）白及粥：取粳米200g，大枣10枚文火煮粥，再入白及粉15g，三七粉5g，蜂蜜25g调匀煮沸后即可。每日1剂，用于肺癌体虚自汗，痰中带血。

三、医家经验

1.**段凤舞肿瘤经验方**　基本方：生薏苡仁、生黄芪、枸杞子、六曲、焦山楂、半枝莲、白花蛇舌草各30g，沙参、夏枯草各15g，芦根、杏仁、冬瓜仁、浙贝母、桔梗、百部、郁金、延胡索、车前子各10g。加减：咯血者，加仙鹤草、小蓟、茅根各30g，五味子10g；口干明显者，加麦冬、天花粉各15g，玉竹10g；胸痛剧烈者，加瓜蒌15g，花椒、荜澄茄各10g，细辛3g；咳喘较重者，加麻黄3g，紫苏子7g，莱菔子10g。每日1剂，水煎服。适用于肺癌，症见胸闷、胸痛、憋胀、咳嗽、咳痰不利者。

2.**潘敏求恶性肿瘤经验方**　白鹿止痛汤：熟地黄、半枝莲、白花蛇舌草各30g，鹿角胶（烊化）、白芥子、桂枝、枸杞子、菟丝子、徐长卿各10g，姜炭、炙麻黄、甘草各5g，每日1剂，水煎服。主治肺癌骨转移。

3.**赵献龙经验方**　基本方：黄芪、山慈菇、半枝莲、白花蛇舌草各30g，仙鹤草20g，丹参15g，太子参12g，当归、郁金、制香附、知母、黄芩、杏仁、莪术、桔梗、紫菀、枇杷叶、蜂房各10g，守宫8g，每日1剂，水煎服，30日为1个疗程。加减：蜂房、守宫每30剂交替使用。白痰者，去黄芩，加紫苏子、白芥子、法半夏；黄痰者，加贝母、桑白皮、鱼腥草；胸痛者，加延胡索、徐长卿、全蝎、丝瓜络；咯血者，加藕节、白及、三七。主治小细胞肺癌伴肺纤维化。

4. 作者经验　马继松验案（左下肺腺癌）。曹女，47岁。宁国市人。2014年11月20日初诊。去年5月21日在南京军区总医院被诊为左下肺腺癌，中低分化（Ⅳ）期，一年半内在该院行19次化疗，末次为5天之前。现发全秃，纳呆（日3两）神疲，痰多气急，色白黏稠，便软夹完谷，日3～4行。腰颈酸麻，腿软行艰，畏寒眠欠（夜仅卧4小时）。因疑癌转移，故10月27日放疗1次，觉耳鸣特甚，彻夜难眠，大脑似无法思维，人近痴呆。先予益气健脾化痰：黄芪、茯神各30g，藤梨根、鸡血藤、葛根各20g，沙参、党参、白术、白芍、木瓜、木香各15g，陈皮、桔梗、远志、款冬花、炒莱菔子、防风、炙甘草各10g。10剂。

2014年11月29日二诊：患者电告，随痰稀易咯，气急与夜卧较安，要求加重补腰强肾之药。上方去款冬花、莱菔子，加续断、补骨脂各20g。10剂。

2014年12月16日三诊：背脊酸胀渐松，但随天转寒，夜咳晨咳腹泻又甚，苔白厚浊，痰稀气急，去葛根、沙参、木瓜、桔梗，加干姜、细辛、五味子、砂仁（后下）各7g。10剂。

2015年1月12日四诊：今由南京复诊返回，顺道来芜。告咳痰、背痛颇减，但眠、纳均少，稍动气急，略多言则口干必饮，舌淡胖有印，苔白浊，舌下静脉仍未全消，脉软滑。熟附子、炮姜、红参、姜半夏、砂仁（后下）、木瓜、炙远志、白芍、木香、厚朴各10g，白术、焦山楂、合欢花各15g，胡芦

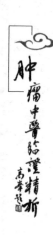

巴、补骨脂、合欢皮、茯神各30g。15剂。

2015年2月12日五诊：我去宁国出诊，其一亲戚告我，南京医院言其难过端午节，嘱我诊治要慎重。但其随眠、纳好转而神较振，痰减，略感寒则喷清涕。服药至今，未见脘嘈、烦热，足见其寒之深。去厚朴、焦山楂、合欢花，加细辛7g，辛夷花、五味子、赤石脂各10g。15剂。

2015年2月28日六诊：电告涕痰均减，但稍多言则口干且秽（口秽已数载），头发已长满。痰、便渐稠仍多，稍进辛、咸则舌木麻，食甘则口酸，故纳少（喜吃干物，尤喜锅巴或糙米饭）。去辛夷花、赤石脂，加乌梅、焦山楂各10g。15剂。

2015年4月6日七诊：电告便日2行，仍偏溏，纳、眠仍欠，舌麻乏味，口时干苦。所喜身痛渐松，已能打扑克2小时，超过则大脑糊涂。原方去附子、红参、姜半夏、砂仁、五味子，加白参、知母、炙甘草、炮姜、玳玳花各10g，酒黄连7g，肉桂3g。15剂。

2015年4月25日八诊：去宁国出诊，其近日咽唇干甚，咽痒则咳，痰白牵丝，口中酸水多。眠5小时，但略食冷物则不麻。四肢抽搐较多，声时嘶哑，仍纳少便溏，因雨多浑身酸胀。舌淡嫩胖，苔白水滑，脉细沉滑。炮姜、公丁香各7g，诃子、桔梗、生甘草、炙远志、玳玳花各10g，乌梅、炒白扁豆、木香、党参、姜半夏、白术、白芍、炒山楂、炒神曲各15g，茯神、补骨脂、藤梨根各40g。15剂。

2015年6月9日九诊：去宁国，告口津渐复，声哑渐响，尤喜不须水泡，饭亦可咽，体重未再降（放疗后体重由113斤降至4月份的98斤，后未再降），卧达7小时。但四肢时麻，盗汗、烦躁，便日2～3行。舌偏红，苔白浊：茯神、浮小麦、首乌藤、藤梨根各30g，百合、党参、南沙参各20g，白术、白芍、地骨皮各15g，赭石（先下）、白豆蔻（后下）、木香、山楂、神曲、远志各10g。15剂。

2015年7月9日十诊：背胀痛又甚，如咽干或吸冷气则咳剧，但纳较旺（日达半斤），盗汗收，晨起痰白黏多，舌脉如旧。打牌较久或上街多转则头昏，稍动气急。炮姜、僵蚕、远志、款冬花、桔梗、姜半夏、威灵仙各10g，山楂、白术、白芍各15g，党参、南沙参、补骨脂各20g，首乌藤、茯神各30g。15剂。

2015年7月29日十一诊电告：喜言已可食鱼，但仍不敢食肉。近感音嘶颇甚，晨咳白黏痰多，已便正眠安。去炮姜、款冬花、威灵仙、山楂、党参，加白参、诃子、浙贝母、僵蚕、木蝴蝶、凤凰衣、乌梅各10g，玄参、百部各15g。15剂。

2015年8月16日十二诊（出诊）：纳旺眠安，但视物久则眩晕，尤苦于音哑。绝经2年，但阴道味腥，查又有宫颈糜烂。天阴时胸背小痛，嗓如干则痒咳，开始自觉乳头痛，10天自止。舌偏红苔白，边尖渐红，续清肺热。藤梨根40g，玄参20g，白术、白芍各15g，桔梗、麦冬、诃子、蝉蜕、乌梅、生甘草、浙贝母、马勃、款冬花、木蝴蝶、凤凰衣、五味子、南沙参、北沙参各10g。15剂。

2015年9月15日十三诊（出诊）：音已略扬，然唇燥咽干则咳，不饮水就难停，夜常咳醒。食硬物则完谷，日3行，阴道味减，白带亦净，但口秽如旧，舌脉尚可，天转温燥，仍需凉润。藤梨根30g，茯苓20g，南沙参、党参、百合、白术、白芍、山楂、乌梅各15g，五味子、诃子、知母、浙贝母、金荞麦、紫金牛、生甘草、桔梗、木蝴蝶各10g，蝉蜕、薄荷各7g。15剂。

2015年10月15日十四诊（出诊）：便溏渐缓，但胃嘈甚，纳四两，发音近似常人。舌略胖，有印，苔白黄，脉小滑。改缪氏资生丸：薏苡仁、茯苓、藤梨根各30g，白扁豆、莲子、芡

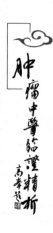

实、焦山楂、白术、白芍、炒山药、款冬花各15g，白参、木蝴蝶、乌梅、诃子各10g，砂仁、炙甘草各7g。10剂。

2015年12月15日十五诊：电告咳虽较松，但晨起吐酸水多，前不久下雪吐水过多，腰难以伸。原方加败酱草20g以止吐酸水。15剂。

2016年1月4日十六诊（出诊）：咳减音扬，酸水晨起特多，口时秽浊。睡眠可，增重2kg，却恐近周右乳内似有小包疼，左乳外、右小腿、左上臂各起一小包，触摸质硬，推之不移，恐系癌细胞转移也。舌较红，苔薄黄，脉细滑。浙贝母、姜半夏、桔梗、远志、僵蚕、猫爪草、木蝴蝶、生甘草各10g，白芥子、白术、白芍、生牡蛎、玄参、石见穿各15g，郁金、川牛膝、黄芪各20g，藤梨根40g，白参7g。15剂。

2016年2月20日十七诊：电告仍咳甚，晨起痰多吐酸苦水极难受，日便4行，夹完谷。包块已增至12个（20天内），最大3cm，似仍在长，碰到则痛，舌苔复变白浊。干姜、木香、白参、旋覆花（包）各10g，玄参、百合、浙贝母、白术、白芍、白芥子、白蒺藜、僵蚕、姜半夏各15g，败酱草、石见穿、核桃枝各20g，茯苓30g，藤梨根50g。

2016年3月20日十八诊：服5剂，感气短难以上接，略行则气喘不平，新包虽生不多，但旧包亦未消散。另酸水减少未再苦。一周前97斤。舌苔白，脉细滑。藤梨根40g，黄芪、茯苓各20g，白术、白芍、玄参各15g，白参、干姜、白芥子、猫爪草、生牡蛎、浙贝母、僵蚕、姜半夏、远志、青皮、陈皮各10g。7剂。

2016年4月2日十九诊：电告，苦水虽已止，旧包收而未尽，新包略又微生，现便溏日近10次，后重里急颇甚，另气急亦甚，稍动则喘鸣如水鸡声，咯出痰后，鸣声可暂平，但气喘急如旧：茯苓、藤梨根各30g，白术、党参、补骨脂、鹅管石各

20g，木香15g，干姜、桂枝、姜半夏、白芍、桔梗各10g，炙麻黄、北五味子、炙甘草各7g，细辛5g。5剂。

2016年4月11日二十诊：其夫电告，药仅服3剂，仍气急未平，咳痰难出，遂停药。脐上之包大硬并跳动（可外观到），颈两旁之包长得较快，大腿旁亦新生不少似黄、绿豆大的包。便仍后重近10次，眠、纳尚可。仿王三虎海白冬合汤试之：藤梨根30g，海浮石、茯苓各20g，白英、麦冬、百合、玄参各15g，川贝母、猫爪草、款冬花、远志、白参、青皮、陈皮、炙甘草、生牡蛎、木香、桔梗各10g。4剂。

2016年4月24日二十一诊：颈后、腹部包块长大颇速且硬，他处包亦快长，另气随痰之较畅略平，便日1～2行，腹胀矢气少，舌淡白，苔白，脉缓，腿软无法行走。藤梨根40g，黄芪30g，海浮石、茯苓、百合各20g，玄参、白参、生牡蛎、麦冬、白芥子、炒莱菔子、石见穿各15g，川贝母、猫爪草、僵蚕、青皮、陈皮、炙甘草、木香、熟地黄各10g，蛤蚧5g，

按：肺癌乃临床最常见之病，笔者在温州苍南、平阳两县，治达50多例，虽效欠佳，但亦有少数带病生存3年多的。另此病大多因晚期现大量胸水、感染发热或肿瘤压迫脏器、神经，由于剧痛而去世，亦有转移引起其他脏器致病而去世者。该病主要症状大多表现在呼吸系统（晚期转移可现其他脏器症状）。曹女未病前身体十分康健，在一橡胶制品厂工作仅2年即罹患此恶疾。经19次化疗、1次放疗后，出现了很多令人难以理解的并发症。如顽固的腹泻、全身不止一处的酸麻胀痛，再如十二诊时的乳头痛，喜食锅巴、糙米，进辛咸则舌麻木，进甘物则口酸。尤其是后期呕吐极多的酸秽苦水及头脑糊涂等。窃以为恐均为化疗、放疗引起的严重不良反应。可见化疗、放疗虽可治肿瘤，但对患者正气的戕伤亦是不容小觑的。

（1）对肿瘤的治疗，当代肿瘤名家孙锡高强调"治癌先治

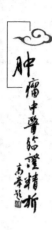

人，扶正以抗癌"，但前三诊考虑患者身体过虚，难耐大补，仅用平补。四诊即改用参附汤，合以温补肾阳之药，其中补骨脂达40g，这是我从未用过之大量，并随证辅以安神和胃，后随眠纳略增，体力渐复，终于平安度过端午节。

（2）自八诊起，患女出现声音嘶哑，酸苦水多，估计癌细胞转至咽喉，然以失音尤苦，故方中佐入诃子、桔梗、蝉蜕、木蝴蝶，直至十四诊才发音如常。可见癌细胞一旦转移，治疗十分棘手。此阶段因可进荤、打牌、上街购物、操办爱女婚事，患者心情极佳，但因一天去亲家处往返步行近十里，致病情又趋恶化。

（3）十五诊时，因我看到一书中介绍败酱草可治吐酸水，故加了20g，后又连用数诊，虽吐酸止，但却眠、纳渐差，腹泻加甚，身上起包，此乃笔者之失误也。如用吴茱萸、乌贼骨等，或许会避免此弊。

（4）十九诊患女电告其气喘。因笔者忙未亲赴宁国，却误认为感寒所致，投以小青龙汤，致体内包块猛长，加速了患者的死亡。痛定思痛，为医能不慎乎？！

四、预防与调护

1. 完全戒烟，减少和避免被动吸烟。保持居所环境卫生、空气新鲜、起居有常、适量运动，避免呼吸道感染。

2. 控制大气污染，加强职业防护。

3. 定期复查。治疗后2年内每3个月复查1次，2～3年每半年复查1次，3年以上每年复查1次。

4. 坚持服用益气补肺、清润抗癌的中药数年，以提高综合治疗的效果。

（马继松　赵献龙）

⊙ 食管癌

食管癌又称食道癌，是指原发于下咽部到食管–胃结合部之间的食管黏膜上及腺体的恶性肿瘤。一般最常发生在食管三个生理狭窄部位，以中段最多，下段次之，上段最少。我国是世界上食管癌发病率和死亡率最高的国家，据统计，全世界约53.8%的患者发生在我国。食管癌占恶性肿瘤的22.4%，在消化道肿瘤中仅次于胃癌。发病年龄60—64岁组最高，男性多。食管癌的发病具有明显的地区性，在我国主要高发区有河北、河南、山西三省交界的太行山区（如河南林州市等）及苏北地区、鄂皖交界的大别山区，四川的北部地区，闽粤交界地区和新疆哈萨克族居住地区。食管癌的发病可能与长期吸烟饮酒，饮食物受到亚硝胺、霉菌污染，对食管的物理刺激，营养不良，遗传易感性以及食管的癌前病变（如：食管慢性炎症、食管贲门失弛缓症、缺铁性吞咽综合征、白斑）等因素有关。

治疗以手术、放疗为主，化疗效果不理想。Ⅰ期食管癌的5年生存率（无论手术或放疗）可高达90%。中医中药治疗是综合治疗的重要组成部分，可以提高临床疗效达10%以上。

本病中医病名国家标准亦称"食管癌"。它属于中医学的"噎膈"范畴，阶段性症状表现与"关格""反胃"相似。其病因病机为饮食不节、情志内伤、脏腑失调、正气不足导致痰浊内阻、气滞血瘀、痰热内盛，阻于食管发为噎膈。多从痰气交阻、肝胃不和、痰瘀互结、津亏热结、气虚阳微等予以分型辨治。

一、中医治疗

（一）辨证施治

1. 痰气交阻　进食哽噎，胸膈痞满或痛，情志抑郁加重，

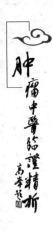

嗳气呃逆，呕吐痰涎，口干咽燥，大便艰涩。舌红苔薄腻，脉弦滑。

【治法】开郁化痰，润燥降气。

【方剂】启膈散加减。

【药物】瓦楞子20g，北沙参、威灵仙、急性子、茯苓、瓜蒌皮各15g，法半夏、旋覆花（包煎）各12g，丹参、杏仁、郁金、陈皮、昆布、荷叶蒂、杵头糠各10g。

2. 肝胃不和　咽部异物感，进食哽噎感，胸骨后不适或疼痛，胸胁苦满，呃逆纳差。舌淡红，苔薄白或微黄，脉弦或弦细。

【治法】疏肝理气，和胃降逆。

【方剂】逍遥散加减。

【药物】山慈菇、藤梨根各30g，丹参15g，佛手、法半夏、白术、白芍各12g，柴胡、郁金、当归、制香附、降香各10g。

3. 痰瘀互结　吞咽梗阻，食不能下或食入即吐，呕吐痰涎，胸膈疼痛，痛处不移，肌肤枯燥，消瘦便干。舌暗红或有瘀斑，苔白腻，脉弦涩或弦滑。

【治法】行瘀化痰，活血散结。

【方剂】通幽汤合海藻玉壶汤加减。

【药物】藤梨根30g，生地黄、丹参、急性子、紫苏子、肿节风各15g，当归、桃仁、郁金、桔梗、川贝母、昆布、海藻、八月札、三七、蜣螂虫各10g。

4. 津亏热结　吞咽梗涩而痛，食物难进，或饮水、食后呕吐夹有痰涎，形体消瘦，胸背灼痛，口干咽燥，五心烦热，或伴潮热盗汗，大便干燥。舌干红或有裂纹，脉弦细或数。

【治法】养阴润燥，解毒散结。

【方剂】一贯煎加减。

【药物】生薏苡仁、白花蛇舌草、半枝莲、冬凌草各30g，沙参、麦冬、生地黄、枸杞子、玄参、丹参、生白芍各15g，牡丹皮、竹茹各10g。

5. 气虚阳微　吞咽梗阻，饮食不下，面色苍白，神疲乏力，形寒气短，泛吐涎沫，面浮足肿。舌淡胖、苔白滑或腻，脉沉细或细弱。

【治法】益气温阳，扶正祛邪。

【方剂】补中益气汤加减。

【药物】黄芪30g，党参、白术、茯苓、猪苓、法半夏各12g，陈皮、木香、制附子、炒杜仲、制南星、白苏子、韭菜子各10g，甘草6g，肉桂5g。

（二）随证用药

1. 辨病用药　在辨证施治基础上选择1～3味抗食管癌中草药，如威灵仙、急性子、冬凌草、龙葵、藤梨根、石见穿、黄药子、守宫、蜣螂虫、水蛭、蟾皮、海藻、菝葜、白花蛇舌草、马钱子、瓜蒌、韭菜子、山葡萄根等。

2. 临证加减　气虚者，加黄芪、党参、白术、太子参；血虚者，加当归、熟地黄、鸡血藤、制首乌；疼痛者，加延胡索、徐长卿、白屈菜；进食呕吐者，加姜半夏、姜竹茹、旋覆花、陈皮；呕吐黏痰者，加青礞石、胆南星、白芥子；纳差腹胀者，加炒枳实、鸡内金、郁李仁；声音嘶哑者，加山豆根、木蝴蝶、射干；便血呕血者，加白及、阿胶、仙鹤草、地榆炭；呃逆者，加柿蒂、柿霜、海风藤；骨转移者，加狗脊、骨碎补、杜仲；肺转移者，加桔梗、杏仁、红豆杉、山慈菇；淋巴结转移者，加贝母、玄参、夏枯草、猫爪草等。

肿瘤论治精析

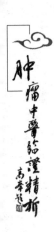

二、特色治疗

（一）针灸疗法

主穴：廉泉、鸠尾、巨阙、上脘、中脘、下脘。

备用穴：食管上段癌加天突、璇玑、华盖；食管中段癌加紫宫、玉堂、膻中；食管下段癌加中庭。

手法：提插，不留针。每周3次，15次为1个疗程，休息2周，继续治疗。

（二）外治法

噎膈丸穴位贴敷：胆南星1个，生白矾2g，枯矾、雄黄、牛黄、琥珀、乳香、没药、珍珠、白降丹各1.5g，白砒2.5g，麝香0.5g，青鱼胆2个。上药除青鱼胆外，混合研为细末，加入青鱼胆汁调和，作丸如芥菜子大。每次取3丸，放在黑膏药中间分别贴在胸腹部的膻中、上脘和中脘三穴上，2日1换，半月为1个疗程，至愈为止。用于食管癌，饮食不下，呕吐白沫，粪如羊矢者。如连贴2个月无效，可另取他法。

（三）药酒

1. **壁虎酒**　活壁虎10条，好白酒500ml，将壁虎（不可断尾）浸入酒中，7天后启封，每服10ml，日3次。主治食管癌，贲门癌。

2. **噎膈酒**　荸荠（捣末）、白糖、冰糖各120g，厚朴、陈皮、白豆蔻、橘饼各30g，蜂蜜60g，白酒、烧酒各1.5L。入酒罐泡药10数日，每日早、中、晚饮服，不拘量，以不醉为度。主治食管癌所致的噎膈不通，气膈不下。

（四）食疗药膳

1. 西红柿花生粥（《本草新编》）　先将花生米15g，小红枣10~15枚，粳米100g加水适量，入锅中同煮，粥熟时加入洗净切碎的30~60g鲜西红柿再煮沸，即可食用。每日早晚餐趁温服食。治食管癌症见气血亏虚者。

2. 鹅血汤（《唐本草》） 鲜鹅血250ml入沸水中烫熟切厚块，另起油锅入洗净切碎的鲜大蒜100g，加油少许炒片刻，加适量清水煮汤，待将沸时入鹅血煮至沸，再加入油、盐、味精调和，即可食用。每日1次，亦可隔日1次。用于各期食管癌。

3. 莴苣三鲜汤（经验方） 取鸡脯肉50g切片，加半个蛋清、淀粉10g搅匀，将莴苣（切片）、核桃仁各25g开水氽过捞出，一起放入汤碗中，加入酱油、味精、盐各适量，浇入烧开的高汤750g即成。上为1日量，早、晚佐餐食用。用于食管癌梗阻兼虚弱者。

三、医家经验

1. 张代钊经验 开道散：硼砂60g，硇砂、丁香、冰片各9g，礞石15g。上药共为细末，加糖制成膏状，冷却做片剂，每片0.5g。每次含化1片，每日3~4次。用于食管癌、贲门癌梗阻患者。

2. 作者经验 赵献龙验案（食管中段癌放疗后案）。孙女，72岁，江苏省睢宁县人，农民。2004年11月16日初诊。2004年9月，因吞咽困难2月余在徐州某医院做食管纤维镜检查，确诊为"食管中段鳞状上皮细胞癌Ⅱ期"，无远处淋巴结转移，患者拒绝手术治疗，遂住院行根治性放疗，放疗后肢倦乏力，不思饮食，吞咽不畅，前来求助于中医。

刻诊：形体消瘦，精神疲惫，咽干口燥，咽、食管灼热疼痛，胸膈痞闷，纳差泛恶，口渴喜饮，便干溲黄，舌红，中有裂纹，脉细数。此气阴两虚，热毒蕴结，肺胃失和使然，当以益气养阴、清热解毒、健脾和胃为要，方选沙参麦冬汤加减。

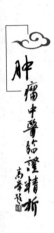

生黄芪30g，金银花20g，生地黄、玄参、北沙参、枸杞子、丹参、生白芍、谷芽、麦芽各15g，麦冬、玉竹、石斛、萎皮仁各12g，陈皮、竹茹、鸡内金各10g。10剂。

2004年11月27日二诊：食管灼痛减轻，便调纳增，但仍感吞咽不利。原方去萎皮仁，加太子参12g，威灵仙、急性子各15g，藤梨根、铁树叶各30g。续服30剂。

2004年12月30日三诊：口干咽燥、胸膈痞闷消失，纳食如常，精神向好。去金银花、竹茹。再服30剂。

2005年1月31日四诊：舌红少苔，舌中裂纹消失，脉沉细。原方去生白芍、玉竹、石斛，再入莪术12g，守宫8g以增强活血散结之功。再服30剂。（30剂后守宫改露蜂房10g，以后每30剂交换应用。）

其后守原法，坚持服药2年余，多次行钡剂透视、CT、彩超检查，均未见异常。

按：放射线为火毒之邪，易灼烁阴液，损伤正气，导致气阴两虚，治当益气养阴为先，清热解毒为主，调和脾胃为要。故方中主以生黄芪、北沙参、麦冬、枸杞子、生白芍、玉竹、石斛益气养阴，生津润燥；入金银花、生地黄、玄参以清热凉血解毒；加陈皮、竹茹、鸡内金、谷麦芽以和胃健脾；增萎皮仁以润肺通便，合丹参以和血消瘀。二诊时灼痛减轻，便调纳增，故增太子参以助益气养阴；加威灵仙、急性子以行瘀降气，软坚散结，畅通吞咽；入藤梨根、铁树叶以化瘀解毒，抗癌消瘤。四诊时，病情稳定应加大消瘀抗癌的力度，故再加莪术、守宫（或露蜂房）坚持长期服用，故而获效满意。

四、预防与调护

1. 食管癌患者治后应定期复查，第1年每3个月复查1次，第2年每半年复查1次，以后每年复查1次。

2. 在食管癌高发地区积极开展定期的食管癌普查、普治，并可试用药物预防，如口服维生素A、维生素C或微量元素的复合剂。

3. 积极治疗食管炎，食管白斑、贲门失弛缓症、食管憩室及与食管癌发生的相关疾病。

（赵献龙　宋之声）

乳腺癌

乳腺癌是指发生于乳腺导管和乳腺小叶上皮细胞的恶性肿瘤，是女性最常见的恶性肿瘤之一。40—59岁是其发病的高发年龄。发病原因一般认为与多种危险因素有关，包括年龄、乳腺癌家族史、月经初潮年龄早、未经产、高龄初产、绝经年龄晚、绝经后肥胖等。此外精神因素、电离辐射、乳腺良性疾病等也与乳腺癌的发生有一定关系。结合多学科新技术，确定个体化的综合治疗策略，是提高乳腺癌临床治愈的关键。统计资料显示，淋巴结阴性和阳性者，术后5年生存率分别为80%和59%，0～Ⅰ期的5年生存率可达92%，而不可手术者其5年生存率不足20%。因此，提高乳腺癌治愈率的关键是早期发现、早期诊断、早期规范化治疗。

本病中医病名国家标准称"乳癌"。既往中医典籍将其归入"乳岩""乳石痈"等范畴。其发病多因正气虚弱、外邪侵袭、情志内伤、饮食失宜等各种致病因素长期作用，引起脏腑功能紊乱、冲任气血失调，乃至气滞血瘀、痰浊、蕴毒搏结于乳，日久成岩。多从肝郁痰结、气滞血瘀、冲任失调、热毒蕴结、正虚毒陷等予以分型辨治。

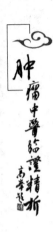

一、中医治疗

（一）辨证施治

1. **肝郁痰结**　乳房结块胀痛，经期胀痛加重，腋窝瘰疬，推之可移，两胁作胀，情绪抑郁，咽部有痰，心烦不安。舌淡红，苔薄腻，脉弦或弦滑。

【治法】疏肝理气，化痰散结。

【方剂】柴胡疏肝散合导痰汤加减。

【药物】山慈菇30g，全瓜蒌、蒲公英各20g，夏枯草15g，法半夏、制南星、白芍各12g，柴胡、郁金、制香附、青陈皮、浙贝母、橘核、莪术、八月札、露蜂房各10g，甘草6g。

2. **气滞血瘀**　乳内肿块，深层粘连，坚硬疼痛，推之不移，胸胀引痛，精神抑郁烦怒，月经色暗有块或伴痛经。舌暗红或伴瘀斑瘀点，苔薄白，脉细涩或弦涩。

【治法】疏肝理气，化瘀散结。

【方剂】血府逐瘀汤加减。

【药物】半枝莲、白花蛇舌草各30g，露蜂房、生地黄、赤芍各12g，柴胡、郁金、青皮、桃仁、红花、赤芍、川芎、枳壳、莪术、三棱、桔梗、八月札、丝瓜络、浙贝母各10g，甘草6g。

3. **冲任失调**　乳房肿块，胀痛不移，月经不调，烦劳体倦，腰膝酸软，五心烦热，头晕耳鸣，口干咽燥。舌红苔少或薄黄，脉细或细数无力。

【治法】调理冲任，补益肝肾。

【方剂】左归丸加减。

【药物】山慈菇、全瓜蒌、半枝莲各30g，生地黄、熟地黄、山茱萸、怀山药、枸杞子、女贞子、菟丝子、龟甲（先煎）、莪术、丹参各15g，鹿角胶（烊化）、牛膝、川芎、香附、当归各10g。

4. **热毒蕴结** 肿块痛剧，色紫肿胀，甚则破溃翻花，渗液秽臭，血水淋漓，面红目赤，或伴发热，心烦口干，便干溲黄。舌红或暗红，苔薄或黄，脉弦滑数。

【治法】清热解毒，化瘀消肿。

【方剂】五味消毒饮合桃红四物汤加减。

【药物】金银花、山慈菇、半枝莲、白花蛇舌草、生薏苡仁各30g，蒲公英、紫花地丁、野菊花、赤芍、土茯苓、漏芦、仙鹤草各15g，生地黄12g，桃仁、红花、当归、川芎各10g。

5. **正虚毒陷** 乳癌肿块累累，延及胸胁颈腋，瘰疬频多或伴肝脑骨骼转移，消瘦面㿠，气短神疲，多汗。舌淡或胖，苔白或腻，脉沉细无力。

【治法】益气补血，解毒散结。

【方剂】八珍汤合香贝养营汤加减。

【药物】黄芪、薏苡仁、山慈菇、半枝莲、白花蛇舌草各30g，太子参、熟地黄、当归、白芍、浙贝母各12g，白术、茯苓、制香附、山茱萸、南沙参、北沙参各10g，川芎、甘草各6g。

（二）随证用药

1. **辨病用药** 在辨证施治基础上结合辨病，选择1～3味抗乳腺癌中草药，如山慈菇、全瓜蒌、夏枯草、藤梨根、黄药子、天葵子、土贝母、穿山甲、生牡蛎、半枝莲、白花蛇舌草、石见穿、天冬、莪术、漏芦、昆布、海藻、露蜂房、僵蚕、蒲公英、干蟾皮、皂角刺、花蕊石、威灵仙等。

2. **临证加减** 乳房胀痛者，加王不留行、延胡索、郁金、路路通；肿块皮肤紫暗者，加水蛭、桃仁、丹参、红花；肿块红肿，血水不净者，加紫河车、鹿衔草、蒲公英；创面溃疡恶臭

肿瘤论治精析

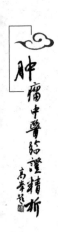

者，加薏苡仁、仙鹤草、金银花、蒲公英、地榆、白及；心烦不寐者，加茯神、酸枣仁、柏子仁、远志；大便干结者，加大黄、枳实；心烦口苦者，加山栀子、黄芩、龙胆；腹胀腹泻者，加白术、茯苓、薏苡仁、陈皮、泽泻；肾虚者，加熟地黄、山茱萸、山药、枸杞子；气虚者，加黄芪、党参；阴虚者，加南沙参、北沙参、天花粉、石斛、鳖甲；自汗乏力者，加黄芪、白术、防风、浮小麦；血虚者，加当归、熟地黄、制首乌、阿胶；骨转移者，加补骨脂、杜仲、续断、威灵仙、自然铜。

二、特色治疗

（一）针灸治疗

1. 针刺疗法

主穴：肩井、乳根、膻中、上脘、大椎、心俞、脾俞、肺俞、膈俞、俞贞、少泽、三阴交。

配穴：肩外俞、秉风、附分、魄户、神堂、胆俞、意舍。

针法：平补平泻，或加灸，每日1次。10次为1个疗程。

2. 穴位注射

穴位：心俞、居髎、复溜，疼痛者加肝俞。

方法：有热象者，用白花蛇舌草注射液；有虚象者，用当归注射液。每次取注射液2～4ml，分别注于2～4个穴位，隔日1次，10天为1个疗程。

（二）外治法

1. 李济舫供方　消岩膏：山慈菇、土贝母、五倍子（瓦上炙透）、川独活，生香附各30g，生南星、生半夏各15g。上药共研细末，用醋膏调和如厚糊状，摊于核块上，面积稍大于肿块。（醋膏制法：用上好米醋，陈久者佳，文火煎至1/4为度。冬季可凝结不散，夏季可略加白醋少许）。1日1换，至全消为止。适用于乳腺癌属阴证未溃烂者。

2. 化瘀生肌粉　珍珠0.2g，炉甘石、生龙骨各3g，轻粉1.5g，冰片0.5g，共研细末，敷于患处，每日换药1次。主治乳腺癌肿块破溃。

（三）食疗药膳

1. 莼羹　陈皮30g煎水开，浸120g鲫鱼（先洗去内脏及鳞）15分钟，取出鱼加500g羊骨所熬的汁，与30g生姜丝、14根劈破的葱白与120g莼菜及调味品作羹即成。早饭时食用。适用于乳腺癌气血不足。

2. 干贝豆腐汤　银耳10g、干贝50g，鸡茸（或鱼茸）150g，蛋清4个，猪肥膘100g，鸡清汤750g，盐、味精、青菜汁、菱角粉各少许。干贝加水上笼蒸熟，银耳水发，豆腐捣泥、肥膘斩茸，与鸡茸放碗中加蛋清、菱角粉、盐、味精拌匀待用，将青菜汁倒入茸中拌匀。然后将银耳、干贝及豆腐茸菜蒸熟的物料推入汤中即成。早、晚各1次，佐以食用。适用于乳腺癌症见阴虚内热者。

3. 皂角刺炖老母鸡　皂角刺（新鲜者尤佳）120g，老母鸡1只（1500g以上）。将老母鸡杀后去毛及内脏、洗净，用皂角刺戳满鸡身，文火煨烂，去皂角刺，吃肉喝汤。2～3日吃1只，连用5～7只为1个疗程。用于乳腺癌瘘管形成，有色白腥秽的清稀脓液流出者。

三、医家经验

1. 钱伯文经验　忧郁愁遏，乳癌乃成，重在疏肝散结。乳癌临床常现肝气郁结之象，早期尤然，当治以舒肝解郁、理气散结。方用逍遥散、清肝解郁汤、柴胡疏肝散、神效瓜蒌散，以及小金丹、牛黄醒消丸、犀黄丸等加减。

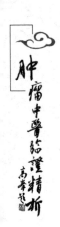

中后期热毒趋深，气阴俱衰，祛邪不离扶正。此时渐见气郁化火，热毒蕴结之象。如局部溃破，渗流黄水或血水，臭秽异常，进而翻花溃烂，并伴有发热、口渴等或见面色晦暗，消瘦气短，心悸倦乏，腰膝酸软，月经不调等气阴不足的表现，均应扶正为主，补消并用。治以滋补肝肾，益气养血。可用益气养荣汤、归脾丸、香贝养营汤、杞菊地黄丸等加减。

乳癌晚期，气血亏虚者，治宜益气养血、清热消肿。药用土茯苓、昆布各24g，生黄芪、夏枯草各15g，当归、鹿角片、山慈菇、金银花、赤芍各12g，浙贝母、炮山甲、露蜂房各9g，白术6g。另服小金丹，每日1粒；牛黄醒消丸，每次1.5g，每日2次。若见肝肾阴虚者，配用六味地黄丸。若乳癌溃破流血，久不收口者，宜益气养血，托疮生肌。药用黄芪、党参、生地黄各15g，茯苓、白术、白芍各12g，当归9g，赤芍、柴胡、青皮、木瓜各6g。伴发热者，加白花蛇舌草、金银花、蒲公英、七叶一枝花、紫草等；破溃翻花、流脓恶臭者，加茯苓、野菊花、忍冬藤、薏苡仁等。

2. 作者经验　马继松验案（左乳浸润性导管癌术后）。徐女，58岁。温州市苍南县人。2008年8月29日初诊。1年前左乳外上方可触摸一小鸽蛋大包块，因无明显不适，未治。后包块渐大，于元宵节后去温州医学院附属第一医院求治，被怀疑为乳癌住院。4月3日行左乳肿块切除，术中快速切片报告为"左乳导管内癌"，改予左乳癌保乳改良根治术。4月15日病理切片亦诊为"左乳导管内癌"，部分区域为浸润性导管癌（分化好）。血清学检查示：ER（＋）、PR（＋）、Her-2（－）、P53（＋）、Bcl-2（＋）。因术后又化疗2次，渐致发落全秃，眩晕耳鸣，呃逆汗多，神疲畏寒（腹尤甚），舌淡苔白，脉虚滑。因不能耐受继续化疗，故请余治。此术后且化疗致气血双戕，先予八珍汤出入：熟地黄、白术、白芍、八月札、刀豆子、潼蒺藜各15g，女贞子、墨旱莲、制料豆、补骨脂各20g，白参、当归、僵蚕、姜半夏、旋覆花（布包）各10g，制首乌、鸡血藤各30g。10剂。

2008年9月27日：呃平神振，眩晕定，耳鸣止，纳可便畅，已不畏寒，尤喜发渐长至2cm。唯上肢及肩颇痛，原方出入再进6剂，后以上方5剂量，共研末水泛为丸，以利缓图，每日4次。药后颇适，遂又略予加减，续10剂为丸再服。

2009年3月25日：患者面色红润，满头乌发，外观已与常人无异。但因其近日去厂里上班，下班后腰略酸，背微痛。另觉左乳及左腋部微麻。遂予僵蚕、浙贝母、姜半夏、天冬、夏枯草各10g，杜仲、熟地黄、生白芍、桑寄生、八月札、川断、黄芪、鹿衔草各15g，威灵仙、花蕊石各20g。10剂制水丸。药后颇安，遂予原方出入，继续以丸药图治。

2010年6月22日：患者纳眠较佳，体渐丰满，但双膝关节内自觉发热，夜卧脚喜伸出被外。患者要求仍以丸剂治。蜂房、猫爪草、知母、浙贝母、姜半夏、漏芦各10g，僵蚕、郁金、白术、白芍各15g，天冬、天花粉、玄参、炙鳖甲、白薇、花蕊石、生牡蛎各20g，黄芪30g。7剂共末，以石见穿、蛇六谷、八月札各150g，绞股蓝、夏枯草、蒲公英各100g，青皮、灵芝、柴胡、薄荷、甘草各50g。煎汁泛浓缩丸。

2010年10月3日：患者外观与常人无异，纳便正常，且每日折叠纸袋8小时亦无倦态。仍要求以丸方图治，故在6月22日处方中加入泽泻、山楂、瓜蒌皮等药，再作浓缩丸长期服。

2013年3月25日，患者虽体重未见减轻，但亦未增加，且无其他不适，上班8小时亦不觉劳累，遂守前方出入，制成浓缩丸3kg，考虑中医治疗已历经5年，可暂告结束。跟踪随访，健康生活至今。

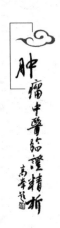

　　按：①乳腺癌术后如能尽快接受中医治疗，肯定比单纯放、化疗为好，因中药不仅可缓解放、化疗不良反应，且能直接杀灭术中漏网的癌细胞，较好地防止疾病转移。笔者一位在外地的亲属，未能予以中医药，年余癌细胞即转至子宫去世；还见到多例转至上肢，现肿胀、疼痛、功能障碍，未数载终不治的。②花蕊石异名花乳石，最早见于《嘉祐本草》，为变质岩类岩石含蛇纹石大理岩的石块，其成分为含大量钙、镁的碳酸盐，混有少量铁盐、铝盐，须煅后用。性味酸涩平。李时珍曰："主入厥阴血分"，而乳房正为肝所主，故治乳癌极妙。但我用该药治乳癌是从彭坚《我是铁杆中医》上学到的，只是此药不太溶于水，以配入丸剂中效更佳。徐女自三诊起即用较大剂量配他药为丸，连服4年，终于与癌和平共处至今。另该药还有化瘀止血之功，治吐血、衄血、便血、崩漏，产妇血晕、死胎、胞衣不下、金疮出血，还可治目翳与皮肤病。但此药力较强，《本草求真》言"原属劫药"，若过服须辅以参、芪、归、芍等补品。

四、预防与调护

　　1. 在手术、放疗、化疗结束后，必须维持相当一段时间的中西医结合治疗，特别是中医中药治疗，以巩固疗效。

　　2. 定期随访复查，第1年内每3个月复查1次，第2年内每半年复查1次，以后每年1次。每半年复查1次胸片、腹部彩超及肿瘤标志物CEA、CA153、CA199，必要进行CT、ECT检查。

　　3. 对以下高危人群应定期进行乳腺癌的筛查。①初潮<12岁；②绝经>50岁；③>30岁生育或未生育者；④患过乳腺良性肿瘤，并做过手术者；⑤家庭成员有人患过乳腺癌者；⑥有烟酒嗜好者。

（马继松　赵献龙）

✿ 腹部肿瘤 ✿

✿ 胃 癌

胃癌是我国最常见的恶性肿瘤之一，居消化道肿瘤死亡原因的首位，居全部恶性肿瘤死亡原因的第三位，高发年龄为50—60岁，男性略高于女性［为（1.5～2.5：1］。胃癌的发病可能与食物被真菌污染或含有过量的亚硝胺化合物、幽门螺杆菌（HP）感染、萎缩性胃炎、胃溃疡、胃息肉、胃黏膜巨大皱襞症、残胃、遗传、吸烟、饮酒以及免疫监视机制失调、原癌基因和抑癌基因突变、重组、缺失等变化有关。手术切除是最有效的治疗手段，化疗是综合治疗的主要方法之一，放疗也有一定的疗效。病灶仅侵犯至黏膜层者，术后5年生存率可达98%以上；侵及固有肌层者，术后5年生存率在70%左右；进展期患者，其5年生存率也可达40%左右。中医治疗与西医抗癌手段相结合，疗效显著优于单一疗法。

本病中医病名亦称"胃癌"，既往中医典籍多将本病归属于"反胃""积聚""伏梁""胃脘痛""呕血"等范畴。中医学认为，饮食不节、情志失调、劳倦内伤、邪毒外侵导致肝失疏泄、胃失和降、气血痰毒互结是本病的主要病因病机，中医多从肝胃不和、气滞血瘀、痰湿凝结、脾胃虚寒、胃热阴虚、气血两虚等予以分型辨治。

一、中医治疗

（一）辨证施治

1. 肝胃不和　胃脘胀满，时有隐痛，痛引两胁，呃逆呕

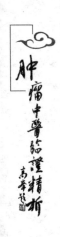

吐，嗳气泛酸，情志不畅易加重，脘腹或可扪及包块。舌暗红或淡，苔薄白或薄黄，脉弦细。

【治法】疏肝和胃，降逆止痛。

【方剂】柴胡疏肝散加减。

【药物】藤梨根、半枝莲、铁树叶、仙鹤草各30g，丹参15g、旋覆花、白芍、清半夏、香附、川楝子各12g，柴胡、郁金、枳壳、白术各10g，甘草6g。

2. 气滞血瘀　胃脘刺痛拒按，或可扪及肿块，腹满不欲食、呕吐宿食或如赤豆汁，或大便如柏油色。舌暗紫或有瘀斑瘀点，脉细涩。

【治法】疏肝理气，活血化瘀。

【方剂】膈下逐瘀汤加减。

【药物】延胡索、半枝莲、藤梨根、山慈菇、仙鹤草各30g，柴胡、郁金、鸡内金、三七、香附各12g，当归、红花、砂仁各10g。

3. 痰湿凝结　胸脘闷胀，隐痛纳少，呕吐痰涎，面黄虚胖，腹胀便溏，舌淡，苔白腻或滑腻，脉细濡或滑。

【治法】健脾祛湿，化痰散结。

【方剂】加减开郁二陈汤。

【药物】紫苏子、莱菔子、浙贝母、胆南星、陈皮、苍术、白术、海藻各10g，法半夏、鸡内金各12g，木馒头、肿节风各15g，焦山楂、焦神曲各20g，山慈菇、薏苡仁、生牡蛎各30g。

4. 脾胃虚寒　面㿠白，胃隐痛，喜温喜按，呕吐清水，或朝食暮吐，暮食朝吐，疲乏肢冷，便溏腿肿，舌淡胖有齿印，苔白滑，脉沉缓或细弱。

【治法】温中散寒，健脾和胃。

【方剂】理中汤、六君子汤加减。

【药物】铁树叶30g，党参20g，肿节风15g，茯苓、补骨脂各12g，陈皮、法半夏、白术各10g，制附子、干姜、草豆蔻、丁香各6g。

5. **胃热阴虚** 胃脘灼热，口干咽燥，喜冷饮，嘈杂纳差，食后痛剧，五心烦热，便干或秘。舌红绛或光红少苔，脉微数或细数。

【治法】益胃养阴，清热解毒。

【方剂】麦冬汤合益胃汤加减。

【药物】藤梨根、薏苡仁各30g，麦冬、生地黄、玄参、南沙参、白扁豆、石斛、玉竹、生麦芽各15g，生白芍12g，法半夏、竹茹、生鸡内金、牡丹皮各10g。

6. **气血两虚** 胃脘隐痛，肢倦神疲，面㿠无力，唇甲色淡，自汗盗汗，或见低热，消瘦纳呆，食后胃胀。舌淡苔薄，脉细弱无力。

【治法】益气养血，健脾和中。

【方剂】八珍汤加减。

【药物】黄芪、党参、半枝莲各30g，白术、茯苓、当归、熟地黄各15g，白芍、阿胶各12g，枳壳10g，砂仁、甘草各6g。

（二）随证用药

1. 在辨证用药基础上结合辨病，选用1～3味抗胃癌中草药，如守宫、露蜂房、蜣螂虫、半枝莲、蛇舌草、藤梨根、山慈菇、白英、肿节风、三尖杉、铁树叶等。

2. 临证加减：脘胁胀满者，加郁金、柴胡、佛手、枳壳、香附；恶心呕吐泛酸者，加砂仁、姜半夏、川连、吴茱萸、干姜、附子、海螵蛸；呃逆者，加丁香、柿蒂、赭石、旋覆花、沉香；胃脘疼痛者，加川楝子、延胡索、五灵脂、青皮；大便秘结者，加火麻仁、郁李仁、瓜蒌仁、枳实、熟地黄、大黄；火热内郁者，加栀子、黄芩；口干口渴者，加天花粉、知母、

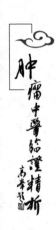

玄参、生地黄、生石膏；气阴两伤者，加西洋参或太子参、生黄芪；气虚甚者，重用黄芪，党参改人参；便溏腹泻者，加山药、炒薏苡仁、补骨脂、肉豆蔻、诃子；下肢浮肿者，加茯苓、泽泻、猪苓、薏苡仁、车前子；兼血瘀者，加丹参、桃仁、红花；血虚者，加当归、熟地黄、补骨脂、黄精、何首乌、鸡血藤、紫河车、阿胶；大便色黑或伴胃出血者，加白及、仙鹤草、地榆、槐花、灶心土、三七；食欲不振者，加鸡内金、焦三仙。

二、特色治疗

（一）针灸疗法

1. 体针取穴　阳陵泉、内关、中脘、胃俞、脾俞、肝俞、太冲、足三里。

针法：将穴位分为2组，每次1组，每日1次，平补平泻（脾胃虚寒型，用补法加灸），留针30分钟，10次为1个疗程，可配中药内服同时治疗。

2. 耳针选穴　胃、交感、腹，每次选用2～3穴，中等刺激并留针，疼痛剧烈时用强刺激，痛缓时轻刺激，每日1次或隔日1次，适用各期胃癌疼痛者。

（二）外治法

胃癌膏　大黄、芒硝、水蛭、丹参、蟅虫、桃仁、王不留行、麻黄、防风各30g，樟丹250g，麻油600ml。诸药共研细末，熬膏摊布上，面积约5cm×10cm，敷于患处，隔日1帖。主治胃癌晚期。

（三）食疗药膳

1. 良椒猪肚汤　高良姜、胡椒各9g，猪肚1个（约500g）。

将高良姜切细片，胡椒研碎。纳入洗净除脂后的猪肚内，扎紧两端，以清水适量，文火炖至猪肚熟烂止。加调味品食肚喝汤（2～3天1剂），功在补虚益损、健脾养胃。

2. 菱苡粥　菱角粉、粳米、薏苡仁各30g，将粳米、薏苡仁洗净，加水煮粥，米熟后，调入菱角粉，文火烧至粥成。每日1～2次。功在益胃健脾，防癌治癌。

3. 麻仁粥　芝麻、桃仁各20g，糯米80g，加水适量，熬煮成粥。隔日服食1次。功在益胃润肠通便，用于便秘燥结之患者。

4. 健胃防癌茶　向日葵杆蕊（或盘）30g。煎汤代茶，长期饮用。防癌、抗癌、消炎，适用于癌前病变。

三、医家经验

1. 张泽生经验　一般说来，早期多为肝气郁结或痰凝气滞；中期多为气滞血瘀；晚期则为正气衰败，一为脾肾之阳亏虚的阳虚证，一为津液枯竭的阴虚证。其病理变化的主要因素是痰、气、瘀，发展规律往往从实证到虚证。

早期一般用疏肝理气解郁之法，药如醋柴胡、郁金、紫苏梗、青皮、陈皮、川楝子、佛手花、枳壳、金果榄、绿萼梅、合欢皮、白术、木香等，有些病人兼有痰凝或气郁化火，应当灵活变通处置。

中期以气滞痰瘀证多见，治以理气化痰祛瘀为主，药如桃仁、红花、五灵脂、没药、三棱、莪术、穿山甲、郁金、生大黄、瓦楞子、当归、莱菔子、枳实等。治疗中首先考虑正气的盛衰，切忌攻伐太过，戕伤正气。气虚者加党参；便干难解者加韭菜汁、杏仁、瓜蒌仁等；如见出血，可加三七行瘀止血。

晚期往往正气衰败，形体消瘦，或为阴液大伤而转化为阴虚阳结证，或命门火衰，火不生土，转化为脾肾阳衰证。阴虚

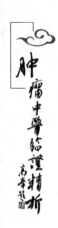

阳结证，治宜甘寒濡润，常用药如麦冬、沙参、石斛、白芍、橘皮、竹茹、天花粉、干地黄、炙甘草等。口干甚者，加梨汁、藕汁、人乳、芦根汁、甘蔗汁等。大便燥结者，加桃仁、杏仁、火麻仁、何首乌。脾肾阳衰证，治以益气温阳为主，药如附子、干姜、党参、白术、肉桂、炙甘草、益智仁、诃子肉等。呃逆者，加丁香、柿蒂；大便泄泻者，加荷叶包赤石脂入煎；阴伤及阳者，用桂附八味丸出入。

2. 作者经验　赵献龙验案（食管胃结合部低分化腺癌放化疗后案）。王男，64岁，2012年9月4日初诊。10个月前即感胃脘胀满，呃逆嗳气，纳差食少，日渐消瘦，体重下降，胃痛时作。开始时，应用多潘立酮片、胃苏颗粒即可痛缓，后来一般胃药很难奏效。2012年4月由北京301医院经胃镜、增强CT、病理等多项检查，确诊为食管胃结合部低分化腺癌，临床Ⅳ期，胃周、腹膜后及纵隔多处淋巴结转移伴坏死。胃癌分型：弥漫型（伴溃疡），无法手术，只得行同步放、化疗治疗。前后住院5个月，肿块显著缩小，淋巴结最大者尚有1cm，白细胞总数为3.0×10^9/L，血红蛋白78g/L，癌胚抗原11.2ng/ml。刻下：疲乏食少，面色㿠白，舌淡苔白，舌右侧伴紫斑，脉沉细而弱，治以益气养血、健脾和胃、活血散结。生黄芪、鸡血藤、薏苡仁、半枝莲、藤梨根各30g，补骨脂、女贞子、丹参、海螵蛸、焦三仙各15g，太子参、炒白术、清半夏、茯苓各12g，当归、莪术、陈皮、浙贝母、白及、白芍、鸡内金各10g，炙甘草6g，三七粉（冲服）6g，露蜂房10g（或守宫8g，每30剂两者交替使用）。

9月25日诊：服药20剂，饮食渐增，精神向好，原方再进。30剂为1个疗程。

12月3日诊：实验室检查，白细胞、血红蛋白恢复正常，癌胚抗原降至7.8ng/ml。原方去当归、鸡血藤、补骨脂，改炒白术为生白术，莪术增至15g，续服3个月。病情稳定以后，原方出入续治。

2013年9月23日诊：9月10日住院复查显示，病灶为炎性溃疡，纵隔、胃周及腹膜后淋巴结阴性，癌胚抗原<5ng/ml。患者红光满面、精力充沛，健捷如常，此后坚持服药，随访4年，多次复查，未见异常。至今仍坚持巩固治疗。

按： 该案低分化腺癌Ⅳ期，胃癌分型：弥漫型伴溃疡，无法手术，行同步放化疗后，其虚尤甚，致瘀毒内聚，故立法益气养血，健脾和胃，活血化瘀。方用黄芪、当归、鸡血藤、补骨脂、女贞子以益气生血，并配入六君子汤、鸡内金、焦三仙以健脾和胃，增加食欲；入莪术、丹参以祛瘀生新；用三七合乌芍散、乌贝散、乌及散以活血散瘀，抑制炎性渗出，保护溃疡面，促进组织创面修复。3个月后，血象恢复正常，遂弃当归、鸡血藤、补骨脂、女贞子之属。服药1年，癌性溃疡变为炎性溃疡，纵隔、胃周、腰腹后淋巴结消失，癌胚抗原降至正常范围。坚持服药至今，患者亦如常人，足见中医抗癌之伟力。

四、预防与调护

1. 手术、放疗、化疗后必须维持一段时间的中西医综合治疗，以巩固疗效，防止复发和转移。

2. 坚持定期复查，即第1年内每3个月复查1次，第2年内每半年复查一次，以后每年复查1次。一旦发现异常及时处理。

3. 积极治疗萎缩性胃炎伴肠化生（特别是含硫酸黏液的大肠化生及异型增生）、胃溃疡（胃酸真性缺乏）及胃多发性腺瘤性息肉等癌前病变。

（赵献龙）

● 原发性肝癌

原发性肝癌简称肝癌，是指发生于肝细胞与肝内胆管上皮细胞的恶性肿瘤，是我国常见恶性肿瘤之一。肝癌占我国癌症病死率第2位。全世界每年平均约有25万人死于肝癌，而我国占其中的45%。本病多见于中年男性，男女比为（3～5）：1。根据大量流行病学调查，我国肝癌的主要发病因素为肝炎病毒感染（HBV和HCV）、食物中黄曲霉素污染、饮用水污染以及饮酒、吸烟和遗传因素等，多种因素之间有协同作用。肝癌治疗原则为早期诊断、早期治疗、综合治疗，目前的治疗模式是以外科为主的多种方法的综合与序贯治疗。据全国肿瘤登记中心最新统计显示，我国肝癌5年生存率仅为10.1%，但以下情况者，其预后较好。①瘤体＜5cm，能早期手术者；②癌肿包膜完整，尚无癌栓形成者；③机体免疫状况良好者。但如合并肝硬化或有肝外转移，或发生肝癌破裂、消化道出血及ALT明显升高者，则预后较差。

本病中医国家病名规范亦称"肝癌"，中医学没有肝癌的名称，既往中医典籍多归属于"积聚""癥瘕""臌胀""黄疸""肥气""痞气""肝积"等病证范畴。中医学认为，外感邪毒，肝气抑郁，饮食损伤是本病发生的主因，而正气亏虚，脏腑失调则是其内在条件。"虚、毒、瘀"是肝癌的基本病机，早期多以气郁脾虚湿阻为主，随着病情的发展，可致湿、热、毒、瘀互结，后期致肝肾阴虚证候，最终因湿浊上蒙，火毒上攻，扰乱心神，而致昏迷，甚则阴阳离决。中医多从肝郁脾虚、气滞血瘀、湿热结毒、湿滞水停、肝肾阴虚等予以分型辨治。

一、中医治疗

（一）辨证施治

1. 肝郁脾虚 胁肋胀满疼痛，善太息，精神抑郁或急躁，纳呆口淡，脘痞腹胀，面色萎黄，倦怠懒言，肠鸣矢气，便溏，舌淡红，苔白或腻，脉沉弦或弦细。

【治法】疏肝解郁，健脾理气。

【方剂】柴胡疏肝散合香砂六君汤加减。

【药物】生牡蛎（先煎）、半枝莲、白花蛇舌草各30g，炙鳖甲（先煎）15g，党参、白术、茯苓、莪术、丹参各12g，柴胡、川芎、枳壳、白芍、香附、陈皮、半夏、木香、穿山甲各10g，甘草、砂仁（后下）各6g。

2. 气滞血瘀 面色黧黑，口唇紫黯，胁下癥块，刺痛不移，按之痛甚，入夜尤甚，脘腹胀满，得矢气后稍缓解，腹部青筋显露，或有肝掌、蜘蛛痣，面部毛细血管扩张。舌紫黯或有瘀斑，舌下络脉怒张，脉弦涩或细涩。

【治法】行气活血，化癥消积。

【方剂】膈下逐瘀汤加减。

【药物】石见穿、半枝莲、白花蛇舌草各30g，延胡索15g，莪术12g，柴胡、郁金、桃仁、红花、当归、牡丹皮、五灵脂、赤芍、香附、川芎、乌药、枳壳、八月札各10g，甘草6g。

3. 湿热结毒 身目俱黄，胁肋胀痛，或兼灼痛，触痛明显，心烦易怒，脘腹胀满，口干口苦，恶心欲吐，大便秘结，或大便不爽，小便黄赤，身困乏力。舌红苔黄腻，脉弦滑。

【治法】清肝利胆，化湿解毒。

【方剂】茵陈蒿汤合茵陈四苓汤加减。

【药物】茵陈、猪苓、水红花子、白花蛇舌草、薏苡仁各

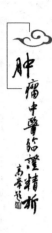

30g，黄柏、栀子、八月札各12g，莪术、泽泻各10g。

4. 湿滞水停　腹部膨隆，脘腹胀满，饮食难下，下肢浮肿，身目俱黄，面色晦暗，纳呆恶心，口渴不欲饮，或口不渴，小便短少不利，大便溏而不爽。舌淡或淡紫，边有齿痕，或舌黯边有瘀点，苔白腻或白滑，脉弦滑或濡。

【治法】健脾化湿，温阳利水。

【方剂】参苓白术散合实脾饮加减。

【药物】黄芪、半边莲、生薏苡仁各30g，党参、猪苓、茯苓、泽泻、山药、大腹皮、茵陈各15g，白术、制半夏、木瓜各12g，木香、陈皮、桂枝、鸡内金各10g，砂仁（后下）、甘草各6g。

5. 肝肾阴虚　形体消瘦，烦热口渴，低热盗汗，面色晦暗或黧黑，心烦口渴，夜眠难寐，齿鼻衄血，或腹水经久不退，小便短赤。舌红少苔或光剥有裂纹，脉弦细数。

【治法】滋养肝肾，化瘀散结。

【方剂】一贯煎加减。

【药物】生地黄、麦冬、川楝子、当归各10g，北沙参、枸杞子、女贞子、赤芍、炙鳖甲（先煎）、炙龟甲（先煎）各15g，黄芪、生牡蛎（先煎）、重楼、白花蛇舌草各30g。

（二）随证用药

1. 辨病用药　在辨证施治的基础上选择1～3味抗肝癌中草药，如猫人参、石见穿、薏苡仁、半枝莲、白花蛇舌草、斑蝥、八月札、土鳖虫、干蟾皮、蜣螂虫、鳖甲、穿山甲、茵陈、栀子、平地木、冬凌草、墨旱莲、重楼、半夏、三棱、莪术等。

2. 临证加减　脘胁胀痛甚者，加合欢皮、枳壳、木香、延胡索、香附；刺痛者，加橘络、炙水蛭、红花、刘寄奴、王不留行、穿山甲；纳差食少者，加陈皮、白术、党参、鸡内金、莱菔子、焦三仙；气虚乏力者，加黄芪、白术、太子参；黄疸者，加茵陈、栀子、虎杖、田基黄；肝块巨大者，加莪术、丹参、三棱、赤芍；下肢浮肿伴腹水者，加泽泻、猪苓、茯苓、车前子；便秘者，加大黄、厚朴；便溏者，加焦白术、怀山药、薏苡仁、炒白扁豆；低热者，加鳖甲、青蒿、地骨皮、银柴胡；齿衄、鼻衄者，加白茅根、白及、仙鹤草；呕血便血者，加大黄炭、地榆炭、生地黄炭、仙鹤草、云南白药。

二、特色治疗

（一）针灸治疗

主要是配合中医辨证治疗，以提高机体的免疫功能。

主穴：章门、期门、肝俞、内关、公孙。

配穴：肝区疼痛者，加外关、足三里、支沟、阳陵泉；呃逆者，加膈俞、内关；腹水者，加三阴交、水道、气海、阴陵泉；上消化道出血者，加曲泽、列缺、尺泽、合谷；肝昏迷者，加涌泉、人中、十宣、太溪。手法以平补平泻，得气后提插捻转，留针15～20分钟，疼痛可留针20～30分钟，每日1次，10～15天为1个疗程，休息3～5天，再进行下1个疗程。

（二）外治法

1. 镇痛散（《中医杂志》） 生南星、生附子、生川乌、穿山甲各9g，白胶香、皂角刺各12g，冰片6g，麝香3g，重楼、黄药子各30g，芦根15g。上药共研细末封贮备用。用时寻找患者疼痛最剧烈的部位敷药，若疼痛部位散在，感觉模糊不清者，可选取痛处周围的相应穴位敷药。使用方法：以生理盐水清洁局部皮肤后，取药末5g，以茶水调成糊状外敷（敷药厚度一般为0.5cm），敷药后盖纱布并用胶布固定，敷药时间一般6～8小时，12小时后重复使用。主治癌性疼痛。

2. 活血消水方（《中医药信息》）　生水蛭5g，蜈蚣5条，牵牛子、甘遂各10g，枳实30g，薏苡仁20g，上药共研细末，黄酒调成糊状，以神阙穴为中心，平敷于腹上，厚2mm，4日换药1次，1剂用2次，4剂为1个疗程，同时配合支持疗法。主治癌性腹水。并可配合内服辨证汤药以增强疗效。

（三）食疗药膳

1. 芦笋玉米须粥　将200g玉米须洗净剪碎置双层纱布袋中扎紧袋口，与薏苡仁、粳米各30g同入砂锅中加水适量，大火煮沸后，改小火煨30分钟，取出玉米须袋滤尽药汁，再调入洗净切碎的芦笋30g，续用小火煨至薏苡仁熟烂如酥即成，早晚2次食用。主治湿热内蕴型肝癌并发黄疸者。

2. 金针菇蒸鳗鱼　将约500g鳗鱼内脏洗净，放入沸水中焯一下，捞出斩成段。取炖盅一只，将2个鸡蛋打入，用筷子搅匀，加入洗净的200g金针菇，上面放鳗鱼，加入黄酒、食盐并注入适量清水，上笼蒸至鱼肉熟透，出笼淋上香油即成。佐餐当菜，随量食用。主治肝肾阴虚型肝癌。

3. 牛奶猪肝汤　将猪肝200g，鸡肉1块洗净切片，红薯1个去皮切成薄片，将植物油50ml入锅烧热，再入鸡肉片、薯片、肉汤同炒，并煮至薯片熟透。加食盐、胡椒各适量，料酒80ml同蒸，再加入牛奶125ml，红薯汤、菜汤各120ml，同煮数分钟即可，分次饮用。适用于肝癌手术前后。

三、医家经验

1. 刘茂甫经验　刘老指出，肝癌病位在肝，其本在肾，其标在瘀。生理条件下，肝藏血，肾藏精，这种精血同源的关系决定了肝肾在生理上相互为用，病理上相互影响。不论是肾之阴精不足引起的肝阴不足，还是肝火过盛灼伤肾阴，均使肾中阴精不足，肝失所养，则邪气乘虚而入。肾之阴精不足，不能滋养肝阴，肝阴不足，疏泄失常，使体内气机升降出入失常，不能推动血液运行，水液不能正常敷布，饮食不能正常运化，气、血、痰、湿等交合郁积于胁下而成痞块。故提出补肾化瘀法作为肝癌的主要治则，故主张以补肾精为主，常用女贞子、枸杞子、山药、山茱萸、菟丝子、生地黄，配伍不同的化瘀药物。如理气化瘀用丹参、红花、柴胡、川楝子；利湿化瘀用大腹皮、白茅根、车前子、薏苡仁；消食化瘀用乌梅、山楂、鸡内金；泻火化瘀用栀子、黄芩、半枝莲、知母、白花蛇舌草。总结其治肝癌的用药特点，补肾药贯穿始终，但补而不可过腻，以防瘀邪难除，故临床应辨别各类瘀证之不同而加减用药，切不可滥用破血、攻下、逐水之峻剂，以免耗伤正气。

2. 作者经验　赵献龙验案（原发性肝癌案）。赵男，63岁，2012年1月6日初诊。既往有乙肝、肺结核病史，近因胁痛、腹胀、纳差而就诊。B超检查示肝右叶约10cm×8.6cm强回声光团，边界欠清晰。CT检查发现肝右叶低密度影，提示肝右叶占位性病变（原发性肝癌——巨块型）。血清学检查示：AFP（−）、γ-GT 266U/L、TBIL 31.6μmol/L、ALT 96U/L、AST 72U/L，患者肝区不规则胀痛，腹胀乏力，纳差食少，便干溲黄，舌质暗红，边有紫斑，苔微黄腻，脉弦涩。辨证属气滞血瘀、湿热毒聚，治以理气化瘀、解毒散结，方选柴胡鳖甲术参散。处方：柴胡、郁金、枳壳、陈皮、桃仁、栀子、赤芍、土鳖虫、鸡内金各10g，茵陈、太子参、茯苓各15g，莪术、白术、延胡索、八月札各12g，醋鳖甲（先煎）、虎杖、焦三仙各20g，半枝莲、白花蛇舌草各30g，大黄6g，蜈蚣2条。每日1剂，水煎服，同时服复方斑蝥胶囊，每次3粒，每日2～3次。并给予苦黄注射液30ml，加入5%葡萄糖注射液250ml中静脉滴注，每日1次。

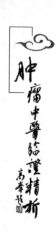

2012年2月28日复诊：服药30剂，胁痛减轻，腹胀不甚、纳食渐复，便调溲清，舌苔薄白。肝功能检查示，TBIL 21.0μmol/L，ALT 62U/L，AST 48U/L。去茵陈、栀子、大黄、蜈蚣，加石见穿、薏苡仁各30g，每日1剂，水煎服。后以此方加减，并将静脉输液改华蟾素注射液20ml，加入5%葡萄糖注射液500ml中缓慢静滴，每日1次，4周1个疗程。2个疗程后改复方苦参注射液15ml加入生理盐水250ml中静脉滴注，3周为1个疗程，共2个疗程。两药交替使用。

2012年6月16日：肝功能检查示，TBIL 20.4μmol/L、AUT 42U/L、AST 40U/L、γ-GT 186U/L，CT检查示肿瘤未见增大。2012年11月25日肝功能、CT检查病情稳定。2013年2月因肺结核大咯血，在当地抢救无效去世。

按： 本例原发性巨块型肝癌，又伴有肝功能异常，辨证当属气滞血瘀、湿热毒聚之证。方中柴胡、太子参、白术疏肝益气健脾；郁金、桃仁、赤芍、土鳖虫活血化瘀、软坚散结；茵陈、栀子、茯苓、虎杖、大黄利湿退黄；枳壳、陈皮、八月札、鸡内金、焦三仙理气和胃助消化；更入半枝莲、白花蛇舌草、蜈蚣以解毒抗癌。与此同时又静脉滴注苦黄注射液等，坚持治疗，使患者带癌生存1年余，实属不易也。

四、预防与调护

1. 改进饮用水质，减少对各种有害物质的接触。

2. 加强普查工作，以便早发现、早诊断、早治疗。对有慢性肝炎、肝硬化病史者，应定期检测AFP，借助超声等现代影像学手段定期筛查，以便早发现、早诊断。

3. 非手术切除治疗后每1个月复查1次，手术切除治疗后每2个月复查1次；5年后每半年复查1次。

（杨进虎　　赵献龙）

胆道肿瘤以恶性肿瘤为主,占人类恶性肿瘤的2%～5%,其中胆囊癌约占2/3,胆管癌约占1/3。

胆囊癌的发病居消化道肿瘤的第5位。70%～95%胆囊癌患者伴有胆石症,其发病原因一般认为,与慢性胆囊结石、慢性胆囊炎、胆囊腺瘤和胆囊息肉恶变以及肥胖等因素有关,发病年龄大多在50岁以上,男女之比约为1:3。

胆管癌发病率较胆囊癌低,多发于50—70岁的老人,男女比为(2～2.5):1。病因可能与胆管疾病(如原发性硬化性胆管炎、胆总管囊性扩张、胆汁淤积和感染、胆管结石等)、环境危险因素(如亚硝酸胺、胶质二氧化钍和二噁英等)有关。

胆道肿瘤的治疗以手术切除为主,可辅以放疗、化疗以及中医中药治疗,由于大多数患者确诊时已属晚期,其5年生存率很低,只有2%～5%,80%的病人死于1年之内。

中医学将胆道肿瘤多归属于"黄疸""胁痛""癥瘕""积聚""痞块"等范畴。其主要病因病机为正气亏虚、湿热外侵、忧怒过度、饮食失节而致肝郁气滞、胆失和降、气血痰湿内聚、蕴结成毒、热毒内阻于胆腑日久成癌,临床多从湿热蕴结、肝郁血滞、肝郁脾虚、脾肾亏虚等予以分型辨治。

一、中医治疗

(一)辨证施治

1. 湿热蕴结 身目俱黄,胁下痞块,胁肋胀痛或伴腹痛,身重腹胀,厌油纳呆,口干口苦,便干溲赤。舌红苔薄黄白或腻。

【治法】清利湿热,疏肝化浊。

【方剂】茵陈蒿汤合茵陈五苓散加减。

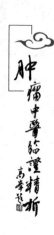

【药物】茵陈、金钱草、山慈菇、半枝莲各30g，茯苓、柴胡、郁金、白术、厚朴、山楂各12g，栀子、猪苓、泽泻、鸡内金各10g，大黄6g。

2. 肝郁血滞　胁肋胀满，右上腹胀痛、钝痛或阵发性加剧，疼痛拒按，或可触及包块，疼痛可放射至右肩背胸部，食欲不振，情绪低沉。舌暗红或有瘀斑瘀点，苔薄微黄或腻，脉弦涩。

【治法】疏肝化瘀，活血散结。

【方剂】大柴胡汤合丹栀逍遥散加减。

【药物】鳖甲（先煎）15g，莪术、郁金、延胡索各12g，柴胡、当归、赤白芍、丹皮参、山栀子、炒川朴、炮穿山甲、桃仁各10g，大黄、青皮、红花各6g。

3. 肝郁脾虚　身目黄染欠泽，脘胁胀满疼痛，纳差食少，食则胀甚，善太息，肢体倦怠，气短乏力。舌淡苔白，脉沉或细。

【治法】疏肝健脾，益气活血。

【方剂】柴胡疏肝散、桃红四物汤合四君子汤加减。

【药物】茵陈30g，党参、金钱草、肿节风、徐长卿各15g，莪术、茯苓、山楂各12g，柴胡、枳壳、郁金、赤白芍、三棱、桃仁、当归、川芎、白术各10g。

4. 脾肾亏虚　病入晚期，五心烦热，口干盗汗或伴低热，贫血消瘦，腹胀纳差，胁腹疼痛或伴浮肿腹水。舌红少苔，脉细弱或数而无力。

【治法】益气健脾，滋补肝肾。

【方剂】一贯煎合归芍六君汤加减。

【药物】生地黄、熟地黄、当归、白芍、猪茯苓、川楝子、陈皮、白术各10g，北沙参、泽泻、枸杞子各12g，党参、鳖甲（先煎）、金钱草、茵陈各15g，黄芪、半枝莲、白花蛇舌草各30g。

（二）随证用药

1. **辨病用药** 在辨证施治基础上选用1～3味抗胆道肿瘤的中草药，如茵陈、虎杖、金钱草、肿节风、土茯苓、田基黄、郁金、八月札、莪术、三棱、夏枯草、土鳖虫、藤梨根、徐长卿、半枝莲、白花蛇舌草、姜黄、鳖甲、茜草等。

2. **临证加减** 恶心呕吐者，加陈皮、半夏、竹茹；腹胀者，加大腹皮、木香、枳壳；胁下痞块者，加醋鳖甲、生牡蛎、莪术、三棱；疼痛者，加延胡索、川楝子、徐长卿；腿肿、腹水者，加益母草、猪苓、泽泻、大腹皮、车前子；鼻衄、齿衄者，加三七、茜草、仙鹤草、白茅根；皮肤瘙痒者，加土茯苓、白鲜皮、地肤子、苦参、蝉蜕；气虚易感冒者，加黄芪、白术、防风；黄疸甚者，加茵陈、栀子、金钱草、田基黄、大黄；便结者，加制大黄、火麻仁、郁李仁；高热者，加水牛角、龙胆、牛黄、生地黄、玄参；口渴甚者，加芦根、生地黄、石斛、玉竹；纳差者，加鸡内金、焦三仙、炮穿山甲。

二、特色治疗

（一）外治法

1. **外敷治疗** 雄黄南星膏（《肿瘤病诊治绝招》）：天花粉100g，黄柏、姜黄、皮硝、芙蓉叶各50g，雄黄、大黄各30g，生南星（先煎）、乳香、没药、冰片各20g，上药共研细末，加饴糖调成糊状，摊于油纸上，敷贴患处。主治胆囊癌疼痛。

2. **外洗治疗** 苦蛇止痒汤（《中华肿瘤治疗大成》）：蛇床子、地肤子、白矾各30g，苦参15g，川花椒10g。加水适量，水煎滤渣后，趁热浸泡或熏洗患处，每日1剂，每次洗20～30分钟。主治胆道肿瘤皮肤瘙痒。

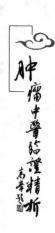

（二）食疗药膳

1. 茵陈粥　将绵茵陈30g洗净，煎汁去渣，加入粳米100g适量，煮粥，粥成入白糖稍煮即可食用，用于胆道肿瘤伴黄疸者，每日1～2次。

2. 木耳炒素肠　将生面筋呈螺丝形裹在一把竹筷（7～8支）外面，放入旺火的沸水中煮15～20分钟，捞出去筷切成斜角小块备用。再将植物油30ml投入旺火锅内，油沸入木耳、青豆、笋片各50g煸炒一下，再入切块的素肠，加适量食盐、酱油、味精、香油拌炒出锅即可。用于胆道肿瘤伴有黄疸、便秘者。

3. 清烧红果　大红山楂100g洗净，去核，入清水锅内烧沸后，至山楂外皮已软捞出去皮。将清水200ml放入白糖50g，中火烧沸后除去浮沫，待糖熔化后放入山楂，小火煮至汤汁浓稠时放入桂花酱25g，拌匀出锅，凉后食用。用于胆道肿瘤消化脂肪食物不良者。

三、医家经验

1. 尤建良经验　尤氏诊治晚期胆囊癌的经验可概括为三个方面。

（1）先肝缓急，后脾治本：尤老认为"胆病从肝求之"，故治胆囊癌应先通过辨证论治控制痛、胀、疸、热，随即回归健脾和胃，坚持微调平衡，达到人癌和平共处，最终抑瘤消积。肝郁脾虚气滞，瘀热互结胆经，郁滞成积，积久克土，必损及后天之本，使脾失健运，胃失和降，故晚期胆囊癌内在失衡的关键点在中焦，在解决由肝而发的首要痛苦前，应宜调理中焦。其所采用的"微调平衡法"的基本方为微调3号方，内含党参、猪苓、茯神、薏苡仁、谷芽、麦芽、炒白术、茯苓、制半夏、枇杷叶、生甘草。诸药合用以扶助正气，调和脾胃，并可减轻手术、放疗、化疗后的不良反应。

（2）利胆退黄，消瘤散结：晚期胆囊癌造成胆道梗阻，出现黄疸，常伴上腹疼痛、发热、口苦、纳差、厌油等症状。此时宜利胆退黄，不忘消瘤散结。方以茵陈蒿汤配合化瘀软坚散结，解毒消积之片姜黄、炙鸡内金、龙葵、藤梨根、徐长卿等，调节机体免疫功能，药如大剂量猪苓30～60g。同时用柴胡、白芍、郁金疏肝、行气止痛；黄芩、虎杖、车前子解毒、除湿退黄；青黛、野菊花、山慈菇、三七粉化瘀解毒、消肿。伴发热者加马鞭草、地骨皮；恶心欲吐者，加姜半夏；纳少者，加山楂、神曲。后期热去湿留，湿从寒化，兼有血瘀症状，甚则出现腹水，则属阴黄，当温阳化滞，选茵陈术附汤加片姜黄、三棱、莪术等，治疗中当不忘调理后天之本。

（3）降逆化饮，补消并举：晚期胆囊癌行姑息性手术时常发现肝门及胰头转移，腹腔广泛转移。术后常出现呃逆呕吐、胸腹腔积液等，此属中医的"关格""臌胀"，必邪实与正虚并见。治疗先以葶苈大枣泻肺汤合三子养亲汤，降逆化浊，兼以健脾疏肝。获效后中病即止，去掉泻肺伤正的葶苈子，从而进入激活自身康复阶段。应在健脾基础上疏肝利胆、化瘀祛湿消积。以党参、白术、枳壳疏肝理气；鸡内金、桂枝、三七、片姜黄化瘀消积；茯苓、清半夏除湿散结；猪苓、茯苓皮、泽泻淡渗利湿；石见穿、鬼箭羽、八月札清热解毒、抗癌。诸药合用，使正气得充，积聚得控而腹水自消。

2. 作者经验　赵献龙验案（胆囊癌术后案）。陈女，53岁，公务员。2010年5月28日初诊。右上腹隐痛10年，2009年下半年以来，胀痛明显，呈进行性加剧，疼痛向右肩背放射。2010年3月6日经徐州市某医院B超、CT检查示：胆囊增大、多发性结石伴胆囊占位约4.5cm×3.3cm×2.2cm，被收住院，于3月11日在全麻下行根治性胆囊切除术。术后病理诊断为胆囊乳

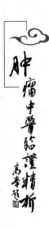

头状腺癌，侵及浆膜层，手术进行顺利。术后仅化疗一次，患者不耐忍受，经介绍前来救治。

刻诊：患者右上腹仍胀痛不适，每随情绪紧张而加重。面萎黄，体消瘦，胸胁苦满，恶心欲呕，嗳气纳差，巩膜无黄染，大便调，小便黄。舌暗红，苔薄黄微腻，脉弦。此乃肝郁气滞，胆失疏泄，湿热内蕴所致，治以疏肝解郁、清热利湿，方选四逆散加减。炒柴胡、炒枳壳、广陈皮、八月札、藿香（后下）、黄芩、川楝子各10g，炒白芍、炒白术、生晒参（另炖）、郁金、姜半夏、茯苓各12g，虎杖、焦三仙各20g，生薏苡仁、金钱草、仙鹤草、藤梨根各30g，三七粉（冲服）4g。14剂。

2010年6月13日二诊：右上腹部胀痛显减，苔不腻，配合心理疏导，心情日渐开朗，但食欲欠佳。原方去黄芩、藿香、姜半夏。20剂。

2010年7月5日三诊：体力渐增，胃纳好转，右上腹已完全不痛，心神振奋。续以疏肝利胆抗癌治疗，每月复诊一次，原方出入坚持治疗3年余，多次检查，未见异常。

按：胆囊癌案发病率不算太高，却恶性程度极大，如施治略迟缓，多数一年内死亡，故医患双方切不可掉以轻心。术后因仅面萎黄，而巩膜、小便不黄，且大便正常，故余未用茵陈蒿汤与大柴胡汤；另小便正常，亦未投茵陈五苓散，而改投四逆散合小柴胡汤疏肝解郁、和胃降逆，辅以三七、郁金、山楂、虎杖活血（此即抗肿瘤大家孙锡高所言："治癌当活血化瘀，气行血行。"）复配大剂薏苡仁、金钱草利湿清热，藤梨根、八月札直接杀灭癌细胞。仙鹤草30g抗癌又扶正，故获效颇快。然心理疏导亦不可或缺，因国外有谚语曰："一个丑角进门，胜过一打医生。"故看看小品，听听音乐，对患者的带病延年是有裨益的。

四、预防与调护

1. 注意控制炎症，预防感染。

2. 积极预防和治疗胆石症，对腺肌瘤、息肉等有恶变可能的胆囊良性肿瘤，定期进行复查，如肿瘤直径＞0.8～1.0cm，且年龄在45岁以上者，应行腹腔镜胆囊切除术。

3. 定期复查随访。术后2年以内每3个月随访1次，每半年进行1次影像学检查和CEA、CA199监测；术后2年以上，每半年随访1次，每1年进行1次影像学检查和CEA、CA199监测。

（赵献龙　杨进虎）

胰腺癌

　　胰腺癌是指来源于胰腺导管上皮细胞，少数起源于胰腺泡细胞，分布于胰头、胰体及胰尾的胰腺外分泌的一种恶性程度极高的肿瘤，由于其具有高度侵袭的特性，可导致极差的预后，是一种治疗难度很大的恶性肿瘤。可以发生于胰腺的任何部位，国际抗癌联盟按病变部位，将其分为胰头癌、胰体癌、胰尾癌及全胰癌，其中以胰头癌最为多见，是一种较常见的消化道恶性肿瘤。近年来其发病率呈明显上升趋势，每10年约增加15%，发病年龄多在40岁以上，很少发生于25岁以下青年人，且从55岁以后明显增多，男性偏多，男女发病之比为（2～4）∶1。病因至今仍不十分清楚，流行病学调查显示，胰腺癌的发病与遗传、吸烟、咖啡、高脂饮食、接触亚硝胺化学致癌物质、糖尿病、慢性胰腺炎等因素有关。早期胰腺癌应争取尽快选择根治性手术，对无法根治切除者应酌情行姑息手术，中、晚期应以放疗、化疗为主。本病预后极差，扩大根治术治疗的患者，5年生存率只有4%左右。

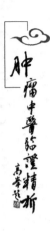

　　本病中医病名国家标准为"胰癌"。既往中医典籍根据临床证候，多归属于"癥瘕""积聚""黄疸""伏梁""腹痛"等病证范畴。中医学认为，本病与脾胃关系较大，其主要病因病机为七情内伤、外邪侵袭、饮食失宜，致肝脾损伤，脏腑失和，湿毒内蕴，气滞血瘀，日久发为癌瘤。临床多从脾虚湿热、湿热毒盛、气滞血瘀、气虚阴亏等予以分型辨治。

一、中医治疗

（一）辨证施治

　　1. **脾虚湿热**　腹胀纳呆，食后更甚，恶心呕吐，乏力，便溏，消瘦，胁下疼痛，扪之有块。舌淡黯，苔薄白，脉弦细。

　　【治法】健脾助运，化湿宽中。

　　【方剂】香砂六君子汤加减。

　　【药物】金钱草、生牡蛎、红藤各30g，茯苓、生黄芪、八月札各15g，党参、白术各12g，夏枯草、川厚朴、枳壳、柴胡各10g，苍术、广木香各6g，蜈蚣3条。

　　2. **湿热毒盛**　身目俱黄，黄色鲜明，小便黄如浓茶汁，大便如陶土色，恶心呕吐，胃纳呆滞，腹胀腹痛，消瘦乏力。舌红苔黄腻，脉细弦数。

　　【治法】清热利湿，解毒散结。

　　【方剂】茵陈蒿汤合大柴胡汤加减。

　　【药物】炒栀子、制大黄、柴胡、郁金、川厚朴、枳壳、夏枯草、黄芩各10g，白芍12g，八月札、龙葵、车前子、泽泻各15g，茵陈、半枝莲、白花蛇舌草、田基黄、生牡蛎、土茯苓各30g，蜈蚣3条。

　　3. **气滞血瘀**　上腹胀痛，扪之有块，痛处固定，疼痛彻背，攻撑两胁，夜间尤甚，面色黧黑，羸瘦乏力。舌暗见瘀斑，苔厚腻，脉细弦或弦数。

【治法】活血化瘀，软坚散结。

【方剂】血府逐瘀汤加减。

【药物】生地黄、桃仁、红花、赤芍、川楝子、枳壳、柴胡、炮穿山甲、郁金、姜黄、香附、土鳖虫各10g，制鳖甲（先煎）、延胡索、八月札、徐长卿各15g，红藤、半枝莲、白花蛇舌草各30g。

4. 气虚阴亏　低热疲乏，消瘦纳呆，心烦易怒，口干津少，便干溲赤，上腹胀满，肿块日增，胁肋隐痛。舌红少津，脉细弦数。

【治法】养阴生津，清热解毒。

【方剂】一贯煎加减。

【药物】穿心莲、土茯苓、白花蛇舌草各30g，鳖甲（先煎）、麦冬、知母、茯苓、八月札、枸杞子、生黄芪各15g，生地黄、北沙参、炒白术各12g，青蒿、地骨皮、柴胡、郁金各10g。

（二）随证用药

1. 辨病用药　在辨证施治基础上选用1～3味抗胰腺癌中草药，如半枝莲、白花蛇舌草、三棱、莪术、鳖甲、穿山甲、全蝎、土鳖虫、蜈蚣、守宫、龙葵、八月札、生南星、生半夏、肿节风、藤梨根、猫人参、茵陈、金钱草、石见穿、郁金、大黄等。

2. 临证加减　脘胁胀满者，加郁金、柴胡、佛手、枳壳、香附；恶心呕吐泛酸者，加砂仁、姜半夏、川黄连、吴茱萸、干姜、附子、海螵蛸；呃逆者，加丁香、柿蒂、赭石、沉香、旋覆花；胃脘疼痛者，加川楝子、延胡索、青皮、五灵脂；大便秘结者，加火麻仁、郁李仁、瓜蒌仁、大黄、枳实；口干口

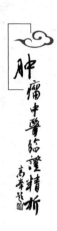

渴者，加天花粉、知母、玄参、石斛、生地黄、石膏；气虚甚者，重用黄芪，党参改为人参；便溏腹泻者，加山药、炒薏苡仁、诃子、补骨脂、肉豆蔻、炒白扁豆；下肢浮肿者，加猪苓、泽泻、车前子、薏苡仁、茯苓皮；大便黑或伴胃出血者，加白及、地榆、仙鹤草、槐花、灶心土、三七。

二、特色治疗

（一）针灸疗法

1. 体针取穴　三阴交、太冲、公孙（双侧）、足三里、内关、中脘，常规消毒后，快速进针，有酸、麻、胀、沉感时，留针30分钟，5～7次为1个疗程。

2. 耳针取穴　交感、神门、三焦、脾穴（双侧），中等刺激并留针，疼痛剧烈时用强刺激，缓解时轻刺激，每日1次，5次为1个疗程。

（二）外治法

藤黄二乌散（《中华肿瘤治疗大成》）　藤黄180g，川乌、生草乌、白及、山慈菇、木芙蓉、当归尾、制乳香、制没药各120g，冰片20g，麝香6g。诸药共研细末，用温开水调成糊状，外敷患处。主治胰腺癌骨转移。

（三）食疗药膳

1. 桑白皮煲兔肉　桑白皮30g洗净，和250g洗净的兔肉（切成小块）一起加水适量煲熟，加食盐、味精各少许，调味服食。此方补中益气、行水消肿，适用于胰腺癌伴有糖尿病营养不良性水肿者。

2. 灵芝清补汤　灵芝15g，大枣、党参、枸杞子各25g，人参须15g，猪排骨300g，食盐适量。将药（用布袋装好，扎口）

浸入6000ml水中约10分钟，再加入排骨，文火煮3小时，捞出布袋，再加食盐调味，每次250～300ml，吃肉喝汤。每日1次，多余的放冰箱储存。此方抗癌益气、健脾开胃，适用于胰腺癌气虚脾困，消化功能障碍者。

三、医家经验

1. 刘嘉湘经验　刘氏治疗胰腺癌以辨证论治为原则，临床辨证分为3种类型。

（1）气滞血瘀证：腹部肿块或胁下肿块，脘腹胀痛或针刺样疼痛，食欲缺乏，舌紫暗有瘀斑，脉弦或涩。治拟疏肝理气，活血化瘀，软坚解毒，方用膈下逐瘀汤加减。八月札、菝葜、岩柏、白花蛇舌草各30g，木香15g，赤芍、白芍、莪术、三棱、穿山甲各12g，桃仁、柴胡、红花、山楂各9g。

（2）热毒蕴结证：腹部肿块或胁下肿块，上腹疼痛，恶心厌食，发热口渴，心烦失眠，便秘尿黄，苔黄厚腻，脉弦滑。治拟清热解毒，软坚消癥，方用莲子清心饮加减。药用蒲公英、薏苡仁各30g，生地黄24g，丹参18g，黄芩15g，赤芍、枳实、土茯苓、生大黄（后下）各12g，莲子心、栀子、柴胡各9g，龙胆6g，黄连3g。

（3）湿热黄疸证：腹部肿块或胁下肿块，厌食纳呆，上腹胀满，恶心呕吐，一身面目俱黄，皮肤瘙痒，便秘溲黄。苔黄腻，脉弦滑。治以清热利湿，化瘀解毒，方用茵陈蒿汤加减。药用茵陈蒿、金钱草、半枝莲、龙葵、车前子、碧玉散（滑石、甘草、青黛，包煎）各30g，栀子15g，制大黄、三棱、莪术、黄芩各12g，龙胆9g。

2. 张代钊经验方

（1）胰腺癌放疗后用方：炙枇杷叶、茯苓、焦六曲各15g，生黄芪、清半夏、陈皮各10g，石斛18g，百合25g，女贞

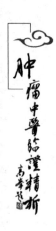

子、白芍、竹茹各12g，黄连3g，三七粉（分次冲服）2g，每日1剂，水煎服。

（2）胰腺癌化疗后用方：生黄芪30g，鸡血藤、仙鹤草各20g，茯苓、泽泻、女贞子、鸡内金各12g，枸杞子、焦六曲各15g，陈皮、姜半夏各9g，白术6g，木香3g，生姜3片，大枣7枚。每日1剂，水煎服。

3. 作者经验　赵献龙验案（胰腺癌术后案）。梁男，46岁，2009年8月26日初诊。患者因"上腹部胀痛不适2月余，皮肤巩膜黄染，纳差1个月"，于2009年3月13日经徐州市某医院确诊为胰腺癌，行胆囊、胰头、十二指肠切除术，病理检查示侵袭性中分化导管癌，已侵及胰头。术后出院，仍感上腹部疼痛不适，食后加重，前来我处求治。刻诊形体消瘦，面色晦黄，时有呕恶，心烦不宁，体倦乏力，便干溲黄。苔黄腻，脉弦数。此为毒热内蕴，气血亏虚之象，治以清热解毒，益气健脾和胃。

黄芪、薏苡仁、半枝莲、白花蛇舌草、金钱草各30g，茵陈、虎杖、焦三仙各20g，丹参15g，莪术、白芍、姜半夏、茯苓各12g，柴胡、陈皮、枳壳、藿香、黄芩、炒当归、鸡内金各10g，白豆蔻（后下）、生大黄（后下）各6g。15剂。

另服犀黄丸，每次3g，每日2次。

9月18日二诊：服药3周，胁腹胀痛明显减轻，纳增便调，苔转薄黄，原方去藿香、白豆蔻，生大黄改制大黄，续服。以后每月复诊1次，患者症状逐渐改善，体重亦有增加。

2010年5月23日诊：胁腹无不适之感，纳食正常，二便调。5月20日在当地医院行CT检查示肝、脾、胰（体、尾）未见异常。拟方：黄芪、生薏苡仁、半枝莲、白花蛇舌草、石见穿各30g，丹参15g，莪术、白芍各12g，柴胡、枳壳、当归、木香各10g，甘草6g。水煎服，隔日1剂。犀黄丸，原剂量续服，随访半年，身体状况良好。

按：本案患者形瘦纳呆，正气亏虚，手术耗伤气血，体内正气难复，抗邪乏力，食入难运，则脘腹疼痛，时有呕恶，热毒蕴结则舌苔黄腻，便干溲黄。故行清热解毒，益气活血，健脾和胃之法，而收佳效。胰腺癌首选手术治疗，但能得以根治或治愈者甚微，术后转移者甚众，即使放、化疗亦难收效。患者术后历经中医中药治疗达1年多，且身体状况良好，与患者耐心配合医生服药关系极大。

四、预防与调护

1. 积极治疗慢性胰腺炎、慢性胆囊炎及糖尿病等疾病，对于40岁以上的人群，有条件者可开展防癌普查。

2. 定期复查，2年内一般1～2个月复查1次，2年后宜2～3个月复查1次，检查项目主要为彩超、CT、MRI、胸片及肿瘤标志物。

（高志良　赵献龙）

🌸 大肠癌

大肠癌包括结肠癌和直肠癌，是指发生于盲肠、升结肠、横结肠、降结肠、乙状结肠、直肠及肛门等部位的恶性肿瘤。其中低位大肠癌（直肠癌）占大肠癌的60%～75%，大肠癌的发病率在西欧北美占恶性肿瘤中的1～2位，在我国发病率居第4位。中位发病年龄在45岁左右，男、女之比约为1.2：1。近年来，我国大肠癌发病率呈上升趋势。本病发病原因主要与环境因素、生活方式关系密切，如嗜食高脂肪、高动物蛋白、少纤维素者及长期饮酒、肥胖、精神压抑者等，此外遗传因素、慢性溃疡性结肠炎、大肠腺瘤、大肠息肉、血吸虫病、放射线损

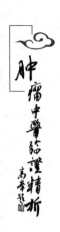

害及其他因素亦有影响。治疗应首选手术切除，并根据情况，配合放疗、化疗及中医中药治疗。大肠癌根治术后5年生存率为48%～55.4%，综合治疗后结肠癌5年生存率约为50%，直肠癌5年生存率约为70%。

本病中医病名国家标准称为"肠癌"。既往归于"肠覃""脏毒""肠澼""癥瘕""锁肛痔"等范畴。其主要病因病机为饮食不节，嗜食肥甘厚味，过食炙煿，或喜怒不节，房劳太过而致阴阳失调，脏腑虚弱，湿热蕴毒，气血瘀阻，壅塞肠中，结为癌瘤。临床多从湿热蕴结，瘀毒互结，脾胃虚寒，气血亏虚、气阴两伤等证型予以分型辨治。

一、中医治疗

（一）辨证施治

1. 湿热蕴结　腹部阵痛，便次增多，便带脓血或黏液，里急后重，肛门灼热，舌红苔黄腻，脉滑数。

【治法】清热利湿，凉血解毒。

【方剂】清肠饮加减。

【药物】当归、玄参、黄芩、地榆各10g，薏苡仁、金银花、紫花地丁、野菊花、败酱草、白花蛇舌草、半枝莲各30g。

2. 瘀毒互结　腹胀腹痛，烦热口渴，腹部包块，消瘦，泻下脓血呈暗紫色，舌紫有瘀斑，苔黄厚浊，脉涩。

【治法】清热解毒，活血化瘀。

【方剂】大黄牡丹汤加减。

【药物】大黄15g，桃仁12g，牡丹皮10g，冬瓜子、半枝莲、龙葵、白花蛇舌草、败酱草各30g。

3. 脾胃虚寒　面色㿠白，脘腹隐痛，喜温喜按，呕吐清水，疲乏畏寒，便溏肢肿。舌淡胖有齿印、苔白滑，脉沉缓或细弱。

【治法】温中健脾，解毒散结。

【方剂】附子理中汤加减。

【药物】制附子、干姜、草豆蔻、丁香各6g，党参、陈皮、法半夏、白术各10g，茯苓、补骨脂各12g，肿节风（先煎）15g，薏苡仁、铁树叶各30g。

4. 气血亏虚　腹部隐痛，面色不华，神疲无力，唇甲色淡，自汗盗汗或见低热，消瘦纳呆，食后腹胀。舌淡苔薄、脉细弱无力。

【治法】益气养血，健脾和中。

【方剂】八珍汤加减。

【药物】黄芪、半枝莲各30g，建曲20g，党参、熟地黄、白术、当归、枳壳各15g，白芍、阿胶（烊化）各12g，砂仁、甘草各6g。

5. 气阴两伤　气阴两伤或于放疗之后，肛门灼热，下坠不适，疲乏消瘦，口干咽燥，心烦多梦，或午后潮热盗汗，食欲不振，便意频频，或伴疼痛，反复便血，或便溏带血，或便干带血。舌红少苔或无苔、脉细或细数。

【治法】益气养阴，凉血解毒。

【方剂】黄连阿胶鸡子黄汤合二至丸加减。

【药物】黄连、升麻、木香各6g，阿胶、龟甲胶、白芍各12g，当归炭、白术、茜草炭、乌梅各10g，墨旱莲、女贞子、太子参、地榆炭各15g，黄芪、仙鹤草各30g。

（二）随证用药

1. 辨病用药　在辨证施治基础上选用1～3味抗肠癌中草药，如半枝莲、白花蛇舌草、仙鹤草、蟾皮、僵蚕、莪术、薏苡仁、蒲公英、黄连、木香、石见穿、地榆、藤梨根、山慈菇、龙葵、肿节风、苦参、白头翁、马齿苋、乌梅、凤尾草、

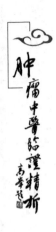

菱角、拳参、槐花、守宫、露蜂房、蜣螂虫、铁树叶、土大黄、桑椹等。

2. 临证加减　脘胁胀痛者，加郁金、柴胡、佛手、枳壳、香附；恶心呕吐、泛酸、呃逆者，加砂仁、姜半夏、川黄连、吴茱萸、干姜、附子、海螵蛸、丁香、柿蒂、赭石、旋覆花、沉香；脘腹痛者，加川楝子、延胡索、五灵脂、青皮；便秘者，加火麻仁、郁李仁、瓜蒌仁、枳实、大黄；火热内蕴者，加栀子、黄芩；口干口渴者，加天花粉、知母、玄参、生地黄、生石膏；气阴两伤者，加西洋参或太子参、生黄芪；气虚甚者，重用黄芪、党参改人参；便溏腹泻者，加山药、炒薏苡仁、补骨脂、肉豆蔻、诃子；下肢浮肿者，加茯苓、猪苓、薏苡仁、防己、车前子；兼血瘀者，加丹参、桃仁、红花；血虚者，加当归、熟地黄、黄精、何首乌、鸡血藤、紫河车、阿胶；便血者，加白及、仙鹤草、地榆、槐花、三七；食欲不振者，加鸡内金、焦三仙、陈皮、白术。

二、特色治疗

（一）外用灌肠

王绪鳌验方　梨根灌肠方：黄柏、黄芩、紫草、苦参各60g，虎杖120g，藤梨根250g，乌梅15g，浓煎成500ml，每日1次，每次300～500ml，睡前保留灌肠。

（二）食疗药膳

1. 紫茄蒸食方　紫茄3个先洗净，不除柄，放搪瓷碗内，加葱花、姜末、红糖、食盐各适量，入锅隔水蒸煮30分钟，待茄肉熟烂时，加味精、香油各适量，拌匀即成；或放在饭锅米饭上，同蒸煮至熟，加以上调料即可。佐餐当菜随意食用，此方清热消肿，活血抗癌，适用于大肠癌早期患者。

2. 槐花饮　槐花10g，粳米30g，红糖适量。先煮米取米汤，将槐花末调入米汤中，放入红糖适量调服。此方清热、凉血、止血，适用肠癌便血者。

3. 萝卜苡仁粥　将萝卜100g洗净切片，先入锅中煎煮10分钟，加淘净的薏苡仁、粳米各50g，同煮成稠粥。早晚分食。此方理气消胀、健脾消食、利湿抗癌，适用大肠癌气机郁滞者。

4. 黄芪鲈鱼汤　将鲈鱼1条（约200g）去鳞、鳃、肠杂洗净切块；与洗净的黄芪、怀山药（各30g）、陈皮（6g）一起放入锅内，加水适量，大火煮沸后，小火煲1小时，调味即可，饮汤食肉。此方健脾益气，开胃和中，适用于大肠癌脾气虚弱者。

三、医家经验

1. 王绪鳌经验　针对大肠癌的主要临床表现，王老以辨证与辨病相结合，制定基本固定方为：藤梨根、猫人参、白花蛇舌草、苦参、水杨梅根、薏苡仁、凤尾草、野葡萄藤、茅根、槐角、草河车、丹参。便脓血者，加地榆、槐花、侧柏炭、金银花炭；便秘体实者，加大黄、枳实、桃仁；体虚者，选用柏子仁、火麻仁、郁李仁；便次增多者，选白槿花、诃子之类；阳虚者，加附子、肉桂、干姜之类；阴虚者，加石斛、玉竹、玄参、天花粉、麦冬之类；气血不足者，加太子参、黄芪、当归、地黄之类。肠癌术后可采用补气益血、养阴生津或健脾助阳等法以扶正固本，促进早日恢复。

王老也采用灌肠或外用栓剂的方法，使药物直接与病灶接触，以提高疗效。灌肠方见本节特色治疗梨根灌肠方，用于直肠癌。外用栓剂：硇砂3g，鸦胆子9g，乌梅肉15g，冰片1.5g，制成三粒栓子，每日1～2次，每次1粒。此法针对直肠癌肿高突致肠腔狭窄，大便困难者。该药有腐蚀作用，用时慎防出血。

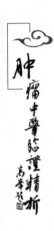

2. 孙锡高经验方

（1）口服、灌肠方：半枝莲、白花蛇舌草、菝葜、藤梨根、生薏苡仁、土茯苓、瓜蒌仁、石打穿各30g，槐花、红藤、苦参、丹参、白毛藤各15g，广木香、土鳖虫、乌梅肉各9g。水煎服，每日1剂；另加壁虎4.5g，研细末分3次吞服；本方浓煎2次，将全部煎液的2/3，分2次内服，余下1/3做保留灌肠（分2次）。

（2）外敷方：红芽大戟、硇砂、松香、血竭、白及、煅石膏各30g，儿茶20g，红升丹、白胡椒、老月石各10g，蟾蜍3g。共研末，肛门癌未溃用香油或凡士林调成软膏外敷，每日1换；已溃直接敷于创面上，每日1次。

（3）坐浴方：苦参、五倍子、龙葵、败酱草、土茯苓、黄药子、漏芦各30g，马齿苋40g，山豆根20g，黄柏10g，枯矾3g。煎服药汁后，加入冰片2～3g，于药液中坐浴浸洗，每日2次，用于晚期肛门直肠癌，有菜花样肿物或溃烂者。

3. 作者经验　马继松验案。李男，59岁。广德县人。2014年4月10日初诊。

2013年8月6日因右上腹胀痛3小时入住当地医院，按慢性胆囊炎急性发作诊治5天出院，未1个月腹痛又反复，全身黄染，急入住我市一三甲医院。检查出：胆囊多发性结石、胆囊炎并胆汁瘀积、胆汁性肝损害、急性胰腺炎伴上胆道系统及胰管扩张、肝脏多发囊肿、左肾囊肿及副脾，并发现胆总管下段与胰管汇合处可疑低密度影。进一步内镜检查，诊为：①EBC+ENB；②胆总管下段十二指肠乳头癌。考虑体差且本人不同意，未做手术，仅住院半月，即携口服抗感染西药返回。服完效不显，又服中草药百剂，方使黄退症缓。其又上山挖笋去集市叫卖，致腹痛又剧，转请余治（我去宁国出诊每月1次，广德县与宁国市为邻县），适逢黄疸加深，广德县医院4月8日

化验：总胆红素377.1μmol/L，直接胆红素263.7 μmol/L，间接
胆红素113.4 μmol/L，谷丙转氨酶926.4U/L，谷草转氨酶716.8
U/L，谷酰转氨酶155.2 U/L，乳酸脱氢酶345.1U/L，白球比1.1，
前白蛋白845g/L。刻诊三黄明显，稍纳则胀，虽口干苦却饮不
多，二便均少，烦躁寐难，舌偏红，舌下静脉增粗如大蚓，苔
黄浊，脉虚弦滑。急予大柴胡汤、五苓散、兰豆枫楮汤复方以
图。薏苡仁50g，茵陈、泽泻、茯苓、白花蛇舌草、藤梨根各
30g，赤芍、白芍、石见穿、郁内金各20g，泽兰、马料豆、路
路通、楮实子各15g，柴胡、半夏、枳实、生大黄、炒知母、炒
黄柏各10g，桂枝7g。

2014年4月19日电告复诊：小便显增，大便略畅，黄疸渐
退，眠纳稍增，但并未腹泻，却矢气颇转。续予7剂。

2014年4月25日电告：随二便畅，黄疸消退近半，腹痛已能
耐受，纳近半斤，眠5小时，但左目红赤未退尽。薏苡仁50g，
金钱草、海金沙、郁内金、藤梨根、蒲公英各30g，生地黄、茵
陈、虎杖、石见穿各20g，白术芍、八月札、威灵仙各15g，柴
胡、姜半夏、枳实、龙葵、甘草各10g。10剂。

2014年5月7日余去宁国，其来就诊，黄疸消退大半，尤喜
目赤亦退，神振溲清，便畅却不溏，纳达半斤，眠6小时，舌
红转淡，舌下静脉渐细，前方出入10剂。他因两次住院，见不
少病友逝去，故始终不肯手术、放疗、化疗，加之天性豁达乐
观，自2016年起，改为每月服药10剂，并从事协助他人收购茶
叶，砍点小竹竿等较轻农活，带癌生存至今，现体重近160斤，
外观毫无病态。现虽仍在积极治疗中，但每月仅服药5剂了。

按：为使部分常见癌的病因病机更简捷并有利于治疗，
有专家将癌症分为"穷癌"与"富癌"两大类。如食管癌、胃
癌、肝癌等，其发病与营养欠缺有关，都为"穷癌"；而胆、
胰、肠及乳腺癌等，多因营养过剩所致，故称"富癌"。李男

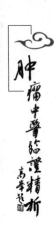

曾患过慢性肝炎，初诊时，肝功亦异常，且有腹水，故笔者以已故南京中医药大学肝病专家邹良材所创兰豆枫楮汤为主，配合大柴胡汤、五苓散等。待肝功渐复，才按"富癌"投以清解、排石、通利肠胆之药，结合较大剂抗癌之品而获效。笔者在温州治数十例肠癌，效均欠佳，恐与过早投以白参、当归等补益气血（因晚期肠癌大多消瘦神萎）有关。笔者以前所治之肠癌大多为直肠癌，十二指肠乳头癌是否较直肠癌易治，不敢妄言。不过患者积极配合治疗且豁达、乐观，亦是获效关键。

四、预防与调护

1. 积极防治癌前病变　特别是家族性多发性肠息肉病、腺瘤、肛瘘等，宜及早切除病灶。对病程长的溃疡性结肠炎应注意用结肠镜随诊。

2. 中西医结合治疗　应坚持相当一段时间的中西医结合治疗，以巩固疗效。

3. 定期复查　一般1年内每3个月复查1次，2年内每半年复查1次，后每年复查1次，坚持5年。复查项目包括：胸片、B超、CT、MRI、钡灌肠摄片、肠镜及CEA、CA153、CA199等检查，一旦发现CEA再次升高，提示肿瘤复发可能。

（王章标　孙锡高　马继松）

泌尿系统和男性生殖系统肿瘤

肾 癌

肾细胞癌（简称肾癌）是起源于肾实质泌尿小管上皮系统的恶性肿瘤，为最常见的肾脏肿瘤，占肾脏肿瘤的

80%～90%。其中85%为透明细胞癌。男女发病比例约为2∶1，高发年龄为50—70岁。据统计1988—2002年我国肾脏肿瘤发病率呈逐年上升趋势，但死亡率在降低。肾癌的发生可能与芳香族碳氢化合物、芳香胺、黄曲霉素、激素、吸烟、肥胖、放射线、病毒、职业中接触镉、焦炭的工人以及某些遗传性疾病（如结节性硬化症、多发性神经纤维瘤）等因素有关。

根治性手术是治愈肾癌的唯一有效手段。生物免疫治疗是肾癌的重要治疗措施，肾癌对放疗不敏感，化疗效果亦不理想，目前多主张个体化治疗和综合治疗相结合的原则，包括手术、生物免疫、分子靶向以及中医中药等治疗手段。

本病中医国家病名标准亦称"肾癌"，既往中医典籍多将本病归属于"尿血""腰痛""肾积""癥积"等范畴。其病因病机为肾气不足，水湿不化，湿毒内生，或外感湿热毒邪，入里伤肾，内外合邪，蓄积成积，发为癌瘤。本病分实证、虚证两类。中医多从心火亢盛、肾阴虚弱、湿热蕴肾、瘀血内阻、脾肾两虚、气血双亏等予以分型辨治。

一、中医治疗

（一）辨证施治

1. 心火亢盛　小便热赤带血鲜红，排尿时或有轻的热灼感，心烦口渴，口舌生疮，夜寐不宁，腰部胀痛，舌尖红，脉洪大数而有力。

【治法】清心泻火，凉血止血。

【方剂】小蓟饮子合导赤散加减。

【药物】小蓟、生地黄、滑石（先煎）各30g，藕节15g，淡竹叶、蒲黄、山栀各10g，甘草6g，生大黄（后下）5g，木通3g。

2. 肾阴虚弱　小便短赤带血、潮热盗汗，口燥咽干，腰膝

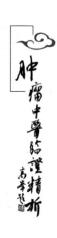

酸软，眩晕耳鸣，腰痛腹部肿块，舌红、脉细数。

【治法】养阴清热凉血。

【方剂】知柏地黄汤加味。

【药物】生地黄、大蓟、小蓟、生侧柏叶各30g，藕节、血余炭各12g，知母、山药、牡丹皮、泽泻、墨旱莲各10g，黄柏、山茱萸各6g。

3. 湿热蕴肾　腰痛，坠胀不适，尿血，低热，身沉困，食不佳，腰腹部肿块。苔白腻中黄，舌体胖，脉滑数。

【治法】清热利湿，解毒化瘀。

【方剂】八正散加减。

【药物】木通5g，大黄、山栀、白术各10g，滑石、萹蓄、马鞭草、白花蛇舌草、瞿麦、草河车、薏苡仁各30g，赤芍、川贝母、夏枯草各12g。

4. 瘀血内阻　面色晦暗，腰痛较剧，多呈刺痛或钝痛，痛处固定，腰腹部肿块日渐增大，血尿或伴血块。舌质紫暗或有瘀斑瘀点，苔薄白，脉弦或涩或结代。

【治法】活血化瘀，软坚散结。

【方剂】桃红四物汤加减。

【药物】桃仁、红花、川芎、当归、白芍、莪术、炮穿山甲各10g，熟地黄、延胡索各12g，鳖甲(先煎)、土茯苓、牛膝、川断各15g，大蓟、小蓟、瞿麦、石见穿、半枝莲各30g，三七粉（冲服）6g。

5. 脾肾两虚　腰痛腹胀，尿血或腰腹部肿块，纳差，恶心，呕吐，消瘦，虚弱贫血。舌质淡，苔薄白，脉沉细无力或弱。

【治法】健脾益肾，软坚散结。

【方剂】右归饮加减。

【药物】白术、党参、黄芪、杜仲、补骨脂各10g，当归、陈皮、棕榈炭、赤芍各12g，马鞭草、蛇舌草、瞿麦、草河车、薏苡仁各30g，黄精、山茱萸各15g。

6. 气血双亏　病至晚期，远处转移，面㿠乏力，自汗盗汗，血尿时作，腰腹胀痛，贫血消瘦，行动气促，有时咳嗽伴有低热，口干而不喜饮。舌红或深红，暗紫，有瘀斑，脉细弱或大而数。

【治法】双补气血，扶正抑癌。

【方剂】八珍汤加减。

【药物】生黄芪25g，太子参18g，女贞子、天冬、麦冬、黄精、茯苓、白术、白芍各12g，甘草3g，生地黄、熟地黄、枸杞子、金银花各10g，绞股蓝15g。

（二）随证用药

1. 辨病用药　在辨证施治的基础上选择1～3味抗癌中草药，如黄柏、知母、萹蓄、瞿麦、海金沙、金钱草、石韦、生地黄、土茯苓、猪苓、薏苡仁、草薢、半枝莲、大小蓟、六月雪、牛膝、珍珠菜、藤梨根、茅根、地骨皮、肿节风、王不留行、天葵子、凤尾草等。（注：具有肾毒性中药，应避免大剂量、长时间的使用，如木通可用通草代替，通草用药量宜在5g以内，防己5～10g，益母草10～15g，慎用含钾较高的中药，如牛膝、杏仁、桃仁等，活血药也宜慎用。）

2. 临证加减　若为胆火炽盛者，可用丹栀逍遥散、龙胆泻肝汤加减；尿血腰痛者，加三七、大蓟、小蓟、白茅根、二至丸；出血多者，加炒蒲黄、阿胶、三七粉；头晕耳鸣者，加制首乌、潼蒺藜、白蒺藜、菊花；五心烦热者，加生地黄、玄参、地骨皮、知母、牡丹皮等；自汗盗汗者，加黄芪、五味子、糯稻根、牡蛎等。

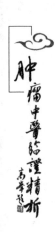

二、特色治疗

（一）针灸治疗

1. 针刺　适用于各期肾肿瘤、输尿管肿瘤患者。

主穴：取足三里、三阴交、肾俞；配穴取内关、昆仑；耳穴取肾、输尿管、膀胱、肾上腺、内分泌、皮下等穴。

针法：补泻兼施，每日1次，每次留针20分钟。

2. 穴位注射　适用于肾肿瘤疼痛和血尿有条索状血块、排尿困难者。

取穴：三阴交、昆仑、足三里。

方法：以复方丹参注射液2ml稀释在5ml生理盐水之中，每次分别注入1ml，每日或隔日1次，连续10天为1个疗程。休息5天再开始下1个疗程。

（二）推拿疗法

取穴曲池、合谷、肾俞、三阴交等穴，采用擦、拿、抹、摇、滚、拍、击等手法，扶正固本，理气活血化瘀。适用于肾脏肿瘤气机不畅之腰痛、尿血等症。

（三）中药外治

癌痛散：山奈、乳香、没药、姜黄、栀子、白芷、黄芩各20g，小茴香、公丁香、赤芍、木香、黄柏各15g，蓖麻仁20粒。上药共为细末，用鸡蛋清调匀外敷肾俞穴，6～8小时更换一次。适用于肾脏肿瘤疼痛者。

（四）食疗药膳

1. 虾仁煨白菜　新鲜、剥好的虾仁300g拍碎如泥，拌入5cm见方豆腐1块，鸡蛋清1个搅匀，酌量加淀粉、酱油等调料，捏成枣大小的虾丸，放入七成热豆油中，以小火煮熟备用。将已切段的300g大白菜放入油锅中，一热即倒入虾丸，用小火焖烂白菜，使虾味进入白菜，用淀粉勾芡，滴上香油，趁热食用。功在补肾健脾、解毒养胃，用于肾癌术后脾肾虚弱者。

2. 牛膝蹄筋　将10g牛膝加入50ml水，用旺火隔水蒸20分钟，取出；将水发猪蹄筋500g倒入3成热的油中，用微火浸泡2小时，放到热油里炸透，再放到开水里煮至发软为止，捞出冲净切段。将油烧热，投入姜，放50g鸡丝、黄酒、25g蘑菇片、1个青椒切片，再放入发好的蹄筋和蒸过的牛膝，加食盐、味精和200ml鲜汤，旺火焖1分钟。出锅前用水淀粉勾芡，浇少许熟油，撒上葱花，炒匀。功在滋补肝肾，强壮筋骨，抗癌消肿，适用于肾癌所致腰膝酸痛，软弱无力者。

3. 香片蒸鱼　将鲜河鱼（约500g）1条切开，用食盐、料酒腌十几分钟，把泡开的香片茶（10g）放鱼肚中装盘，把盘边摆放十几片茶叶。旺火蒸20分钟。出锅后淋上爆香的葱、姜丝即可。功在生血益气、利尿清浊，适用于肾癌无痛性血尿者。

三、医家经验

1. 沈庆法经验

（1）术后的辨证论治：沈教授将肾癌术后治疗分为3种情况。

①肝肾阴虚，热扰心神证：术后腰酸腰痛，眩晕口干，时有耳鸣，心烦，夜寐不安，舌红，苔薄腻，脉弦细。方以六味地黄丸加减。

②湿热伤阴，肠道郁滞证：术后脘腹胀满，胁肋不舒，口苦且干，便秘或溏而不爽，舌红，苔黄腻，脉弦或滑。方以枳实导滞丸加减。

③脾胃虚弱，气机不畅证：术后神疲乏力，消瘦纳少，时

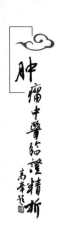

有嗳气，呃逆，脘闷腹胀，舌红，苔薄腻，脉小细弦。方以香砂六君子汤加减。

（2）术后用药注意要点

①用好益气活血药：一是补气血药不宜太多，量不宜太重；二是须防壅滞为害；三是宜选养血和络之品，勿投活血祛瘀峻猛之味。

②重视清热解毒药：术后第一年的治疗中，辨证还应结合辨病用药，可加入三蛇汤（白花蛇舌草、蛇莓、蛇六谷）、龙葵、石见穿、望江南等以解毒抗癌。

③配伍清利湿热药：术后元气大伤，运化失常，可加佩兰、薏苡仁、蔻仁、滑石等，严重者则加黄连、半夏、栀子、苍术等。

④勿忘理气健脾药：术后脾胃运化失健，要注意配理气健脾药，如枳壳、郁金、木香、陈皮、八月札、焦楂曲、焦谷芽、焦麦芽等。

⑤选用通腑泄浊药：术后常腑气不畅或大便溏而不爽及腹胀、口苦等，宜选用枳实、火麻仁、柏子仁等通腑泄浊药，严重者加大黄、郁李仁等，使大便保持每日1～2次。

⑥常用的几组药物：益气固精——菟丝子、沙苑子、覆盆子；清热利湿——虎杖根、薏苡仁根、岗稔根；清热祛浊——土茯苓、蝉蜕、黄芩；清利下焦——地锦草、瞿麦、川黄柏；清热解毒——白花蛇舌草、蛇莓、龙葵。

2. *作者经验* 赵献龙验案（肾癌术后案）。王男，46岁，2011年5月27日初诊。患者3个月前发现全程无痛血尿伴左侧腹部肿块，于2月26日经江苏省人民医院确诊为左肾实质性占位病变，行左肾手术切除。病理报告为：透明细胞癌，中分化，临床分期Ⅲ期。术后2个月，行生物免疫与化疗联合治疗，患者消化道反应症状较重，难以承受，遂寻中医予以调治。

刻下：消瘦无力，头晕体倦，呕恶频作，不思饮食。舌胖嫩，苔白腻，脉细濡。宜先予益气健脾，降逆和胃以缓其急。

人参（另炖）、陈皮、木香、旋覆花、鸡内金、藿香梗各10g，焦白术、姜半夏各12g，土茯苓15g，薏苡仁30g，砂仁（后下）、白豆蔻（后下）、炙甘草各6g。21剂。

2011年6月18日二诊：药后呕恶已除，胃纳渐复，气色好转，苔转薄白。上方去藿香梗、白豆蔻、旋覆花，人参改太子参12g，加黄芪20g，当归10g，继服21剂。

2011年7月10日三诊：胃纳如常，小便清长，时伴头晕，腰膝酸软，苔薄白，脉沉细。肾气虚弱，摄纳乏力，当治其本。宜益气固肾为法。

黄芪、薏苡仁、藤梨根各30g，太子参、枸杞子、山药、土茯苓各15g，熟地黄、白术各20g，当归、山茱萸、牡丹皮、牛膝、天葵子各10g，桂枝8g，制附子4g，炙甘草6g。

药后3个月，腰膝酸软显著好转，头已不晕，舌转红，脉沉实，原方出入，服药1年，跟踪随访，各项检查指标正常。

按：王男，形瘦体倦，呕恶频作，不思饮食。胃主纳，脾主运，饮食化为精微，益营固卫，正气盛，邪自却。故治疗上首当益气健脾，和胃降逆，以缓其急。2011年7月10日三诊时，饮食渐复，但却现头晕腰酸等肾气虚弱症，故转为益气固肾为主以治其本，治疗满意。

四、预防与调护

1. 禁用对肾功能有损害的药物，积极治疗肾囊肿等肾脏疾病。

2. 定期随访复查，术后2～3年内，每3个月复查1次，以后半年复查1次。

（徐　耀　赵献龙）

◎ 膀胱癌

膀胱癌是指来源于膀胱壁上皮组织和间皮组织的恶性肿瘤，是泌尿系统最常见的恶性肿瘤，占全部恶性肿瘤的1.2%～1.9%，好发年龄为50—70岁，男女之比约为4∶1。其发病原因尚不完全明确，可能与长期接触芳香族类化学物质、吸烟、膀胱黏膜长期刺激、体内色氨酸代谢异常和某些药物及寄生虫等因素有关。

膀胱癌的治疗主要取决于临床分期，其治疗方法包括手术、局部化疗、局部放疗、全身化疗以及局部的免疫治疗等，对不能手术或术后复发者，局部超声热疗也是有效的方法，此外，还应重视中医中药在综合治疗中的作用。膀胱癌的预后与临床分期、组织学分级、尿道是否有梗阻等有关，其5年生存率T_1期可达63%，而T_3期仅为10%。

本病的中医病名国家标准亦称"膀胱癌"，既往中医著作多归属于"尿血""血淋""癃闭"等范畴。其病因病机为湿热久郁、热毒瘀结膀胱，毒瘀蕴结，膀胱气化不利，日久伤及脾肾，正虚邪实，结聚成瘤。临床多从湿热下注、瘀血内阻、脾肾气虚、肝肾阴亏四型予以辨证论治。

一、中医治疗

（一）辨证施治

1. 湿热下注　间歇性、无痛性血尿或尿后带血，或伴尿痛、尿频、尿急，小腹坠胀，时而恶寒发热。舌暗红，苔白腻或黄腻，脉数或滑数。

【治法】清热利湿，解毒通淋。

【方剂】八正散合龙蛇羊泉汤加减。

【药物】木通、黄柏、栀子、白术、乌药各10g，萹蓄、瞿麦、大蓟、小蓟、龙葵、土茯苓、白茅根各30g，蛇莓、海金沙各15g，甘草5g。

2. 瘀血内阻　尿血时多时少，有时排尿不畅，尿血成块，偶见腐肉随尿排出，小腹坠胀疼痛。舌紫暗或见瘀点瘀斑，脉弦或涩。

【治法】活血化瘀，解毒散结。

【方剂】少腹逐瘀汤加减。

【药物】桃仁、红花、川芎、延胡索、香附、木香、枳壳各10g，赤芍、瞿麦、甘草各15g，丹参、马鞭草、白花蛇舌草、草河车、薏苡仁各30g。

3. 脾肾气虚　尿血、排尿不畅，甚或滴沥不尽，疲乏懒言，动则气短，腰痛腿软，下腰坠胀或伴包块，头晕耳鸣腿肿。舌淡白有齿痕，脉沉细或沉缓。

【治法】益气固肾，佐以解毒散结。

【方剂】补中益气汤合无比山药丸、水陆二仙丹加减。

【药物】党参、白术、山药、菟丝子各15g，当归、柴胡、肉苁蓉、熟地黄、山茱萸各10g，黄芪、金樱子、芡实、白英、土茯苓、龙葵各30g，大枣20g，甘草5g。

4. 肝肾阴亏　尿血、尿意频数，腰骶疼痛，消瘦纳少，时有低热，烦热口渴，大便干结。舌红少苔，脉细数或弦数。

【治法】滋补肝肾，佐以清热解毒。

【方剂】六味地黄丸合二至丸加减。

【药物】山茱萸12g，牡丹皮、茯苓、泽泻、生地黄、薏苡仁、王不留行各15g，墨旱莲、女贞子各20g，生黄芪、半枝莲各30g，龟甲胶（烊化）10g，三七粉（冲兑）、甘草各6g。

（二）随证用药

1. 辨病用药　在辨证施治基础上选择1～3味抗膀胱癌中草

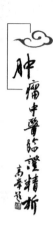

药，如知母、黄柏、泽兰、生地黄、泽泻、栀子、金钱草、海金沙、萹蓄、瞿麦、石韦、石菖蒲、半枝莲、龙葵、灯心草、三白草、车前草、琥珀、三七参、茅根、天葵子、土茯苓、土贝母、野葡萄根、萆薢、肿节风、喜树等。

2. 临证加减　血尿重者，加大蓟、小蓟、焦山栀子、生地黄、白茅根、茜草、仙鹤草、墨旱莲、阿胶、三七、琥珀；小便混浊者，加萆薢、车前子、滑石；小腹坠胀疼痛者，加乌药、香附、延胡索；小便痛不可忍者，加王不留行、莪术、乳香、延胡索、蜈蚣、琥珀；腰痛明显者，加续断、桑寄生、狗脊、杜仲；湿热偏盛者，加黄柏、蒲公英、金银花、野菊花、萹蓄、瞿麦；阴虚火旺者，加知母、黄柏、山茱萸、墨旱莲、女贞子；气虚者，加黄芪、人参、白术、茯苓；血虚者，加当归、熟地黄、何首乌、鸡血藤、阿胶；纳差食少者，加陈皮、白术、鸡内金、焦三仙；淋巴转移者，加黄药子、泽泻、夏枯草、猫爪草。

二、特色治疗

（一）针灸治疗

1. 针刺疗法　主穴取关元、膀胱俞、肾俞、承扶、三阴交、阴陵泉，配穴取内关、翳风。耳穴取肾、肾上腺、内分泌、心、肝等。补泻交替，每日1次，每次留针20～30分钟。适用于膀胱癌各期患者。

2. 针刺与穴位注射止痛法　取穴关元、三阴交、肾俞等，并以0.5%～1%的普鲁卡因注射液（注射前须做皮试）2ml，分别注入两侧肾俞穴各0.5～1ml，每2日1次，连续10～15次。休息1周再行第2个疗程。适用于膀胱癌腰腹痛者。

（二）推拿疗法

取穴肾俞、关元、三阴交、大椎、曲池、合谷等穴，采用擦、拿、抹、摇、拍、击等手法以扶正祛邪，补肾健脾，适用于膀胱癌腰痛，尿潴留，全身疼痛者。

（三）外治法

石膏珍珠粉膏（《中华肿瘤治疗大成》） 熟石膏60g，黄柏、炉甘石、苍术、地榆、防己、延胡索、郁金、木瓜、白及各30g，珍珠粉4.5g，共研末，水调为膏，外敷患处。功在清热利湿、生肌敛疮。主治膀胱癌术后形成窦道。

（四）食疗药膳

1. **二豆苡仁羹** 将赤小豆、绿豆各50g，薏苡仁30g，洗净，入砂锅中浸泡1小时，待其发涨，再加水适量，大火煮沸改文火炖至烂熟呈稠糊状，调入红糖20g拌匀。早晚2次分服。清热利湿，健脾抗癌，适用于膀胱癌脾虚湿热者。

2. **黄鱼茅根汤** 将白茅根、冬瓜各500g，茶叶200g，大枣300g，生姜50g煎汤去渣浓缩至1000ml，放入1条（约500g）黄鱼（去肠杂）文火慢炖，熟烂后除去刺骨，加入冰糖250g，葱7根。每日3次，分顿吃鱼喝汤。功在清热凉血，利尿消肿、抗癌，适用于膀胱癌热盛血尿者。

3. **阿胶芪枣汤** 将黄芪、大枣各20g洗净，加水适量浸渍2小时，煎煮1小时，去渣取汁，加入10g阿胶，稍沸烊化即成。上、下午分服。功在益气健脾、补气摄血，适用于膀胱癌气虚血尿者。

三、医家经验

1. **段凤舞肿瘤经验方** 三藤二莲汤：藤梨根90g，忍冬

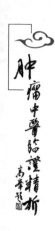

藤、仙鹤草各60g，白毛藤、虎杖、半枝莲、半边莲各30g，凤尾草、川楝子各15g，乌药、苦参、白芷各9g，每日1剂，水煎服。功在清热利湿，理气止痛。

2. 谷铭三经验　谷老将膀胱癌分为4型予以辨证论治。

（1）湿热下注型：小便短赤、尿急、尿痛、尿血、腰痛腿肿。舌红苔黄腻，脉滑数。治以清热利湿，化瘀止痛。用萹蓄、茯苓、草薢、山豆根、七叶一枝花、薏苡仁各30g，车前子（包煎）、木通、茵陈、瞿麦、泽泻、乌药各20g。

（2）瘀血内阻型：小便短赤，尿血或小便中有血块。舌紫暗，脉细涩。治以理气祛瘀止血。药用水牛角（先煎）、生地黄、墨旱莲、白茅根、小蓟、藕节炭、地榆炭各30g，牡丹皮、侧柏炭、三七粉、太子参各20g，香附10g。

（3）脾肾两虚型：腰痛膝软，小腹下坠，尿血、面㿠消瘦、倦怠无力，头晕耳鸣，纳呆便溏。舌淡苔白腻，脉沉细弱。治以补益脾肾，软坚利湿。药用黄芪40g，白术、茯苓、当归、山药、墨旱莲各30g，仙鹤草、党参、泽泻各20g。

（4）阴虚火旺型：小便短赤，腰膝酸软，手足心热，便秘消瘦。舌红少苔，脉细数。治以滋阴清热，软坚祛瘀。药用熟地黄、山茱萸、当归、麦冬、云茯苓各30g，牡丹皮、知母各20g，泽泻15g，黄柏10g。

3. 作者经验　孙锡高验案（膀胱乳头状癌案）。钱女，72岁，尿血并伴血块1周。经南京鼓楼医院确诊为膀胱乳头状癌，因其肿块多、年龄大、身体差，没接受手术而求治于中医。1999年4月16日初诊，患者小便尿血，小腹不适，但不疼痛，口干，舌红苔薄黄，脉细数。证属湿热下注，邪毒蕴结，络脉受损。以清热利湿，解毒散结，化瘀止血。地榆、生地黄、瞿麦、半枝莲、仙鹤草、白花蛇舌草各30g，知母、茜草、黄柏、山慈菇、地龙各10g，石韦、萹蓄、半边莲、猪苓各15g，鲜大蓟、小蓟各100g，煎汤代水煎服，每日1剂。另将三七粉、琥珀粉混合，每服3g，以药汤吞服，每日2次。

6月10日复诊：服药50剂，尿血已止，其他诸证减轻，守原方加减，服药5个月，复查小肿块已基本消失。后随证出入，坚持服药1年，病情稳定。

按：本病属中医学的"尿血""癃闭"范畴。症见口干、舌红、苔黄、脉细数，辨为湿热下注，邪毒蕴结，脉络受损无疑。方中生地黄、知母、黄柏清解下焦湿热；石韦、瞿麦、萹蓄、半边莲、猪苓、地龙利水通淋；地榆、茜草、大蓟、小蓟、仙鹤草合三七、琥珀以活血消肿，通淋止血；山慈菇、半枝莲、白花蛇舌草以清热解毒，抗癌散结。服药2个月见尿血消失，再服3个月后肿块基本消失。

四、预防与调护

1. 多饮水，积极治疗泌尿系统结石及慢性膀胱炎。

2. 膀胱癌术后复发率较高，复发后及时治疗仍可治愈。因此，任何保留膀胱的手术以后，都应进行定期膀胱镜和尿脱落细胞检查。一般术后2年内，每3个月复查1次，第3、4年每半年复查1次，第5年开始每年复查1次。

（孙锡高）

前列腺癌

前列腺癌是指发生于前列腺体的恶性肿瘤，以腺癌为主，是男性泌尿生殖系统最常见的恶性肿瘤，高发年龄为60—70岁。其发病原因一般认为可能与遗传、种族、年龄、性激素失衡、病毒感染、前列腺慢性炎症、性生活增强、接触化学物质、摄入高脂肪饮食、过量饮用咖啡和酒类等因素有关。主张

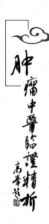

根据患者的情况合理应用手术、内分泌、化疗、放疗及中医中药等手段进行综合治疗。中医中药治疗作用显著，往往可取得独特的疗效。前列腺癌的预后一般较好，A期分化好、无转移，可长期存活，病变广泛者放疗5年存活率可达85%左右，C期及D期去势术或雌激素疗法的疗效可达60%～80%。

本病中医病名国家标准亦称"前列腺癌"，既往中医典籍归属于"淋证""癃闭""尿血"等范畴，其主要病因病机为饮食不节，或肝郁气滞，或脾肾两虚致下焦湿热，瘀血阻滞，膀胱气化失司，瘀毒结聚而致。临床多从湿热蕴结、瘀血阻滞、肾气亏虚、肝肾阴虚等予以分型辨治。

一、中医治疗

（一）辨证施治

1. 湿热蕴结　尿频、尿急、尿痛，排尿困难，小便短赤灼热，腰背酸痛，小腹胀满。舌红，苔黄或黄腻，脉滑数。

【治法】清热利湿，通淋散结。

【方剂】八正散加减。

【药物】木通10g，萹蓄、瞿麦、赤芍、泽兰、丹参、土鳖虫各15g，金钱草、天葵子、薏苡仁、败酱草、白花蛇舌草、土茯苓、白茅根、车前子各30g。

2. 瘀血阻滞　小便点滴而下，或时而通畅，时而闭阻不通，尿血色暗有块，腹背疼痛，小腹胀满疼痛，会阴胀痛。舌紫暗，或有瘀点，脉涩或细数。

【治法】活血化瘀，解毒散结。

【方剂】桃红四物汤加减。

【药物】桃仁、红花、川芎、炮穿山甲（先煎）、皂角刺、蒲黄（包煎）、五灵脂（包煎）、牛膝、乌药、土鳖虫各10g，归尾、赤芍、香附、延胡索、王不留行各15g，败酱草、石见穿、半枝莲、白花蛇舌草各30g。

3. 肾气亏虚　小便不通或点滴不爽，排出无力，神疲怯弱，腰膝冷痛，倦怠乏力或伴下肢浮肿。舌暗淡，苔白，脉沉细。

【治法】温阳补肾，渗湿利水。

【方剂】真武汤合济生肾气丸加减。

【药物】制附子、桂枝、白芍、牛膝、山茱萸、牡丹皮各10g，熟地黄、白术、茯苓、泽泻、山药、车前子（包煎）各15g，龙葵、白英各30g，生姜3g。

4. 肝肾阴虚　腰痛腰酸，肢倦乏力，头晕耳鸣、形体消瘦，排尿淋漓不尽，尿流变细，尿频尿急，排尿疼痛，时有血尿，口干心烦，失眠盗汗。舌红苔少，脉细数或细弦。

【治法】滋阴降火，解毒散结。

【方剂】知柏地黄丸合二至丸加减。

【药物】山茱萸、山药、枸杞子、牛膝、鳖甲、龟甲各12g，茯苓、当归、泽泻、菟丝子、昆布各15g，生黄芪、墨旱莲、女贞子、土茯苓、石韦各20g，石菖蒲、知母、黄柏各10g。

（二）随证用药

1. 辨病用药　在辨证施治基础上选用1～3味抗前列腺癌中草药，如知母、黄柏、生地黄、泽泻、栀子、苦参、败酱草、土茯苓、半枝莲、石菖蒲、石韦、瞿麦、海金沙、猪苓、天葵子、金钱草、蛇莓、龟甲、鳖甲、木馒头、全蝎、菟丝子、仙茅、淫羊藿等。

2. 临证加减　血尿重者，加小蓟、生地黄、仙鹤草、白茅根、蒲黄炭、墨旱莲、三七、阿胶；小便疼痛者，加甘草梢、淡竹叶、延胡索、王不留行、莪术、三棱、乳香、没

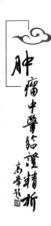

药；小便混浊者，加萆薢、车前草、萹蓄、瞿麦；气虚者，重用黄芪；脾虚纳差者，加党参、白术、陈皮、山药、焦三仙；血虚者，加当归、熟地黄、制首乌、鸡血藤、阿胶；肾阴阳两虚者，加鹿角胶、龟甲、枸杞子、人参；骨转移者，加续断、骨碎补、秦艽、透骨草；肝转移者，加八月札、夏枯草、郁金。

二、特色治疗

（一）针灸治疗

取穴：石门、关元（直刺1～1.5寸）；中极、曲骨（直刺0.8～1.2寸）；照海、水泉、大钟（直刺0.3～0.5寸）；肾俞（直刺0.5～1寸）。每穴留针10～20分钟，正虚者可于针后加艾灸1～5壮（艾条灸5～15分钟）。每日1次，10次为1个疗程。

（二）外治法

1. 葱白矾散　大葱白9cm，白矾15g。上2味共捣烂如膏状，摊纱布贴肚脐上，每日1次，贴至尿通为度。治疗前列腺癌所致小便不通，点滴难下。

2. 大承气汤灌肠　生大黄、厚朴各12g，枳实15g，芒硝6g。上药共煎20ml药液，待温后行保留灌肠15分钟。试解大便，或出现便意时解出大便。治疗前列腺癌大便不通。

（三）食疗药膳

1. 无花果木通汤　干无花果30g，木通15g加水适量，煎煮取汁，每日1剂，分2次温服，主治前列腺癌小便不通。

2. 地丁炒田螺　鲜紫花地丁60g洗净切段，田螺肉20枚洗净切块。炒锅烧热入香油、下葱姜炸香，放入田螺，地丁翻炒，加调料即成，食量不限。主治前列腺癌身热，小便不通。

三、医家经验

1. 徐福松经验　徐教授将前列腺癌诊治分为三期。

（1）痰瘀交阻型（相当于早期）：无明显临床症状，脉舌如常，脉滑或涩，本病多因肾阴损伤，虚火内炽，炼液成痰，气血壅滞，痰瘀互阻，蕴酿成毒，留于精室所致。因位置隐蔽，常不易察觉，故早期常仅可见舌有紫气或瘀斑，脉滑或涩。治以散瘀攻岩，方以下瘀血汤加减。药用石见穿20g，马鞭草15g，生地黄、蜀羊泉各12g，制大黄、当归、桃仁、穿山甲、土鳖虫、三棱、莪术各10g。

（2）阴虚火旺型（相当于中期）：症见排尿不畅，小便黄少，午后低热，夜寐盗汗，体瘦，渴饮，大便干结，脉细带数，舌红苔少。治以滋阴抗岩，方以知柏地黄汤加减。药用白花蛇舌草、蛇莓、鳖甲（先煎）、土茯苓各20g，生地黄、仙鹤草各15g；泽泻、赤芍、白芍、女贞子各10g，牡丹皮、知母、黄柏各6g。

（3）气血两虚型（相当于晚期）：症见消瘦面㿠，失眠疲乏，心悸自汗，脉来细弱，舌淡苔薄白。治以扶正抗岩，方以人参养荣汤加减。薏苡仁20g，炙黄芪12g，人参、当归、白术、阿胶（另烊）、鹿角胶（另烊）、龟甲胶（另烊）各10g，槲寄生、牡蛎（先煎）各30g，肉桂（后下）2g。

除上述诊治外，徐氏认为应注意以下因素。

第一，早期多实，中晚期多虚，或虚中夹实，与痰、瘀等因素有关。中医药可在手术后的调养及对抗放、化疗后的不良反应方面发挥作用。早期以消为主，中、晚期消中兼补或消补兼施。

第二，临床以前列腺术后或放、化疗不良反应的治疗为主。①前列腺癌化疗后，消化道反应重，多为痰湿阻于脾胃，

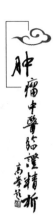

胃气上逆，脾失健运之象。治拟健脾和胃，常用温胆汤合保和丸为主；②前列腺癌放疗后出现放射性膀胱炎，多为肝肾阴虚，湿热下注，州都失司所致，常用滋肾通关丸合导赤散加蜀羊泉、木馒头、白花蛇舌草、半枝莲等，以滋阴降火、利尿通淋；③前列腺癌放疗后出现放射性肠炎，此为肝旺脾弱，肝木乘脾所致，宜用痛泻要方合香连丸加味以扶土抑木，清肠泄热；④前列腺癌术后、化疗后出现白细胞减少，骨髓抑制，容易感冒，治以补益肝肾、益气养心。药用生黄芪、炙黄芪、太子参、黄精、白术、白芍、当归、茯苓、茯神、五味子、麦冬、枸杞子、生地黄、熟地黄、丹参、炒甘菊、山药等。

2. 作者经验　孙锡高验案（前列腺癌术后广泛转移伴肾衰竭案）。陈男，64岁，南京市人。2004年7月11日初诊。患者于1年前行前列腺癌根治术，近几个月来，自觉小腹胀痛，小便尿血，甚则滴沥难解，经南京某三甲医院检查诊断为：①前列腺癌术后盆腔广泛转移；②膀胱转移癌；③肾功能衰竭（尿毒症期）；④糖尿病；⑤高血压；⑥严重贫血。病情危重，已告知家属做后事处理。每周仅做2次血透。经人介绍前来求治。

刻诊：严重贫血，声低息微，懒言不语，需家人搀扶行走，小腹坠胀、膨隆、隐痛，小便血水淋漓，口干不欲饮，纳少，大便不爽，四肢欠温。实验室检查示：空腹血糖7.8mmol/L，肌酐350Umol/L，尿素氮30.5mmol/L，血压175/105mmHg。舌淡胖大，边有齿印，脉沉细无力。证属阴阳气血俱虚，正不胜邪，癌毒扩散，命门火衰，沉疴危候，祸不旋踵。宜振奋元阳，力挽沉疴，祛其邪毒，安其一隅。

别直参、熟附片（先煎）各15g，山茱萸、炙鳖甲（先煎）、制龟甲（先煎）、猪苓各30g，白芍50g，炮姜炭、冬虫夏草、三七各10g。另以鲜大蓟、小蓟、白茅根各100g，煎汤代水煎服。10剂。每日1剂，早、晚各服约150ml。

外用灌肠方：大黄30g，牡蛎、蒲公英各50g，煎水100～150ml，待温灌肠，保留1～2小时排便，每天早、晚各1次。

2004年7月24日二诊：药后神转纳佳，小便次数增多，尿量增加，小腹松软，未见血尿。随即又去原住院处检查示：肌酐280μmol/L，尿素氮15.7mmol/L，血红蛋白75g/L。守原方加熟地黄、黄芪各30g，当归10g，砂仁5g。灌肠方不变，排出毒素。

2004年8月20日三诊：近日又现血尿，余情尚可。红直参、熟附子（先煎）、茜草各15g，山茱萸、熟地黄、猪苓、炙鳖甲、制龟甲、地榆炭、仙鹤草各30g，白芍50g，炮姜炭10g，砂仁5g，煎服法同前。改冬虫夏草、三七、琥珀各等份，研末装胶囊，每服3g，每日3次。

外用灌肠方守原方加斩龙剑、露蜂房各15g，用法同前。

2004年9月10日四诊：药后诸症渐趋缓解。以后根据症情，加减调治半年余，病情稳定。

按： 本案充分说明在病情危重，癌毒广泛转移，已出现肾功能衰竭终末期症状的情况下，在中医理论的指导下，扶正祛邪，内服药以振奋元阳，阳中求阴，阴中求阳，力挽沉疴于危急之中；再以灌肠外用方法，祛除邪毒，使邪有出路，泻下攻毒而不伤正气。内外合治，相得益彰。

四、预防与调护

1. 不宜久坐、久站或从事重体力劳动，不能憋气。禁止行按摩术。

2. 50岁以上老年男性需定期进行前列腺指肛检查，以便早期发现前列腺癌。对不能确诊者，应定期复查，必要时行早期切除。

3. 按一般肿瘤随访方式定期进行随访复查。

（孙锡高　赵献龙）

❀ 妇科肿瘤 ❀

❀ 宫颈癌

宫颈癌又称子宫颈癌，是指发生于子宫颈阴道部或移行带的鳞状上皮细胞及颈管内膜的柱状上皮细胞交界处的恶性肿瘤，是全球妇女中仅次于乳腺癌的第二个最常见的恶性肿瘤，在我国居女性生殖道恶性肿瘤的首位。宫颈癌的发病率分布有明显的地区差异，农村高于城市，山区高于平原，发展中国家高于发达国家。患者以30—60岁为最多，其中70%发生于中年妇女。其发病原因与早婚、早育、多产、性生活过早过频、人乳头瘤病毒感染、其他病原体（如人巨细胞病毒、梅毒、滴虫、衣原体、真菌）感染以及宫颈糜烂、裂伤、外翻、内分泌失调、包皮垢、吸烟、经济状况、精神创伤、家庭肿瘤史等因素有关。手术和放疗是主要治疗手段，其治疗方式取决于病变累及的范围。应重视综合治疗，特别是中医中药的治疗。宫颈癌的预后相对较好，其5年生存率可达60%，早期宫颈癌患者治疗后5年生存率可达95%。

本病中医病名国家标准亦称"宫颈癌"，中医典籍多归于中医"带下""五色带""崩漏""癥瘕"等病症范畴。其主要病因病机为外邪入侵、饮食不节、七情内伤，致肝郁气滞、冲任损伤，肝、脾、肾诸脏虚损，体内湿热邪毒瘀积阻滞，积于胞中发为癌瘤。临床多从肝郁气滞、气滞血瘀、湿热内结、肝肾阴虚、脾肾阳虚等予以分型辨治。

一、中医治疗

（一）辨证施治

1. **肝郁气滞** 阴道流血或夹有血块，白带量多，胸胁胀痛，情绪郁闷，少腹胀满，口苦咽干。舌红苔薄脉弦。

【治法】疏肝解郁，行气散结。

【方剂】柴胡疏肝散加减。

【药物】柴胡、枳壳、川芎、香附、赤芍各10g，郁金、白芍、当归、陈皮各12g，白英15g，半枝莲、败酱草、白花蛇舌草各30g，甘草5g。

2. **气滞血瘀** 下腹胀痛拒按，或可扪及包块，阴道流血，紫暗兼夹血块，胸胁满闷，喜叹息，纳差。舌紫暗或有瘀点瘀斑，苔薄白，脉弦或涩。

【治法】活血化瘀，解毒散结。

【方剂】少腹逐瘀汤加减。

【药物】小茴香、川芎、乳香、没药、蒲黄（包煎）、枳壳、乌药各10g，干姜、桂枝各6g，当归、五灵脂（包煎）、白英、延胡索各15g，半枝莲、石见穿、薏苡仁各30g。

3. **湿热内结** 少腹胀痛，赤白带下，腥臭异常，白带量多，黄白相间，或如脓液，脘闷纳差，口苦咽干，便干溲黄。舌红苔黄腻，脉滑数。

【治法】清热利湿，解毒化浊。

【方剂】黄连解毒汤合四妙丸加减。

【药物】黄连6g，黄芩、黄柏、牛膝各10g，当归、赤芍、生地黄、苍术、苦参、白英各15g，薏苡仁、败酱草、半枝莲、白花蛇舌草各30g。

4. **肝肾阴虚** 阴道流血，量少色暗或鲜红，消瘦眩晕，腰膝酸软，心烦口干，手足心热，夜寐欠安，便干溲黄。舌红，

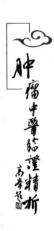

苔少或光红无苔，脉弦细或数。

【治法】滋肝补肾，清热解毒。

【方剂】知柏地黄丸合二至丸加减。

【药物】知母、黄柏、山茱萸、牡丹皮、茯苓、当归、赤芍各10g，生地黄、山药、女贞子、墨旱莲、枸杞子、莪术、三棱、白英、草河车各15g，半枝莲、白花蛇舌草各30g。

5. 脾肾阳虚　小腹坠胀冷痛，腰膝酸软，疲乏畏寒，带下量多质稀，或阴道稍流血，色青紫，便溏溲清。舌淡胖有齿痕，苔白润，脉沉细或缓。

【治法】温补脾肾，化湿解毒。

【方剂】右归丸合金匮肾气丸加减。

【药物】制附子、炙甘草、牡丹皮各6g，肉桂3g，当归、山茱萸、仙茅、淫羊藿、杜仲、茯苓、泽泻、枸杞子、肉苁蓉各10g，党参、鹿角胶（烊化）各12g，苦参、熟地黄、怀山药各15g，黄芪、薏苡仁、半枝莲各30g。

（二）随证用药

1. 辨病用药　在辨证施治基础上选择1～3味抗宫颈癌中草药，如天花粉、知母、黄柏、苦参、土茯苓、败酱草、蒲公英、龙葵、白英、苍术、牛膝、椿根皮、蛇床子、墓头回、穿心莲、穿山甲、土鳖虫、紫草、漏芦、海藻、铁树叶、薏苡仁、三白草、肿节风、木馒头、蛇莓、核桃枝、马蔺子等。

2. 临证加减　阴道流血者，加三七粉、阿胶、仙鹤草、茜草、蒲黄、地榆炭等；腹痛甚者，加乌药、香附、青皮、王不留行、延胡索、川楝子、乳香、没药等；便秘者，加虎杖、大黄、火麻仁、玄参等；便溏、里急后重者，加川黄连、马齿苋、补骨脂、秦皮、乌梅等；纳差者，加鸡内金、陈皮、白术、焦三仙等；午后低热者，加地骨皮、鳖甲、银柴胡、白薇等；痰中带血者，加仙鹤草、白及、白茅根、花蕊石等；尿黄短赤者，加金银花、黄柏、生地黄、竹叶、车前草等；便血者，加地榆、槐花、紫珠草、血余炭等；血尿者，加茅根、大蓟、小蓟、藕节等；气虚者，加黄芪、党参、太子参、白术等；血虚者，加当归、熟地黄、制首乌、鸡血藤等。

二、特色治疗

（一）针灸治疗

1. 取穴气海、子宫、蠡沟、三阴交。平补平泻，得气后留针15～20分钟，每日1次，10～12次为1个疗程。

2. 取穴合谷、天枢、上巨虚、足三里。平补平泻，得气后留针20分钟，每日1次。治疗宫颈癌放疗所致的放射性直肠炎。

3. 取穴大椎、血海、关元、足三里。得气后留针20分钟，每日1次。治疗宫颈癌放疗后白细胞低下。

（二）外治法

阴道洗液　苦参、蛇床子、白鲜皮各20g，黄柏12g，花椒叶、苍耳子、蒲公英、败酱草各15g，蝉蜕10g。煎水300～500ml，坐浴或反复冲洗，每日2次。主治宫颈癌阴道分泌物较多，伴有恶臭。

（三）食疗药膳

1. 北芪乌鸡汤　乌鸡1只（750g左右，去毛、内脏），北黄芪50g，生姜少许，隔水炖1～2小时后，加油、盐等调料，吃肉喝汤，每周1～2次，适用于手术后气血双亏者。

2. 枸杞鸡蛋汤　将枸杞子20g加水适量入煲，水开后文火煮15分钟，打入鲜鸡蛋2枚搅匀，再入冰糖或盐即可。适用于宫颈癌术后或放、化疗后。

肿瘤论治精析

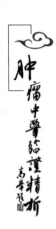

3. 雪耳红枣饮　将雪耳（白木耳）20g泡开后撕碎，与10枚红枣一起入煲，加水适量，水开后文火熬至雪耳熟烂后加入冰糖少许，即可食用。功在滋阴补血，尤适宜放疗后服用。

三、医家经验

1. 李景顺外用经验方

（1）消癌丸：大枣20枚、红砒、冰片各2g，青黛、雄黄、枯矾、制乳没各3g，炉甘石6g，麝香1g。将大枣去核，每枚内加红砒0.1g，用豆秆火烧之存性，研粉。再将他药共为细末，与上末合匀，炼蜜为丸，每丸重3g，每用1丸，纳入阴道，每3～4日1次。主治宫颈癌。

熏洗方：瓦松30g，红花、白矾各6g，水煎，先熏后洗外阴部，每日1～2次，每次30～60分钟。下次加热后再用，每剂药可用3～4天。

（2）巴蜡丸：巴豆去皮研末，黄蜡为衣。每服5～6粒，每粒0.3g，每日1次，10次为1个疗程，配合熏洗方内服治疗。可消癌，祛瘀止痛。注意：便溏者不可服。

2. 作者经验　马继松验案（宫颈鳞状癌Ⅱb期）。刘女，45岁。2012年3月1日初诊。宣城人。2年前曾同房出血，但量不多，故未治。去年10月因腰椎间盘突出，一中医局部贴膏药止痛，未料前阴又出血。被建议去市医院妇检，诊为宫颈鳞状癌（宫颈活检）。3天后赴我市弋矶山医院住院1周，诊为宫颈鳞癌Ⅱb期。妇检：阴道畅，病变累及阴道上1/2；宫颈：火山样溃烂改变；宫体：前位饱满；附件未见异常。肛检：双侧骶主韧带明显增厚，以右侧为甚，达盆壁，直肠黏膜完整。出院前宫颈活检病理示：浸润性非角化型鳞状细胞癌，Ⅰ级。鳞状细胞癌相关抗原10.10（0～1.5），血清人绒毛膜促性腺激素β亚单位（β-hCG）10.2（0.0～5.3），并检出梅毒螺旋体抗体

（TP-Ab）阳性（＋）。3天后去浙江肿瘤医院妇检：宫颈菜花样，阴道穹窿与宫颈旁均受累，诊为宫颈癌Ⅲb期，考虑体虚未手术。患女因怕放、化疗，又返宣城服中药10余剂，血量减，痛依旧，以止痛片暂止。今年春节因稍劳腰腹痛复剧，遂来宁国（与宣城交界）请我诊治。现憔悴神疲，纳少寐欠，眩晕口苦，烦渴喜饮，经多如涌，紫块迭出，经血少时，则淡黄秽浊之带下颇多，腰腹阵发剧痛而难以坐立。舌红偏干，苔薄白，脉细滑。诊为气阴两虚，血热挟瘀。

白参、炒荆芥各7g，生地榆、生山楂、生地黄、生白术、白芍、川牛膝各15g，茜草、延胡索、桑寄生、丹参、条参各20g，茯神、薏苡米、白茅根、藤梨根、银花藤各30g，土茯苓50g。7剂。

2012年3月20日复诊：上药自2012年1月15日开始服，2天1剂，1周后血渐止。药尽纳可神振，卧亦颇安，但骶椎下部及腹股沟均疼痛，舌较黯红，苔白浊，脉沉缓。去荆芥、川膝、茜草、寄生，加炒五灵脂10g，葎草、生蒲黄、郁内金各15g。10剂。

2012年4月7日电告：纳香眠可神振，仅不定期出血，但量不多，骶椎与右腹股沟间疼痛未减，头时晕，常嗳逆，舌偏红，舌下静脉如大蚓。党参、茯苓、藤梨根各30g，生蒲黄、石见穿各20g，延胡索、海螵蛸、怀牛膝、生茜草、生山楂、生白术、炒白芍各15g，威灵仙、炒五灵脂、姜半夏各10g，土鳖虫、炙罂粟壳、炒川楝子各7g。10剂。另每日食猕猴桃1个。

2012年4月25日：日纳半斤，体重增2.5斤，自觉病去七八，考虑吃药用钱过多，遂冒雨上山采茶、掰竹笋并担负全部家务，致日便2～3行，阴道偶出血，腹痛减而未失。舌转淡，苔白浊根黄。去土鳖虫、威灵仙，加淫羊藿10g，蜈蚣1条。

肿瘤论治精析

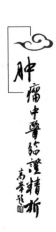

2012年5月14电告：20天内出血1次，量少有块，骶骨虽痛，渐可耐受，体重又增1.5斤，但腹坠胀，二便次数均多，且尿欠畅，色黄涩痛，大便时后重加甚。薏苡仁、藤梨根各40g，仙鹤草、石见穿、黄芪各30g，焦山楂、炒五灵脂、八月札、川牛膝各20g，延胡索、徐长卿、鱼腥草、生白术、炒白芍、生蒲黄、莪术、瞿麦各15g，川楝子、桂枝各10g。

2012年6月4日电告：出血已微，但痛颇甚，离开止痛药则无法入睡，尤苦于日夜小便数十次，站立即有尿出，恐系癌细胞侵入膀胱。藤梨根、煅龙牡、石见穿、延胡索、黄芪各30g，熟地黄、山萸肉、山药、金樱子、芡实各20g，桑螵蛸、煨益智仁、乌药、焙鸡内金各15g，升麻、炒知母、炒黄柏、五味子各10g，肉桂7g。

2012年6月24日：虽出血全止，但仍尿失禁，尾骶骨与膀胱处疼痛不止。3天前因尿路感染致发热且难退，现消瘦神疲，眠纳均差，渴饮喜冷，大便因纳减而不行。舌红苔黄，脉濡数。藤梨根、银花藤、金樱子、萆薢各30g，生地黄、山药、黄芪、鸡内金、芡实各20g，延胡索、西洋参、桑螵蛸各15g，乌药、益智仁、五味子、生大黄（后下）各10g。7剂。

2012年7月16日其夫电告：因疼痛过甚，且尿失禁，患女乘家人不备，夜晚一次吞服一瓶止痛片，抢救无效死亡。

按： ①患女仅读书4年，没有医学知识，故同房出血未及时诊治，后已经大医院确诊（我市弋矶山医院乃省一级三甲医院），却不愿相信诊断结果，又去外省复查。这种情况，在现阶段很常见，尤其是平素身体尚好，且年龄又不太大的患者，不相信自己会得癌症。在不断求诊却并不治疗的过程中，耽误了病情。故如何在农村普及肿瘤的基本常识，仍是一个预防癌症的重要课题。②笔者治疗4次后，患女虽症状有所好转，却又带病体劳，有时还骑车外出打牌（因其容貌姣好，平日极喜交友），导致癌的转移。故如何规劝患者配合医嘱，亦十分重要。③后期患女痛剧而尿失禁，一日换多片尿不湿，仍臊味难闻，此时可产生轻生之念，家属应很好防范，以免悲剧发生。④在减轻癌症疼痛方面，西药哌替啶等确比中药为快，如何采用多种方法（如针灸、外治、局部注射中药针剂等以尽快减轻癌症的疼痛），值得我们进一步的探讨。

四、预防与调护

1. 加强妇女保健工作，保持阴部清洁卫生，注意性生活卫生。

2. 提倡晚婚晚育，计划生育，避免对子宫颈的损伤。

3. 普及防癌知识，尽量每年进行一次妇检，对宫颈炎、宫颈糜烂及息肉白斑等应积极治疗。

4. 手术、放疗、化疗后应及早配合中医中药治疗，防止复发和转移。

5. 定期随访，每月1次，每2个月1次，每3个月1次，各连续3次，继后每半年1次，连续7次，再继后每年1次，坚持长期随访。

（马继松　孙锡高）

❀ 子宫内膜癌

　　子宫内膜癌又称子宫内膜腺癌或子宫体癌，是指原发于子宫内膜腺上皮的恶性肿瘤。它与宫颈癌、卵巢癌并列为妇科常见的3种生殖系统恶性肿瘤，其好发年龄为55—60岁。本病病因尚不完全清楚，一般认为内分泌因素是其发生的重要而直接的原因，引起内分泌失调的危险因素有：肥胖、糖尿病、高血压、不育、初潮早（11岁以前）、绝经晚（52岁以上）、多囊卵巢综合征、卵巢肿瘤、长期过量使用雌激素，此外尚与遗传因素、盆腔放射

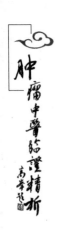

治疗史、子宫内膜息肉、子宫肌瘤、乳腺癌病史等有关。该病是一种发展缓慢，转移较晚的肿瘤，如能早期发现、及时治疗，预后一般较好，其5年生存率平均可达80%左右。

本病中医病名国家标准称"子宫体癌"，既往论述多见于中医学的"崩漏""五色带""断经后再经""癥瘕"等相关病证中，其病因病机为邪毒内侵、饮食不节、情志失调、冲任受损，或肝肾亏虚、冲任失调，或脾失健运、水湿内停，聚而成痰，蕴而化热，下注胞宫与瘀血互结而成癌毒。临床多从湿热毒聚、气滞血瘀、脾肾亏虚、肝肾阴亏等予以分型辨治。

一、中医治疗

（一）辨证施治

1. 湿热毒聚　带下赤白、质稠量多，或脓血相杂，或色黄如脓，或如米泔，或夹杂腐块，臭秽难闻，舌干口苦，腰胁灼痛，小腹坠痛，便秘或溏，溲赤涩痛。舌红苔黄腻，脉弦滑或弦数。

【治法】清热利湿，解毒散结。

【方剂】黄连解毒汤合四妙丸加减。

【药物】黄连、黄芩、黄柏、栀子、当归、赤芍各10g，土茯苓、苍术、牛膝、苦参、蒲公英、益母草、仙鹤草各15g，败酱草、薏苡仁、半枝莲、白花蛇舌草各30g，川芎6g。

2. 气滞血瘀　阴道出血，时崩时止，淋漓不净，或突然量多，夹有瘀块，胁胀腹满，少腹疼痛，如锥如刺，情绪抑郁，心烦易怒。舌暗红或有瘀斑，苔薄，脉沉涩或弦涩。

【治法】理气化瘀，攻毒消癥。

【方剂】柴胡疏肝散合少腹逐瘀汤加减。

【药物】柴胡、郁金、香附、枳壳、桃仁、红花、赤芍、白芍、乌药、莪术、当归、炮穿山甲、蒲黄、五灵脂各10g，重楼、肿节风、仙鹤草、延胡索、木馒头、马蔺子各15g，薏苡仁、败酱草、白花蛇舌草各30g。

3. **脾肾亏虚**　阴道流血，淋漓不止，带下量多，质稀秽臭，腰膝酸软，头晕倦乏，形寒溲清，纳差便溏。舌淡边有齿痕，苔薄，脉沉细无力。

【治法】补肾健脾，益气化瘀。

【方剂】固冲汤合补中益气汤加减。

【药物】黄芪、铁树叶、核桃枝各30g，煅龙骨、煅牡蛎、山药各20g，党参、白术、白芍、海螵蛸、茜草各15g，山茱萸、熟地黄、阿胶（烊）、棕榈炭各12g，当归、五倍子各10g，升麻、柴胡、甘草、艾叶各6g。

4. **肝肾阴亏**　阴道流血，淋漓不尽，色红或紫暗，赤白带下，臭秽不堪，眩晕，耳鸣，心悸，五心烦热，腰膝酸软。舌红少苔，脉细或细数。

【治法】滋肝益肾，解毒抗癌。

【方剂】左归丸合二至丸加减。

【药物】生地黄、熟地黄、山茱萸、牛膝各12g，龟甲（先煎）、鳖甲（先煎）、山药、枸杞子、墨旱莲、女贞子、菟丝子、紫草、木馒头、马蔺子、墓头回各15g，铁树叶、半枝莲各30g。

随证用药可参照"宫颈癌"，大体类同。

二、特色治疗

（一）外治法

轻银粉　蛇床子10g，乳香、没药、银粉、血竭各5g，轻粉、珍珠各3g，冰片1.5g，蟾酥1g。共为细末，调敷患处，每日1剂。功在杀虫攻毒、止痒敛疮，主治子宫内膜癌。

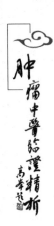

（二）食疗药膳

参照"宫颈癌"。

三、医家经验

1. 谷铭三经验　谷老以扶正败毒治子宫癌，在扶正固本、益气健脾基础上清肝利湿、败毒抗癌。

常以莪术、白花蛇舌草、半枝莲、石见穿等为主，其中莪术为治疗要药，有破血祛瘀、行气止痛作用。临床观察此药与石见穿、墓头回等配伍，可使部分患者肿瘤缩小，对术后患者配合扶正药，可防止复发和转移。莪术与白花蛇舌草、半枝莲、墓头回配用，能加强除湿祛瘀作用，可明显减轻赤白带下，防止和缓解小腹坠痛等。其用量一般都用到25g以上，疗效较佳。

子宫（颈、体）癌多数有阴道不规律出血或绝经后再出血表现，用黄芪、当归益气补血。带下恶臭因瘀毒日久肉糜所致，故黄芪、穿山甲、当归配清热祛瘀药，有清热托毒生肌功效。黄芪配茯苓、薏苡仁，又能益气渗利湿热，以除带下。

2. 作者经验　赵献龙验案（子宫内膜癌术后案）。李女，59岁。江苏宿迁人。2014年6月17日初诊。患者因绝经后阴道少量不规则出血，半年后在宿迁市人民医院被确诊为：子宫内膜黏液性腺瘤，Ⅰb期高分化。于2014年4月28日行广泛全宫切除术，术后Ⅰ期愈合，半个月后出院，由于害怕化疗和内分泌治疗，遂于出院1个月后，前来请求中医治疗。刻诊：头晕乏力，少气懒言，脘闷食少，睡眠差，大便溏，小腹空痛，局部伤口有触痛。舌淡红，苔薄白，脉细弱。此为术后气血不足，脾胃不和也。治以补益气血，健脾和胃。方选归脾汤和六君子汤加减。黄芪、薏苡仁、铁树叶各30g，白英、水红花子、木馒头各

15g，太子参、炒白术、茯神、法半夏、补骨脂各12g，陈皮、木香、鸡内金、乌药、延胡索各10g，砂仁（后下）、炙远志、炙甘草各6g。20剂。

2014年7月9日二诊：纳复神振，睡眠改善，少腹空痛，伤口触痛消失。改从固本益肾，活血化瘀，抗癌化毒立法予以治疗。黄芪、薏苡仁、铁树叶各30g，菟丝子20g，枸杞子、女贞子、丹参、土茯苓、白英、木馒头、水红花子、马蔺子各15g，太子参、炒白术、莪术、淫羊藿各12g，当归、熟地黄、山茱萸、补骨脂、佛手各10g，砂仁（后下）6g。30剂。

其后，以此方为基础，随证略出入。每30剂为1个疗程，坚持服药2年整，患者每3个月检查1次彩超和肿瘤标志物，每半年检查1次CT，均未见异常，遂终止治疗，随访至今，身体健康。

按： 子宫内膜癌属于中医学中的"崩漏""带下""癥瘕"的病证范畴。中医学认为本病为情志失调，冲任受损，脾失健运，水湿内停，聚而生痰，蕴而化热，下注胞宫，瘀血互结而成。根据中医天癸学说和天人相应的理论，认为"肾虚火弱"和"下焦湿热"是其主要发病机制，治疗当以益肾助阳、清化湿热为主。本案一诊先以益气健脾和胃，改善纳食睡眠，病情向好；二诊改从益肾固本，抗癌化毒为主要治则。方中熟地黄、枸杞子、女贞子、菟丝子、山茱萸、补骨脂、淫羊藿补肾助阳，黄芪、太子参、白术、当归、砂仁、佛手益气健脾，以增强补肾的功效；莪术、丹参活血散结；薏苡仁、土茯苓、白英、木馒头、水红花子、马蔺子清利湿热，化毒抗癌。诸药合力，终收伟功。

四、预防与调护

1. 加强防癌知识普及，定期进行防癌普查。重视对高危因

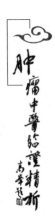

素人群的定期筛查。

2. 更年期妇女出现月经紊乱或绝经期妇女出现阴道出血，应及时查明原因，避免延误。

3. 在医生指导下应用雌激素，长期单一应用雌激素而不配合孕激素药物者，易导致子宫内膜癌。

4. 定期复查，以便早期发现复发和转移。一般治疗结束后1个月开始初次随诊复查，然后1年内每3个月复查1次，第2～3年每半年复查1次，3年后每年复查1次，长期坚持。

（赵献龙）

◎ 卵巢癌

卵巢癌是指来自卵巢上皮、生殖细胞、性腺间质及非特异性间质的恶性肿瘤。在妇科肿瘤中发病率仅次于宫颈癌，但死亡率高，号称女性生殖系统恶性肿瘤第一杀手。卵巢癌可发生于任何年龄，但其发病高峰在40—50岁。其发病原因一般认为与内分泌（如初潮年龄早、未婚、不孕症、未育等）、饮食（动物脂肪摄入过多）、环境（如放射线、化学致癌物、病毒感染）、种族及遗传等因素有关。治疗总的原则是以手术治疗为主的综合治疗。以手术、化疗并重，配合内分泌治疗、分子靶向治疗、腹腔灌注及中医中药等手段。卵巢癌具有起病隐匿、早期不易发现、易转移、预后差的特点，目前国内外资料显示，其5年生存率仅为25%～30%。

本病中医病名国家标准亦称"卵巢癌"，既往中医典籍多归属于"癥瘕""石瘕""肠覃""腹痛"等病证范畴。其病因病机为外感邪毒、饮食失节、情志抑郁是其外因，脏腑阴阳气血失调、正气虚损是其致病内因，内外因相互作用，痰湿气血郁于冲任胞宫，日久成积，发为癌瘤。临床多从气滞血瘀、痰湿凝聚、湿热蕴结、气血两虚、肝肾阴虚等予以分型辨治。

一、中医治疗

（一）辨证施治

1. 气滞血瘀　少腹包块，坚硬固定，胀痛或刺痛，伴胸胁胀闷，形体消瘦，月经不调，甚或崩漏，经色晦暗。舌紫暗或有瘀点瘀斑，脉细涩或弦涩。

【治法】理气活血，化瘀散结。

【方剂】柴胡疏肝散合少腹逐瘀汤加减。

【药物】柴胡、郁金、枳壳、香附、当归、赤芍、蒲黄（包煎）、五灵脂（包煎）、川芎、桃仁各10g，白芍、莪术、延胡索、土茯苓、龙葵各15g，山慈菇、半枝莲、水红花子各30g，桂枝、小茴香各6g。

2. 痰湿凝聚　胸脘痞闷，纳呆食少，少气懒言，少腹及腹股沟肿块，胀满疼痛。舌淡润，苔白腻，脉滑。

【治法】健脾化痰，软坚散结。

【方剂】六君子汤合海藻玉壶汤加减。

【药物】党参、茯苓、昆布、海藻、龙葵各15g，陈皮、法半夏、白术、连翘、独活各10g，当归、莪术各12g，山慈菇、薏苡仁、石见穿各30g。

3. 湿热蕴结　腹部肿块、胀满疼痛或伴腹水，阴道不规则流血或五色带下，臭秽难闻，便干溲赤，口干苦不欲饮。舌暗苔黄腻，脉滑数。

【治法】清热利湿，解毒散结。

【方剂】四妙丸合蛇莲鳖甲汤加减。

【药物】薏苡仁、白花蛇舌草、半枝莲、败酱草、龙葵、水红花子各30g，鳖甲（先煎）、莪术、苍术、蒲公英、椿根皮各15g，木通、牛膝、三棱各10g。

上篇

肿瘤论治精析

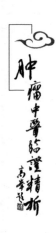

4. 气血两虚　腹部肿块，或伴疼痛，面㿠消瘦，神疲乏力，头晕自汗，脘闷纳差，面浮肢肿。舌淡或淡暗，苔薄白，脉沉细无力。

【治法】益气养血，辅以抗癌。

【方剂】八珍汤加减。

【药物】黄芪、党参、薏苡仁、白花蛇舌草、山慈菇各30g，茯苓、熟地黄、山药、猪苓各15g，当归、白芍各12g，陈皮10g，川芎、砂仁（后下）各6g，大枣10枚。

5. 肝肾阴虚　腹部肿块，固定不移，伴刺痛或灼痛，五心烦热，消瘦眩晕，腰膝酸软，便干溲黄。舌红，边有瘀点瘀斑，苔少或光剥，脉细数。

【治法】滋补肝肾，软坚消癥。

【方剂】左归丸合二至丸加减。

【药物】生地黄、山茱萸、土茯苓、龟甲（先煎）、鳖甲（先煎）、墨旱莲、女贞子、枸杞子、山药、莪术、重楼各15g，牛膝、当归、乌药各10g，菟丝子20g，生牡蛎（先煎）、山慈菇、败酱草、半枝莲各30g。

（二）随证用药

1. 辨病用药　在辨证施治基础上选择1～3味抗卵巢癌的中草药，如土茯苓、半枝莲、苦参、木馒头、紫草根、红藤、败酱草、白毛藤、蜀羊泉、椿根皮、泽兰、知母、黄柏、蜂房、干蟾皮、土鳖虫、水蛭、泽漆、水红花子、天南星、野百合、马蔺子、莪术、三棱、墓头回等。

2. 临证加减　腹水明显者，加黄芪、防己、葶苈子、商陆、泽泻、大腹皮、马鞭草、车前子等；肢体浮肿者，加泽泻、木瓜、防己、车前子；血虚者，加黄芪、当归、熟地黄、鸡血藤、制首乌、补骨脂、阿胶；血瘀重者，加当归、川芎、赤芍、桃仁、红花、土鳖虫、莪术；腹痛者，加延胡索、五灵脂、川芎、赤芍；腹胀者，加厚朴、香附、乌药、砂仁、木香；气虚者，加黄芪、太子参、白术、党参；阴虚者，加玄参、麦冬、枸杞子、女贞子；阳虚者，加肉桂、附子、炮姜；白带量多者，加苍术、黄柏、土茯苓；黄带多者，加椿根皮、墓头回、败酱草；出血多者，加地榆、仙鹤草、茜草、血余炭、藕节炭、阿胶等。

二、特色治疗

（一）针灸治疗

1. 取穴大椎、足三里、血海、关元等，用补泻结合手法，每日1次，每次15～30分钟，能提高红细胞、血小板数目，加强机体免疫力。

2. 取穴中极、关元、天枢、三阴交，缓慢进针，平补平泻，每日1次，每次15～30分钟，治各型卵巢癌。

（二）外治法

1. 二黄糊剂　大黄、参三七各6g，黄柏、泽兰各3g，薄荷1.5g。上药共研末煮糊，加酒少许，外敷腹部，每晚睡前敷至翌日。

2. 薏苡附子败酱散　生薏苡仁30～60g，熟附子5～10g，败酱草、蒲公英各15～30g，加水煎2次，分3次温服。药渣加青葱、食盐各30g，加酒炒热，布包敷腹部，加上热水袋，使药气进入腹内，每次热敷1小时，每日2次。

（三）食疗药膳

1. 杞子黄花饮　先将1个猪膀胱洗净切细，再和黄花菜100g，山楂50g，枸杞子20g一起加水适量煮熟，调味后即可食用。适用于湿热毒结型卵巢癌。

2. 益母草煮鸡蛋　益母草50g洗净切段，与2枚鸡蛋加水同煮，蛋熟后去壳取蛋，再煮片刻即可。每日1剂，吃蛋饮汤。适用于气血两虚型卵巢癌。

3. 长春花瘦肉汤　长春花（布包）10g，加水与猪瘦肉200g共煮，随意吃。适用于卵巢癌消瘦虚弱者。

三、医家经验

1. 王沛经验　王教授治疗卵巢癌主张温补脾肾，疏肝化瘀。他指出卵巢癌临床以少腹部包块、腹水、月经紊乱为主要临床表现，其发生与肝、肾两脏关系密切。先天肾气不充，后天肝气郁结，是为卵巢癌的主要病因。肾气不足，加之肝气郁结，致气血瘀滞，久则聚湿生痰，痰瘀互结发为本病。故早期多见气滞血瘀，痰湿郁结，湿热毒聚等证；晚期则多见痰瘀毒聚，而气血两亏或气阴两虚之证。常用方有桂枝茯苓丸、柴胡疏肝散、膈下逐瘀汤、五苓散、六味地黄丸、香贝养荣汤、大黄䗪虫丸等。王老喜用桂枝茯苓丸，他认为莪术活血化瘀作用明确，提取的制剂榄香烯注射液有明确的抗肿瘤作用，尤其对妇科肿瘤及胸腹水疗效好；乌药辛散温通，可温肾行气、散寒止痛，还可理气和血，常用量可达20~30g。夏枯草、胆南星、生半夏、鳖甲、穿山甲、泽泻、茯苓、猪苓、香附、贝母等也是常选药。有腹痛、阴道出血者，常加蒲黄（包煎）30g，炒五灵脂10g，地榆炭30g；有腹水者加乌药20g，泽泻30g，大腹皮30g。

2. 赵献龙经验　方芪鳖苡苓汤（卵巢癌中晚期用方）。黄芪、薏苡仁、石见穿、半枝莲、蛇舌草、石见穿各30g，三尖杉、土鳖虫、炙鳖甲（先煎）、猪苓、土茯苓、党参、莪术、车前子各15g，白术、当归、夏枯草、乌药各12g，鸡内金10g，炙甘草6g。每日1剂，水煎服，30剂1个疗程。功在益气健脾，化瘀散结，利湿消肿，清热解毒。治中、晚期卵巢癌。

随证加减：包块肿硬者，加炮穿山甲、水蛭、血竭；腹痛甚者，加延胡索、郁金、木香；腹胀甚者，加槟榔、枳实、川厚朴、大腹皮；腹水甚者，加葶苈子、水红花子、泽兰、泽泻；四肢浮肿者，加淫羊藿、合五皮饮；阴道出血者，加仙鹤草、三七、阿胶；纳差食少者，加陈皮、山楂、六曲、麦芽。

3. 作者经验　孙锡高验案（左侧卵巢癌手术化疗后案）。李女，76岁。2002年11月8日初诊。半年前，经连云港市某医院门诊检查示，左侧腹12cm×8cm结节状肿块，质硬固定，左肾受压，肠系膜淋巴结肿大，大网膜布满大小不等结节；左侧卵巢癌肿块8cm×5cm，表面血管怒张，略活动。遂住院行左侧卵巢及左侧腹肿块切除并钳取活检术。

病理诊断：左侧卵巢生殖细胞癌，淋巴结内瘤细胞浸润。术后体质虚弱，勉强化疗。3个月后，胸腹腔转移，大量腹水，抽排腹水后，不日如故。

患者面黄消瘦，腹大如鼓，不能行走，眩晕倦怠，声低息微，舌淡有紫色，苔薄白，脉沉弱无力。治宜益气健脾，消瘀利水。生黄芪、猪苓各30g，大腹皮、龙葵、藤梨根、半枝莲、白花蛇舌草、炙鳖甲（先煎）、商陆、葶苈子各15g，红参（另炖）、白术、三棱、莪术、当归各10g，川楝子6g，大枣10枚。30日为1个疗程。

2003年3月14日复诊：服药120剂，面色好转，饮食增加，胸腹水消退。原方去商陆、葶苈子、三棱、川楝子，加山药30g，山茱萸15g，桂枝10g。续服。

15个月后，B超复查未见肿块和腹水。21个月复查未见复发。

按：大量的临床实践证明，卵巢癌术后以及化疗前后综合

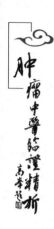

中医中药治疗，可大大提高患者的生存期，尤其中晚期患者，扶正抗癌增强抵抗力、免疫力，从整体上改善了病情，并且减少了术后的后遗症和化疗引起的不良反应。中药协同化疗，在后续治疗中起到了取长补短，巩固稳定疗效的显著作用。

本案术后化疗，正气大损，癌毒乘虚扩散而致胸腹腔大量积水，经抽水后，不日积水依旧。正气一虚再虚，在西医无法处理之时，中医中药发挥了显著作用，在扶正抗癌，积极调动机体整体功能的情况下，佐以化瘀利水，使胸腹水得以控制，取得了显著的疗效。

四、预防与调护

1. 加强防癌和妇女卫生宣传，30岁以上妇女每年应进行一次妇科检查，注意高危人群的筛查。高危妇女避孕忌用避孕药。

2. 妇科检查中，如发现卵巢增大，而一时不能确诊者，必须按时随访。卵巢囊性肿物直径＞6cm者，应手术切除，并常规送病检，对卵巢实性肿物不论大小，均应尽快手术，术中进行冰冻切片检查，以决定手术范围。

3. 定期检查随访，一般治疗结束后1年内，每2～3个月复查1次；2～3年至少每半年复查1次；3年后至少每年复查1次。复查内容包括妇科检查，超声、影像学检查，肿瘤相关标志物检测等。

（赵献龙　孙锡高）

❀ 淋巴造血系统肿瘤 ❀

❀ 恶性淋巴瘤

恶性淋巴瘤（ML）是指原发于淋巴结和其他器官淋巴组

织的恶性肿瘤，是造血系统恶性疾病之一，分霍奇金淋巴瘤（HD）和非霍奇金淋巴瘤（NHL）两大类，居我国常见恶性肿瘤的第8位。发病年龄有两个高峰，20—30岁和60岁左右，男女之比约为2.5：1。本病的病因一般认为可能与病毒感染（人类Burkitt淋巴瘤病毒、EB病毒）、免疫功能抑制（遗传性免疫缺陷病、非遗传性免疫缺陷病如艾滋病）、自身免疫性疾病、物理化学因素（包括化学药品及放射线）以及其他因素,如幽门螺杆菌感染等。化疗和放疗是ML治疗的主要手段，合理制定综合治疗方案是提高治疗效果的关键。HD的预后较好，是可治愈的肿瘤。其预后与组织类型及临床分期紧密相关，淋巴细胞为主的类型预后最好，5年生存率可达94.3%；而淋巴细胞削减型最差。NHL的预后，病理类型较为重要。弥漫性淋巴细胞分化好者，5年生存率可达61%；而分化差者，约为42%。一般说来，B细胞来源者优于T细胞来源者，早期效果较好。Ⅰ期5年生存率可达76.9%。

　　中医病名国家标准称本病为"恶核"，既往中医典籍多归属于"石疽""恶核""失荣""痰核""瘰疬""阴疽"等病症范畴。其病因病机主要为：外由风热邪毒，或寒痰凝滞，内由七情饮食所伤，肝气郁结，郁而化火，灼津成痰，气滞血凝，积而成结，日久缠绵，脏腑内虚，肝肾亏损，气血双亏。故多表现为本虚标实、速长难消。临床多从寒痰凝滞、风燥痰凝、痰瘀互结、肝肾阴虚、气血双亏等予以分型辨治。

一、中医治疗

（一）辨证施治

　　1. 寒痰凝滞　颈项腋下痰核多枚，不痛不痒，皮色不变，坚硬如石，不伴发热，或形寒肢冷，面色不华。舌淡苔白，脉

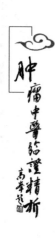

沉细或弦滑。

【治法】温化寒痰，软坚散结。

【方剂】阳和汤合消瘰丸加减。

【药物】熟地黄、生牡蛎、夏枯草各20g，白芥子、鹿角胶（烊化）、玄参、麻黄、土贝母各10g，猫爪草30g，肉桂4g，炮姜5g，甘草6g。

2. 风燥痰凝　局部痰核肿大，皮色红斑硬结，或伴发热恶寒，口干烦热，咽痛鼻衄，胸闷气短，咳嗽有痰，便干溲黄。舌暗红，苔白或黄，脉滑数。

【治法】清热化痰，软坚散结。

【方剂】泻白散合清气化痰丸加减。

【药物】桑白皮、地骨皮、山慈菇各30g，玄参、浙贝母、胆南星、杏仁、陈皮、清半夏各10g，南北沙参、全瓜蒌、夏枯草各15g，甘草6g。

3. 痰瘀互结　体表多处痰核，或见内脏癥积，时或疼痛，消瘦食少，腹大如箕，或伴潮热，便干或黑。舌暗或有瘀斑，苔黄腻，脉细涩。

【治法】活血化痰，软坚散结。

【方剂】膈下逐瘀汤加减。

【药物】当归、桃仁、延胡索各12g，川芎、赤芍、红花、牡丹皮、五灵脂、乌药、香附、枳壳各10g，夏枯草、山慈菇各15g，猫爪草30g，甘草6g。

4. 肝肾阴虚　全身多处痰核肿大，质地坚硬，口干咽燥，头晕目眩，腰膝酸软，午后潮热，五心烦热，或伴夜间盗汗。舌红少苔，脉细数或弦细。

【治法】滋补肝肾，解毒散结。

【方剂】杞菊地黄丸合二至丸加减。

【药物】枸杞子、山茱萸、山药、女贞子、墨旱莲各15g，牡丹皮、泽泻、菊花、茯苓各10g，炙鳖甲（先煎）、生牡蛎（先煎）、山慈菇、熟地黄各20g，白花蛇舌草、猫爪草各30g，甘草6g。

5. 气血双亏　全身多处痰核肿胀不消，头晕乏力，气短懒言，心悸少眠，面色㿠白，唇甲苍白。舌淡苔薄白，脉细弱。

【治法】益气养血，软坚散结。

【方剂】归脾汤加减。

【药物】黄芪、重楼、山慈菇、半枝莲各30g，党参、白术、夏枯草、海藻各15g，熟地黄、当归、白芍、炒酸枣仁各12g，茯苓、木香各10g，炙远志6g。

（二）随证用药

1. 辨病用药　在辨证施治基础上选用1～3味抗ML的中草药，如夏枯草、黄药子、猫爪草、山慈菇、全蝎、僵蚕、蟾皮、壁虎、穿山甲、生牡蛎、龟甲、鳖甲、皂角刺、海藻、薏苡仁、莪术、蛇六谷、水杨梅根、野葡萄根、长春花、了哥王、泽漆、天葵子、羊蹄根、贝母、海浮石等。

2. 临证加减　痰核发于颈部者，加升麻、桔梗、柴胡；发于咽喉者，加射干、玄参、山豆根；肿块坚硬者，加海藻、贝母、猫爪草、黄药子；皮肤瘙痒者，加防风、蝉蜕、苦参、白鲜皮；低热盗汗者，加生地黄、玄参、地骨皮、银柴胡、牡丹皮、青蒿、牡蛎、浮小麦；胸腔积液者，加葶苈子、射干、龙葵；腹水者，加泽泻、车前子、大腹皮、龙葵、半边莲；恶心呕吐者，加陈皮、半夏、砂仁、茯苓、竹茹、旋覆花；纳少者，加鸡内金、陈皮、白术、焦三仙；气虚者，加黄芪、太子参、白术、党参；血虚者，加当归、熟地黄、鸡血藤、阿胶、制首乌；肾阳虚者，加附子、桂枝、鹿茸；肾阴虚者，加山茱萸、枸杞子、女贞子、墨旱莲。

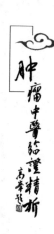

二、特色治疗

（一）针灸治疗

1. 针法

（1）实证：天井、少海、百劳、肘尖、肩井、翳风、肺俞、风门、肝门、膈俞。用泻法，或用灸。

（2）虚证：脾俞、足三里、三阴交、血海，用补法。每日1次或隔日1次，15日为1个疗程。

2. 灸法

（1）穿山甲（土炒）、斑蝥各等份和艾为炷、黄豆大，于患处隔蒜（厚约1cm）灸之。

（2）用生商陆根粉碎做饼，置患处，以艾炷于上灸3～4壮。

（3）用江西豆豉饼为细末，黄酒和，做饼子如分币大小，约0.6cm厚，置患处以艾炷于饼上灸之，干再换。

上述三法，任选1种，每日1次，10次为1个疗程。发热者慎用。

（二）外治法

麝香独脚莲散（易菊清经验方）　麝香、独脚莲二药研粉，按1：100比例混合配成散剂。用时取散剂加适量水、滴入少许食醋调匀成糊状敷肿块处。覆盖以超出肿块边缘为度，然后用敷料、绷带或胶布固定。每周1～2次，如肿块＞2cm×2cm，宜先行放疗，待肿块回缩至基底部再敷上药。

（三）食疗药膳

1. 薏苡莲子粥　薏苡仁、大枣各50g，莲子肉30g，粳米100g。加水适量，熬煮成粥。随量食用，用于恶性淋巴瘤脾胃虚弱者。

2. 杞子瘦肉炖甲鱼　将150g猪瘦肉切细，约500g甲鱼去内脏切块，与40g枸杞子共放锅内，加水适量，文火炖至烂熟，加调味即可食肉喝汤。功在滋阴养血、补益肝肾。适用于恶性淋巴瘤术后或放、化疗后阴虚内热者。

3. 长春花煮鸡蛋　将薏苡仁50～100g加水适量，文火熬制成粥，再将8朵长春花瓣入粥内，加蜂蜜1汤匙食用。每日1剂。功在解毒散结。

三、医家经验

1. 易菊清经验　易老认为恶性淋巴瘤总病机为本虚标实。治标重在清热解毒，故对于早、中期瘤不大，未转移，正气尚存者，用五味消毒饮加半枝莲、白花蛇舌草、七叶一枝花、蒲公英、石上柏等清热解毒，以及夏枯草、山慈菇、藤梨根、黄药子、仙鹤草等散结软坚，配六神丸、犀黄丸等成药直攻病邪；而治本重在益气养阴，对经放、化疗或手术或晚期病人，可予沙参麦冬汤加西洋参、生地黄、黄芪、玄参、白芍、何首乌、天花粉、山茱萸等，配服洋参丸、六味地黄丸等成药以扶正祛邪。在治疗方面他还提出了重要的三点：一是用化痰散结、理气活血药，以配合清热解毒，益气养阴。前者用消瘰丸合白僵蚕、生半夏、生南星、郁金、海藻、昆布、硼砂、蜗牛、白附子等；而理气活血则以香附、枳实、青皮、三棱、莪术、制乳香、制没药、血竭、炮穿山甲等为常用。二是当以毒攻毒。因他认为恶瘤的病因是热毒暴戾，且毒胜于热，故其喜用雄黄、朱砂、轻粉、全蝎、蜈蚣、蟾酥、硇砂、牛黄、麝香之类配制成消瘤丸内服。三是主张内外合治。他指出此病是全身疾病的局部表现，且多位于体表，故全身与局部的内外结合治疗常是成功关键，故创制麝香独脚莲散外用配内服药，每收佳效。

2. 作者经验　马继松验案（淋巴细胞瘤）。徐男，50岁，

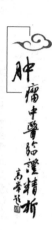

2013年4月16日初诊。温州苍南县人。因胃不适2年余，于去年11月23日在温州医学院行胃镜检查示：胃角溃疡。病检见胃黏膜中有异型淋巴样细胞弥漫增生，疑是黏膜相关淋巴瘤。3天后，上海复旦大学肿瘤医院确诊为弥漫大B淋巴细胞瘤，立即按R-CHOP方案全身化疗5个周期。化疗过程中多次出现骨髓抑制，白细胞下降明显，均于升白细胞处理后正常。因一般情况尚可，后又化疗并按该院的胃恶性淋巴瘤胃脾气阴两虚型，予28剂中药（党参、黄芪、石斛、茯苓、黄精、何首乌、菝葜、大枣、枸杞子、白花蛇舌草、冰球子各15g，姜半夏、竹茹、白术、佛手各10g，磁石、合欢皮各30g）及芪归胶囊配服。药后尚可，但胃稍多纳则胀（日只食半斤），眠仅6小时。适逢我在当地出诊，故前来求治。

细询口苦、烦躁、头汗甚多，口干喜饮，时发呃逆，舌边齿印多，苔薄黄，脉软。予黄芪、柏子仁各20g，党参、黄精、白术、白芍、合欢花、八月札、白花蛇舌草各15g，姜半夏、麦冬、金银花、猫爪草各10g，茯神、酸枣仁、合欢皮各30g，天龙5g（研粉，装胶囊吞）。7剂后眠略安，躁烦减，呃逆稍平，他症依旧。复诊：柴胡、白豆蔻（后下）、天龙各5g，白参、白薇、麦冬、猫爪草各10g，八月札、合欢花、制首乌、白术、白芍、佛手各15g，柏子仁、酸枣仁、黄芪各20g，合欢皮、首乌藤、藤梨根各30g。15剂。

2013年6月6日电告：因中药调剂员误将天龙配入药中同煎，致初服之3剂，有脘嘈泛恶感，后渐适应。现虽眠纳俱增，汗收神振，尤喜血红蛋白升至近正常值，但白细胞未上升，经注射2支升白针，却仍$2.8 \times 10^9/L$（化疗最少时为$0.9 \times 10^9/L$）。遂予黄芪40g，茯神、鸡血藤各30g，白参、麦冬、补骨脂、制首乌、八月札、白术、白芍、香附各15g，茜草、锁阳、龙葵各10g，白豆蔻（后下）、猫爪草、天龙（研粉装胶囊）各7g。

3日2剂，并每日以绞股蓝15g泡饮代茶。

2013年8月4日电告：7月下旬去复旦附属肿瘤医院做全身检查，虽一切均可，但PET却示：胃壁未见明显FDG增高，脾及全身骨髓FDG代谢弥漫性增生，考虑为升白治疗后增生反应。另新见右上肺一枚小结节。仍用上方10剂续服。

2013年8月28日面诊：前天在苍南县二院检查，红细胞、血小板均正常，白细胞4.30×10^9/L（自言与吃海参、8月21日打升白针有关，但以前打升白针，白细胞仅升4～5天。现上升时间较过去延长较多）。

刻诊：眠仍4～5小时，右肺上叶时闷胀痛，口干喜饮，溲黄少，便艰涩。近日时呛咳，如白细胞下降则咳甚，右胸闷亦加甚。予茯苓40g，仙鹤草、首乌藤、鸡血藤、藤梨根各30g，柏子仁、枣仁、何首乌各20g，炙款冬花、合欢花、白术、白芍各15g，杏仁、炙远志、桔梗、陈皮各10g，白参、炙甘草各7g，炮穿山甲5g（研末装胶囊吞）。每日1剂。

2013年9月12日电告：服药20剂，随二便渐畅，咳大缓，眠达6小时，已无其他明显症状，仅稍多纳则胀（现日纳6两，体稍丰满）。然白细胞仍难升。参入朱良春炙牛角腮汤：仙鹤草、鸡血藤、茯神各30g，牛角腮、藤梨根、何首乌、酸枣仁各20g，南沙参、柏子仁、虎杖、松节、白术、白芍各15g，白参、远志、枳壳、炙甘草各10g，首乌藤40g。7剂。

2013年9月26日电告：药服3剂则泻，药服完仍便不成形，但日仅1次，却喜白细胞在打升白针9天后，才降至3×10^9/L以下，且精神特佳，其认为是以往从未获得的效果。后即以此方随证出入，并结合益血生胶囊（含紫河车、鹿茸、阿胶、鹿角胶等），白细胞降至3×10^9/L以下，即打一针升白针，症状基本稳定。直至2014年年底，我在苍南县龙港镇最后一次坐诊时，其白细胞基本均在4×10^9/L以上，睡眠渐达7小时，如不食

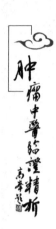

肥甘温补，腹胀亦不多发了。

按： 当患者得知自己所患恶性淋巴瘤时，全家及亲朋十分惊恐，均支持其去上海等地查治，由于治疗及时，获效较佳。

笔者曾治过多例霍奇金病，但几乎均数诊后即不辞而"拜拜"。徐男却前后诊治（包括电话求药）达2年（2015年上半年还为其寄药多次，因当地常缺牛角腮，不少调剂员还不知此药是何物），故对其服药后的几个最主要变化均了然于胸，也能尽快地予以对症处置。笔者认为患者在某医生处治疗尚好的情况下，千万不要朝秦暮楚，易医过多对治疗是极不利的。2015年我没有再去温州，患者有时找当地医生求诊，均请医生仍以我末次方为主略予加减，使治疗大法能贯穿始终。

中药投补益气阴、养血安神之剂，虽效尚可，但白细胞上升还得靠升白针的一臂之力，足见中西医结合是治恶性肿瘤的最佳之选。

炙牛角腮汤系首届国医大师朱良春经数十载临证精制的妙方，由牛角腮、仙鹤草、鸡血藤、虎杖、松节组成，药源广，价低廉，效肯定，名医的经验当认真学用之。该方还可治更年期子宫出血，因贫血或丢失蛋白过多导致的水肿、心悸、失眠，多种瘀血所致的出血等。

虫类药虽为治肿瘤的常用药，但笔者认为，在患者体质较虚，尤其是不能纳谷的情况下，虫药还是不可多用。另外，冰球子即山慈菇。

四、预防与调护

1. 淋巴结肿大者应穿松软衣服，勿触摸肿大的淋巴结，减少对肿瘤的刺激。注意不要到公共场所去活动。

2. 避免及控制长期慢性感染、放射线、肾上腺激素等长期刺激，防止其损害机体的免疫功能。

3. 如发现颈部、腹股沟部、腋窝部出现肿大的淋巴结，应及时就医治疗。

（孙锡高　马继松）

◉ 急性白血病

急性白血病（AL），又称血癌。是骨髓或造血组织中原始及幼稚血细胞大量异常急骤增生的恶性疾病，其特点是大量的异常的白细胞及其幼稚细胞进行性、失控性的异常增殖，浸润各种组织或器官，使正常血细胞生成减少，产生相应临床表现，周围血细胞有质和量的变化。据统计，我国AL的发病率为2.76/10万，在儿童白血病及35岁以下的成人肿瘤中居第1位。在男性肿瘤中居第6位，在女性肿瘤中居第8位。AL的发病原因，目前尚不完全清楚，可能与病毒感染、遗传因素、电离辐射、化学物品（苯及其衍生物、抗肿瘤药物如烷化剂和DNA拓扑异构酶Ⅱ抑制药、治疗银屑病的乙双吗啉等），以及某些血液病（先天性疾病如Fanconi贫血和Downs综合征、某些类白血病等）有关。因此，大多数白血病都有染色体异常和基因突变。治疗首选化疗，采用联合化疗，辅以有效的支持治疗。如有适当的供体，建议行造血干细胞移植，以求最大限度地延长生存期。

既往中医病名多归属于"虚劳""血证""痰核""积聚""热劳""内伤发热""温病"等范畴。其主要病因病机为正气虚弱、毒邪内伏、血瘀内阻，加之饮食不节、病后失调、感受邪毒而侵袭营血，累及脏腑，深入骨髓而形成髓毒壅盛，痰瘀互结，诸虚不足之变。多从邪毒炽盛、毒盛伤血、痰毒瘀阻、气阴两虚、气血亏虚等予以分型辨治。

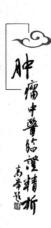

一、中医治疗

（一）辨证施治

1. **邪毒炽盛**　起病急骤，壮热烦躁，汗出不解，口渴引饮，头身疼痛，唇燥少津，便干溲黄。舌红，苔黄，脉洪数。

【治法】清热生津，泻火解毒。

【方剂】白虎汤合黄连解毒汤加减。

【药物】生石膏（先煎）、白花蛇舌草、仙鹤草各30g，知母、生地黄、玄参、金银花、连翘、天花粉各15g，栀子、黄芩、黄柏、竹叶、大黄各10g，黄连6g，甘草5g。

2. **毒盛伤血**　壮热烦闷，或神昏谵语，口渴便秘，皮肤瘀斑瘀点，或伴鼻衄、齿衄、便血、尿血。舌红绛，苔黄或少苔，脉弦数。

【治法】清热解毒，凉血散瘀。

【方剂】犀角地黄汤合清营汤加减。

【药物】水牛角（先煎）50g，白花蛇舌草、重楼、白茅根、仙鹤草各30g，生地黄、玄参、金银花、连翘各20g，丹参、麦冬各15g，牡丹皮、赤芍各10g，青黛（冲服）6g。

3. **痰毒瘀阻**　痰核瘰疬，胁下癥积，胁肋刺痛，腹胀腹痛，发热心烦，胸闷气短，面色晦暗。舌暗红，边有瘀点瘀斑，脉弦涩或弦数。

【治法】活血化瘀，软坚散结。

【方剂】桃红四物汤合海藻玉壶汤加减。

【药物】桃仁、红花、当归、川芎、陈皮、独活、浙贝母、法半夏、炮山甲各10g，连翘、干生地黄、丹参、莪术、昆布、海藻各15g，炙鳖甲（先煎）、生牡蛎（先煎）各30g，甘草5g。

4. **气阴两虚**　倦乏纳少，头晕气短，腰膝酸软，自汗盗汗，五心烦热，或伴低热，皮肤瘀斑瘀点或有衄血。舌红，苔薄或少苔，脉细数。

【治法】益气养阴，清热解毒。

【方剂】生脉散合益胃汤加减。

【药物】黄芪、半枝莲、白花蛇舌草、炙鳖甲（先煎）各30g，太子参、北沙参、生地黄各15g，麦冬、五味子、黄芩各10g，生甘草5g。

5. 气血亏虚　面㿠眩晕，声低息微，心悸自汗，失眠多梦，可见痰核癥积，或伴见皮肤瘀点瘀斑，鼻衄、齿衄、便血、尿血。或见发热汗出恶风。舌淡胖、苔薄，脉细弱或细数。

【治法】益气养血，和血解毒。

【方剂】归脾汤加减。

【药物】黄芪、白花蛇舌草、仙鹤草各30g，人参或西洋参、当归、茯神、白术、酸枣仁、熟地黄、阿胶（烊化）各12g，远志、木香、茜草各10g，大枣7枚。

（二）随证用药

1. 辨病用药　在辨证施治基础上选用1～3味抗白血病的中草药如水牛角、三尖杉、喜树、长春花、青黛、雄黄、大青叶、墓头回、雷公藤、猪殃殃、山豆根、羊蹄根、半枝莲、白花蛇舌草、紫草、土鳖虫、土茯苓、刺猬皮、肿节风、龙胆草、龟甲、鳖甲、阿胶、芦荟、牛黄、麝香、蟾酥、农吉利等。

2. 随证加减　高热或神昏谵语者，加牛黄至宝丹或安宫牛黄丸或紫雪丹（散）；出血不止者，加三七粉、云南白药、阿胶；贫血者，加鹿角胶、阿胶、紫河车、补骨脂；鼻衄者，加白茅根、白茅花、生侧柏；便血者，加地榆炭、槐花炭、三七；皮肤瘀点瘀斑者，加紫草、鲜芦根、墨旱莲、女贞子；心悸失眠者，加首乌藤、合欢皮、远志；关节肿痛者，加牛

肿瘤论治精析

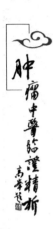

膝、木瓜；体表痰核者，加猫爪草、山慈菇、贝母；自汗者，加黄芪、牡蛎、糯稻根、五味子；潮热盗汗者，加炙鳖甲、地骨皮、银柴胡。

二、特色治疗

（一）针灸治疗

1. 取穴　大椎、心俞、肝俞、脾俞、肺俞、肾俞、膈俞、内关、合谷、中脘、天枢、气海、足三里、阴陵泉、三阴交。

2. 针法　补法为主，留针15～30分钟，每日1次，10次1个疗程。间加火针点刺及艾条重灸（用于气阴两虚与气血亏虚型）。

（二）外治法

1. 消癥散　水红花子、皮硝各30g，樟脑、桃仁、土鳖虫各12g，生南星、生半夏、炮山甲、三棱、王不留行、白芥子、生川乌各15g，生白附子、延胡索各9g，麝香1.2g，冰片3g。诸药共研细末，以蜂蜜及醋调成泥，密贮备用。用时取适量粉糊，涂敷于患处皮肤，油纸覆盖，纱布包扎固定，再以热水袋不时热敷，每日换药1次。适用于白血病脾肿大者。

2. 山桃南星膏　山桃叶20g，生南星15g，肉桂、樟脑各12g，公丁香、阿胶各10g，炒花椒3g，牙皂5g，凡士林270g。上药共研末，用凡士林调成软膏。用时取适量涂敷患处，每日1换药。适用于白血病及各种肿瘤淋巴结肿大者。

（三）食疗药膳

1. 桂圆猪脊炖乌龟　桂圆肉50g，猪脊骨连肉带髓300g，乌龟（约500g，剁头尾去内脏）1只。加水适量，炖煮烂熟，吃肉喝汤。用于白血病气阴不足伴贫血者。

2. 苣荬菜汤　苣荬菜50g。加水适量煎煮吃菜，每日1剂，连服15天为1个疗程。

3. 双耳金针菇　鲜金针菇（去根洗净）150g，水发银耳、木耳及胡萝卜（切丝）各50g，青豆（冷水浸泡洗净）30g。鲜汤100ml、葱花、姜末、食盐、味精、植物油、香油各适量。炒锅上中火，放油烧至七成热，下葱、姜炒香，加木耳、银耳、青豆、胡萝卜丝、煸炒几下，再加入金针菇、食盐、味精、鲜汤即成，当菜佐餐，随量食用。适用于白血病气阴两虚者。

三、医家经验

1. 周霭祥经验　周老自1962年就致力于中西医结合治疗血液病的研究，不仅用青黄散（青黛与雄黄之比为9∶1或8∶2为佳）治慢性粒细胞白血病获科研成果奖，在对急性白血病的诊疗中也取得不少骄人战绩。

急性白血病的临床表现形式极多，病情发展快，症状变化大，型与型间常有交叉，但他却能删繁就简地归纳成邪毒隐伏、热毒炽盛、热毒入血、痰核瘀血与气血（阴）两虚五型，为施治提供了较大方便。在长期临床中，他发现龙胆、马鞭草、忍冬藤、贯众、青黛、雄黄、寒水石等药，在降低白细胞过高方面有奇效，而党参、黄芪、女贞子、山茱萸、补骨脂、鸡血藤、紫丹参、紫河车又可升高过低的白细胞。鳖甲、炮山甲、生牡蛎及三棱、莪术、桃仁、红花等活血化瘀药对肝脾明显肿大者效好，而夏枯草、黄药子、山慈菇、川贝母、昆布、海藻却对淋巴结明显肿大者功著。另对该病并发症中的七大感染症状（即感冒发热、口腔及咽部感染、肺部感染、泌尿系统感染、肠道感染、软组织感染及败血症）的辨治予以了明析，同时一一列出施治方药，尤其是对该病主证之一出血的诊治，

肿瘤论治精析

积验更是丰富。强调临证治疗不仅要根据血热、气虚、瘀阻进行辨治，更要结合出血的部位，如肺经出血（含鼻衄）、胃经出血（含牙龈出血）、肝经出血（如球结膜与眼底出血）多为血热，治当清降凉血为主，而尿血血热者虽亦占多数，但却有少数为虚证（又有阴虚火旺与气虚不摄之异），且血向下行，故治法却不可概同于肺、胃、肝所致出血了！其大医之匠心，挽救了无数患者的生命。

2. 孙锡高经验

（1）口腔溃疡及感染：应保持牙齿与口腔清洁。溃疡处外敷中药锡类散或复方珍珠散（珍珠散1管，地塞米松0.75mg，四环素0.5g，共研外用）或口腔溃疡散、紫雪散各3g外敷，或以冰片0.15g，青黛10g，新霉素2g，共研匀外敷。亦可用板蓝根、蒲公英各30g，五倍子、儿茶各10g，煎汤含漱，日1剂。

（2）泌尿系统感染：若发热，兼见尿频、尿急、尿赤、尿灼痛者，可用八正散、导赤散随证加减。

（3）肠道感染：若见发热、下痢、里急后重，可用葛根芩连汤、白头翁汤加减。

（4）软组织感染而见发热者，可局部外敷金黄散、化毒散加鲜芦荟汁，紫薇消肿膏等；内服以五味消毒饮加减。药如蒲公英、紫花地丁各30g，野菊花、天葵子、金银花、连翘、赤芍各15g，两面针10g，甘草6g，每日1剂，水煎服。

（5）肛周感染：如肛门周围红肿热痛，除用抗生素外，应内服中药清热解毒消肿剂；溃疡者坐浴清洗后，以甘草煎水清洁局部，外涂黑将丹。

3. 作者经验 孙锡高验案（亚急性早幼粒细胞白血病案）。林男，42岁，安徽合肥人。1999年1月因发热、盗汗就诊。后经安徽省立医院确诊为亚急性早幼粒细胞性白血病。白细胞记数高达10万以上。经过一段时间常规化疗，无效。身体衰弱，即来我处就诊。

1999年5月10日初诊：患者面色无华，全身乏力，心悸不宁；午后低热，体温37.8℃；夜寐不安，盗汗不已；咽干口燥，五心烦热。舌红少苔，脉细数。

拟方：炙鳖甲（先煎）、狗舌草、丹参、水牛角（先煎）、玄参、金银花、半枝莲、白花蛇舌草各30g，生地黄、凤尾草、七叶一枝花各15g，牡丹皮、地骨皮、青黛、赤芍、山慈菇、紫草各10g。水煎，每日1剂。早晚饭后1小时服。

1个月后，体温渐渐降至正常，但时有反复现象。方药已效，后随证应变，诸症平服。坚持服药半年余，病情渐趋稳定，未见发热。血白细胞多次检查已达正常范围。

按：本例患者经西医诊断为亚急性早幼粒细胞性白血病。虽然经过化疗，疗效不显，反而体质越来越差。从中医论治，属于邪毒发热，正气已衰。发热虽无明显感染病灶，午后体温37.8℃。化疗伤其正气，邪热煎熬阴血，盗汗不已，五心烦热，咽干口燥诸症已现。舌红少苔，脉细数，阴虚邪毒内张使然尔。贫血面色无华，全身乏力，心悸不宁，一派正气衰败之象。治宜清热解毒，透热养阴。选方清营汤、犀角地黄汤之辈化裁出入，借取民间单方专药如狗舌草、青黛、紫草、白花蛇舌草、七叶一枝花等抗癌之品。紧扣病机，随证变化出入。白血病西医化疗、骨髓移植虽为常规疗法，但各用于不同原因的患者，中医药对该病采用祛邪（消痰化瘀、清热解毒）、扶正（以益气滋阴为主）双管齐下之法，似可柳暗花明，对西医治疗乏效者，尤值得一试。

四、预防与调护

1. 加强皮肤、口腔卫生，预防皮肤外伤，口腔有出血时可用棉签代替牙刷清洁口腔。女性患者应注意外阴卫生。

2. 卧床休息，独居一室，减少与外人接触，居室要朝阳，温暖舒适。不去公共场所，以免发生感染或出血。

3. 避免接触X射线或其他有害的放射线。慎用氯霉素、保泰松、细胞毒类抗癌药及免疫抑制剂类药物。

4. 白血病患者经治疗缓解后，要定期复查，进行血液和骨髓检查。一般第1年应每月检查1次，第2年每2个月检查1次，第3年每3个月检查1次，3年以后可半年或1年左右检查1次。如发现骨髓、血液系统有异常，提示有复发征象，应遵医嘱进行化疗或住院进行治疗。若有发热、出血倾向、关节疼痛等，即应去医院检查，以确定是否复发。

（孙锡高　赵献龙）

慢性粒细胞白血病

慢性粒细胞白血病（CML）是一种起源于造血干细胞以粒细胞呈过度增生的恶性增殖性疾病，为单克隆起源，影响髓系、单核系、红系、巨核系、B细胞系，有时也累及T细胞系，但不累及骨髓基质细胞。90%以上患者pH染色体阳性，少数为阴性。其发病率仅次于急性白血病，占所有白血病的20%，占慢性白血病的95%。发病年龄以25—50岁之间最高，男女之比为1.6：1。其发病原因，可能与化学、物理、生物、遗传等多种因素有关；研究表明，电离辐射与苯是比较肯定的诱发因素。本病的治疗，应根据不同病程确定相应的治疗方案。年轻患者如有人类白细胞抗原（HLA）相配的供体，主张在发病1年内进行异基因造血干细胞移植的治疗；如无合适供体，慢性期有条件者最好使用干扰素和羟基脲或小剂量的阿糖胞苷、高三尖酯碱联合治疗。CML化疗后中位生存期为39～47个月，5年生存率为25%～50%，8年生存率为8%～17%，个别可生存10～20年或更长时间。

本病相当于中医病名国家标准的"恶核"，根据临床症状表现不同，既往多归属于中医学的"虚劳""血证""积聚"等病证范畴；其主要病因病机为先天禀赋不足，加之外感六淫邪毒，内伤于情志饮食，导致精气内虚，血瘀痰聚毒结，邪毒与营血相搏，久则气血耗损，肝肾亏虚，脉络瘀阻成积使然。多从痰热蕴结、瘀血内阻、气阴两虚、肝肾阴亏、气血两虚予以分型辨治。

一、中医治疗

（一）辨证施治

1. 痰热蕴结　头痛发热，咽喉肿痛，咳嗽痰黄，鼻齿衄血，颈项痰核，腹中包块，便干溲黄。苔黄或腻，脉弦滑或数。

【治法】清热化痰，软坚散结。

【方剂】海藻玉壶汤加减。

【药物】海藻、昆布、桑白皮、全瓜蒌、炙鳖甲各15g，山慈菇、猫爪草、白花蛇舌草各30g，夏枯草、浙贝母、制半夏、青皮、陈皮、胆南星、黄芩各10g。

2. 瘀血内阻　形体消瘦，面色晦暗，胸骨按痛，左胁下积块，硬痛不移，胃纳欠佳，女子或见月事不下。舌紫暗，脉细涩。

【治法】活血化瘀，解毒散结。

【方剂】膈下逐瘀汤加减。

【药物】桃仁、红花、川芎、当归、乌药、香附、枳壳、三棱各10g，赤芍、牡丹皮、延胡索、莪术各15g，五灵脂（包煎）8g，青黛（冲服）6g，猫爪草、重楼、白花蛇舌草各30g。

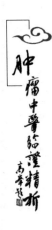

3. 气阴两虚　面色萎黄或苍白，头晕目眩，神疲乏力，心悸气短，自汗盗汗，口干烦躁，纳差食少，舌淡苔薄，脉细弱或细数。

【治法】益气养阴，解毒散结。

【方剂】生脉散合黄芪鳖甲散加减。

【药物】黄芪、猫爪草、白花蛇舌草各30g，太子参、炙鳖甲（先煎）、墨旱莲、女贞子各15g，麦冬、牡丹皮各12g，知母、五味子、地骨皮、青黛（包煎）各10g，甘草6g，雄黄（分吞）1g。

4. 肝肾阴亏　头晕耳鸣，低热缠绵，五心烦热，神疲盗汗，腰膝酸软，胸骨按痛，肝脾肿大。舌红少苔或无苔，脉弦细数。

【治法】滋肝益肾，清热散瘀。

【方剂】杞菊地黄丸加减。

【药物】枸杞子、菊花、墨旱莲、女贞子、鳖甲（先煎）、龟甲（先煎）、淮山药各15g，莪术、丹参、生地黄、山茱萸、茯苓各12g，牡丹皮、知母、青蒿各10g，白花蛇舌草、猫爪草各30g。

5. 气血两虚　面色萎黄，神疲乏力，心悸气短，自汗盗汗，或伴发热衄血。舌淡苔薄，脉细弱。

【治法】补益气血，健脾养心。

【方剂】归脾汤加减。

【药物】黄芪、白花蛇舌草、半枝莲、大青叶各30g，党参、茯苓各15g，白术、当归、熟地黄各12g，酸枣仁、陈皮各10g，炙远志、炙甘草各6g，大枣10枚。

（二）随证用药

辨病用药、临证加减　可参照上一节"急性白血病"。

二、特色治疗

1. 异体血穴位注射法

取穴：肾俞、心俞、膈俞、绝骨。

治疗方法：每穴位注射异体健康血液0.5ml，隔日1次，10天为1个疗程。

2. 针灸、外治、食疗药膳　参照上一节"急性白血病"。

三、医家经验

1. 段凤舞肿瘤经验方　资生汤加味：山药、毛慈菇各24g，煅牡蛎（先煎）、鳖甲（先煎）、半枝莲各30g，牛蒡子6g，鸡内金、玄参各12g，土白术9g。每日1剂，早晚煎服，兼服化癥回生丹，每服6g，每日2次。主治慢性粒细胞性、淋巴细胞性白血病。

2. 作者经验　赵献龙验案（慢性粒细胞白血病化疗后案）。倪男，61岁。江苏睢宁县疾控中心退休职工。2006年7月19日初诊。患者于2006年5月10日单位例行年度体检时，发现脾脏肿大（肋下5cm，质硬，有触痛）。血常规检查示白细胞极度增高，遂于5月13日赴徐州医学院附属医院进一步检查。血常规显示白细胞96×10^9/L，幼稚细胞占45%；骨髓穿刺报告：骨髓增生极度活跃，粒细胞极度增生，以中幼粒细胞为主，原粒细胞<10%，核分裂象相对多见；PH染色体检查阳性。确诊为慢性粒细胞白血病，并收入住院，行化疗与干扰素治疗。2个月后出院，请求中医给予治疗。

刻诊：面色萎黄，头晕体倦，腰膝酸软，口渴心烦，午后潮热，脾脏肋下3cm，质稍硬，胸骨有压痛，全身未触及肿大的淋巴结。血常规检查示：白细胞1.0×10^9/L，红细胞3.8×10^{12}/L，血红蛋白92g/L，血小板88×10^9/L。舌质红，苔薄

肿瘤论治精析

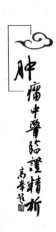

黄，脉弦细微数。

此为肝肾阴虚，毒瘀内结之象。治以滋肝益肾，解毒散结。方选六味地黄汤、二至丸合黄芪鳖甲散加减。山茱萸、牡丹皮、茯苓、知母、地骨皮、青黛（包煎）各10g，山药、生地黄、墨旱莲、女贞子、枸杞子、丹参各15g，莪术12g，黄芪25g，鳖甲（先煎）、龟甲（先煎）各20g，半枝莲、白花蛇舌草各30g。30剂。

2006年8月19日二诊：患者神振纳可，潮热已除，舌上少苔，原方去地骨皮、知母，继续调治。

5个月后，患者面色红润，精力充沛，纳食正常，脾肋下未触及。复查血常规示：白细胞8.0×10^9/L，红细胞4.2×10^{12}/L，血红蛋白100g/L，血小板136×10^9/L，骨髓穿刺显示基本正常。为巩固疗效，嘱患者予原方隔日1剂。水煎服，继续调治。随访1年，未见复发。

2008年6月，在泰兴市女儿家，因上呼吸道感染病情急变，经抢救无效，不幸死亡。

按：慢性粒细胞白血病为热毒久伏骨髓，灼耗人体精血所致，属于中医学"虚劳""热劳"的范畴，审其舌红、头晕、腰膝酸软、口渴潮热、脉细数，辨为肝肾阴虚，毒热互结无疑。故以"滋肝益肾，扶正固本"为纲，以"清热解毒，祛邪"为重，以"活血化瘀散结"为要，相辅相成而效。

四、预防与调护

参照上一节"急性白血病"。

（赵献龙）

❂ 多发性骨髓瘤

多发性骨髓瘤(MM)也称为浆细胞骨髓瘤，是由于具有合成和分泌免疫球蛋白的浆细胞发生恶变，大量单克隆的恶性浆细胞增生引起。肿瘤多侵犯骨质和骨髓，产生溶骨性病变。MM是一种少见的恶性肿瘤，欧美国家的发病率是3/10万，我国的MM较西方国家略少见。近年来全球发病呈上升趋势。MM以男性多见，男女比例为（1.6～3）：1。老年人多发。40%大于70岁，中位发病年龄为68岁。本病的发生与遗传、电离辐射、炎症及慢性抗原刺激等可能有关。

化疗是MM的主要疗法，对骨破坏所引起的疼痛可用放射治疗。其5年生存率为33%。中西医结合治疗，可有效改善患者的免疫功能，减轻化疗的不良反应，降低感染率，提高患者生活质量，延长生存期。

本病中医国家病名标准称为骨癌，既往中医典籍多将本病归属于"腰痛""骨痹""骨蚀""虚劳"等范畴。中医学认为，先天禀赋不足，后天失养或久病体虚，肾之精气亏虚，督脉虚损，六淫、饮食、情志、房劳等侵袭机体，导致气血运行不畅，痰瘀内生，痰瘀邪毒相互搏结，痹阻经络，经脉筋骨失于濡养而发病。其病位似在经脉筋骨，实质在肾，与肝及脾胃密切相关。中医辨证不外乎本虚、标实，临床多从痰瘀内结、肝气郁热、气血两虚、肝肾阴虚、脾肾阳虚等予以分型辨治。

一、中医治疗

（一）辨证施治

1. **痰瘀内结**　骨痛难忍，按之痛甚，休息痛减，缠绵不休，或兼有头痛、胸痛、胁痛，痛处有大小不等肿块，面色萎

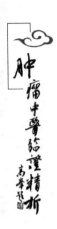

黄或暗黑，倦怠乏力。舌质淡紫或有瘀斑，苔薄或黄腻，脉沉细数。

【治法】化痰通络，补肾化瘀。

【方剂】血府逐瘀汤和归肾丸（出自《丸散膏丹集成》）加减。

【药物】半枝莲30g，生地黄20g，炒赤芍、枸杞子、丹参、鸡血藤、菟丝子、炒谷芽、炒麦芽、山慈菇各15g，桃仁、补骨脂、骨碎补各12g，当归、肉苁蓉各10g，水蛭6g，甘草5g。

2. 肝气郁热　胁肋窜痛，不能转侧，甚则灼痛，口干口苦，眩晕耳鸣，便干溲赤。舌红、苔黄腻或干，脉弦数。

【治法】疏肝调血，清热解毒。

【方剂】龙胆泻肝汤加减。

【药物】龙胆6g，当归、赤芍各12g，车前子、泽泻、柴胡、牡丹皮各10g，生地黄、虎杖、蒲公英、焦三仙各15g，水牛角、仙鹤草、白花蛇舌草各30g，甘草6g。

3. 气血两虚　头晕乏力，面色苍白，自汗、盗汗，心悸气短，动则尤甚，胁痛隐隐，下肢水肿。舌质淡白，苔薄白腻，脉小滑无力。

【治法】补益气血，调理脾肾。

【方剂】八珍汤加减。

【药物】党参、黄芪、赤芍、白芍、茯苓、焦三仙各15g，当归、补骨脂、骨碎补、狗脊各10g，炒白术、天冬、麦冬各12g，仙鹤草、半枝莲各30g，甘草6g。

4. 肝肾阴虚　胸胁腰痛，腰酸乏力，头痛耳鸣，肢体消瘦，盗汗颧红，尿频色黄。舌质暗红，苔薄黄腻，脉弦大数，重按无力。

【治法】滋肾养肝，清热解毒。

【方剂】封髓丹合二至丸加减。

【药物】砂仁（后下）3g，生甘草5g，炒黄柏10g，女贞子、墨旱莲、川牛膝、当归、丹参各12g，生地黄、熟地黄、太子参、黄芪、山慈菇、仙鹤草、炒谷芽、炒麦芽各15g，半枝莲30g。

5. 脾肾阳虚　腰胁酸痛，神疲乏力，四肢浮肿，面色苍白，食少便溏，头晕嗜睡，畏寒肢冷，恶心欲吐。舌淡胖暗，苔白滑，脉沉细涩。

【治法】温补脾肾，化浊降逆。

【方剂】济生肾气丸和温脾汤加减。

【药物】制附片（先煎）、生大黄各10g，党参、茯苓、泽泻、焦三仙各15g，丹参、熟地黄、补骨脂、骨碎补、狗脊各12g，仙鹤草、白花蛇舌草各30g，厚朴、甘草各6g。

（二）随证用药

1. 辨病用药　在辨证施治基础上选用1～3味抗癌中草药，如补骨脂、骨碎补、川牛膝、三七、片姜黄、鸡血藤、薏苡仁、透骨草、肿节风、杜仲、刘寄奴、莪术、五灵脂、威灵仙、山豆根、全蝎、土鳖虫、露蜂房、乌梢蛇、干蟾皮、龟甲等。

2. 临证加减　骨痛甚者，加白屈菜、老鹳草、血竭、自然铜、透骨草、三七等；发热者，加黄芩、牡丹皮、生石膏、水牛角、知母；虚热者，加青蒿、鳖甲、地骨皮；出血者，加白及、紫珠草、仙鹤草、藕节、白茅根；恶心呕吐者，加砂仁、法半夏、竹茹；尿少、浮肿者，加猪茯苓、泽泻、车前子；纳差食少者，加鸡内金、谷芽、麦芽、神曲。

二、特色治疗

（一）针灸治疗

1. 补肾化瘀

取穴：命门、志室、太溪、肾俞，用补法。

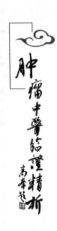

结合疼痛部位取穴，头痛甚者，取百会、头维；腰脊痛甚者，取身柱、腰阳关、委中；胁肋痛甚者，取章门、期门、血海；胸痛甚者，取内关、膻中。用泻法，每日1次。

2. 温补脾肾

取穴：肾俞、脾俞、气海、足三里，用补法。

用于化浊降逆取三阴交、三焦俞、内关、丰隆、阴陵泉，用泻法。每日1次，每次留针20～30分钟。

针刺治疗时可配合汤药或中成药同时治疗。

3. 治疗下肢痿痹

取穴：阳陵泉、风市、委中等；配膝阳关以缓解挛急，配足三里去羸弱而强壮身体。每日1次，治疗2个月，然后10天为1个疗程，休息5天。

4. 针刺止痛

（1）选择与疼痛关系密切的常用穴位，如阿是穴、足三里、合谷、三阴交等。

（2）耳穴常用痛点、枕部、大脑皮质、肾穴等。

（3）取肿瘤所在部位的经络之腧穴。

（4）取肿瘤附近的局部穴位。

（二）食疗药膳

1. 虾子扒海参　虾子50g，料酒、白糖、酱油、淀粉、味精、葱段入热油锅内煸炒片刻，再入料酒、鲜汤500g，加上调料，烧沸后投入已发好的海参1000g，焖烧10分钟，入味后，捞出海参，摆入盘内。锅内汤汁勾芡，淋上明油，浇在盘内海参上，撒上胡椒粉即成。佐餐食用，功效补肾生血，润燥暖胃。适用于多发性骨髓瘤，症见贫血者。

2. 黄芪炖猪肝　猪肝200g以盐爆腌备用。用50g黄芪煮水，将腌制过的猪肝煮至半熟，取出晾干，食用时再蒸熟服食，每日2次。功效补气健脾，利尿退肿。用于多发性骨髓瘤患者放、化疗后气血虚弱者。

3. 清热酸果　1根黄瓜洗净剖开去籽，连同西瓜肉150g，2根胡萝卜均切成丁，置碗中，加盐1匙腌制15分钟，取出挤干水分。生梨2只，听装菠萝3片，西红柿2个也切成丁，与黄瓜放在一起，加入糖100g和白醋50g拌匀放在冰箱中，90分钟后取出即可食用，早晚各1次，佐以食用。功效：清热生津，抗癌降脂。主治：多发性骨髓瘤，症见毒热烦躁者。

三、医家经验

1. 张霆诊治多发性骨髓瘤蛋白尿的经验

（1）初起正虚邪盛，治以祛风宣肺。见风热者，治以疏风清热、利水化湿，常用银翘散加茯苓、猪苓、滑石、白茅根、紫苏叶等；湿热者，治以祛风化湿，用甘露消毒饮加紫苏叶、薄荷等；风寒者最多见，习用九味羌活汤加杏仁、香附、蔓荆子等。

（2）真原亏虚失摄，补肾益脾得效。MM出现蛋白尿，最主要原因在于正虚失摄，肾脾亏虚。治以培补脾肾，调理五脏，益气滋阴。常用何首乌、肉苁蓉、巴戟天、枸杞子、桑椹、菟丝子、仙茅、淫羊藿、紫河车、黄芪（30g以上）、当归、赤芍、党参、太子参、白术、山药、山茱萸、茯苓、龙眼肉、莲子等。

另外，在MM的患者中，往往因气虚不能运血而出现瘀血的症状和体征。可见腰痛、舌暗红、有瘀斑等，致使尿中蛋白经久不消，缠绵难愈，用三七补血活血可效。

2. 作者经验　赵献龙验案。张女，68岁。江苏睢宁县人，农民。2015年6月11日初诊。患者因腰痛、浮肿、蛋白尿治疗半年余未效，于2015年1月3日赴徐州医学院附属医院住院检查治疗。查尿常规：尿蛋白（++）；血常规：白细胞4.2×10^9/L；血红蛋

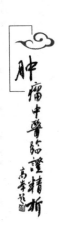

白61g/L；X线片示：胸肋、腰骶骨多处骨质疏松脱钙；骨髓象显示：浆细胞17.6%，且形态异常；血清β_2微量球蛋白4.2mg/L，尿微量球蛋白0.46mg/L，血清K轻链21.5mg/L，血清钙2.96mmol/L。住院期间给予分子靶向药物硼替佐米（万柯）每周方案，每5周重复，共4个疗程，同时给予配合输注浓缩红细胞及其他对症支持疗法，病情略有好转，即要求出院。院方遂将可能出现的后果告知病家，家属表示理解。出院后前来我处求治。

刻诊：患者头晕乏力，面色晦暗，气短懒言，胸胁腰骶疼痛，尿少肢冷，全身浮肿，下肢较重，时伴恶心呕吐，纳差食少。舌淡白，苔白腻，脉沉细无力。检查：尿蛋白（++），血红蛋白60g/L；肾功能：肌酐136μmol/L。病情危重，面告病家，尽力而为。证属气血不足、脾肾阳虚、邪毒内蕴，治以扶正固本，温脾益肾，化浊解毒。黄芪、薏苡仁各30g，车前子（包煎）20g，党参、茯苓、泽泻、补骨脂、骨碎补、透骨草、大腹皮各15g，炒白术、法半夏、木瓜各12g，陈皮、山茱萸、熟地黄、土鳖虫各10g，制附子（先煎）、砂仁（后下）各6g，生大黄5g。30剂。

2015年7月13日二诊：呕吐已除，浮肿消退，尿量如常，纳食渐复。检查：尿蛋白（+），肌酐105μmol/L。舌质淡，苔薄白，脉沉细。标病已除，治以益气养血，补髓壮骨，散瘀止痛为法。黄芪、鸡血藤、薏苡仁各30g，党参、茯苓、补骨脂、骨碎补、透骨草、威灵仙、徐长卿各15g，炒白术、何首乌、鹿角胶（烊化）各12g，陈皮、山茱萸、熟地黄、土鳖虫、金狗脊、怀牛膝、紫河车各10g，砂仁（后下）6g。30剂。

2015年9月16日三诊：检查：尿蛋白（±），肌酐105μmol/L，血红蛋白60g/L，血清钙2.60mmol/L。患者精神转好，骨痛减轻。

此后仍以原方出入，继续治疗达10个月，跟踪随访，病情尚属稳定。

按：多发性骨髓瘤好发于中老年人，依据其临床表现，可将其归属于"骨痹""骨蚀"和"血证"等范畴。《内经》云："虚邪之中人……其入深，内搏于骨，则为骨痹。……虚邪之入于身也深，寒与热相抟，久留而内着……内伤骨为骨蚀。"其主要病机为正虚邪实，其正虚为先天不足，肾气虚弱；其邪实为感受外邪，内搏精血，损伤骨髓。本案一诊见呕吐、水肿，为肾阳虚衰、水湿泛滥所致，故从温肾健脾、利湿化浊入手，治疗效果显而易见。二诊则凸显气血不足，骨髓空虚为主证，故转为益气养血、补肾助阳、充髓壮骨为治疗大法，使病情得以稳定。

四、预防与调护

1. 避免接触有害物质，注意个人清洁卫生，积极预防和控制感染的发生。

2. 适当活动可有利于病损骨骼的再钙化，但需避免剧烈运动或负重，忌久立、久坐、长时间固定某一姿势。

3. 多饮水，每日尿量应保持在2500ml以上，以防肾功能衰竭。

4. 年龄在50岁以上，出现不明原因的贫血、病理性骨折者应及时去医院查明原因。

（徐　耀　赵献龙）

❀ 皮肤及骨肿瘤 ❀

❀ 皮肤癌

皮肤癌是指发生于皮肤及其附件的恶性肿瘤，是人类最常

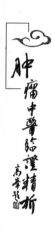

见的恶性肿瘤之一。它包括皮肤的原位癌、鳞状细胞癌、基底细胞癌、汗腺癌、湿疹样癌，其中以基底细胞癌和鳞状细胞癌的发病率最高。本病好发于白种人，罕见于黑种人，白种人发病率约是非白种人的45倍。我国发病率不高，据上海市1998年统计，皮肤癌发病率为1.53/10万。其高发年龄为50—60岁，男女比例为（1.5～2）：1，皮肤癌绝大多数发生于暴露在阳光下的皮肤，如头面、耳、颈、手背、头皮（特别是秃顶的人），四肢躯干亦可发生。本病发病原因尚未完全明确，一般认为与紫外线照射、电离辐射、化学致癌物（如砷、焦油、沥青）以及某些癌前病变（如着色性干皮病、顽固性溃疡、白化病、烧伤瘢痕、经久不愈的瘘管及窦道等）有关。皮肤癌的治疗方法很多，包括手术切除、放射治疗、化学治疗、冷冻和激光治疗以及中医中药治疗等。但其治疗方法的选择，必须依据病灶的部位、大小，侵犯的范围、病理类型、分化程度以及患者的全身情况予以综合考虑。皮肤癌的预后较好，治愈率可在90%以上，尤其是基底细胞癌，但鳞状细胞癌其治疗效果则相对较差。

本病中医病名国家标准亦称"皮肤癌"。既往中医典籍多归属于"恶疮""翻花疮""石疗""石岩""癌疮"等范畴。中医学认为，本病的病因病机为风湿热毒燥之邪，日久羁留、内耗阴血、伤精灼津、肺气失调、皮毛不润、卫气不固，而致痹阻皮肤经络，气血运行不畅或者脾失健运、肌肤失养、聚津成湿、毒邪积聚、痰凝血结发为癌瘤。多从血热湿毒、血虚风燥、血瘀痰结、正虚邪陷等予以分型辨治。

一、中医治疗

（一）辨证施治

1. 血热湿毒　局部红斑样皮损，或为红色糜烂面，伴有渗液渗血，疼痛恶臭，口干口苦，大便干结，小便短赤。舌红苔黄，脉滑数。

【治法】清热利湿，化瘀解毒。

【方剂】萆薢渗湿汤合银花解毒汤加减。

【药物】萆薢、黄柏、赤芍、牡丹皮、泽泻、土茯苓、连翘各15g，金银花、紫花地丁各20g，滑石、苦参、薏苡仁、蒲公英、白花蛇舌草、山慈菇各30g，甘草5g。

2. 血虚风燥　局部皮肤呈斑块小结节，逐渐增大，表面糜烂，中心萎缩呈瘢痕状或斑块状，边缘不规则且隆起，缠绵难愈，痒痛不已，头晕目眩，肢倦乏力。舌淡暗，苔白，脉沉缓无力。

【治法】养血润燥，活血祛风。

【方剂】四物汤合消风散加减。

【药物】当归、白芍、生地黄、熟地黄、何首乌、胡麻仁、农吉利各15g，黄芪、山慈菇、白鲜皮、败酱草各30g，甘草6g。

3. 血瘀痰结　肌肤甲错，局部小丘疹或小结节，逐渐扩大，中央糜烂，结痂色黄，边缘隆起，边界不清，有蜡样结节，质地硬，色暗红。舌质暗红，苔腻，脉沉滑。

【治法】活血化瘀，消痰散结。

【方剂】桃红四物汤加减。

【药物】桃仁、红花、川芎、赤芍、牡丹皮、法半夏、白僵蚕各10g，夏枯草、海藻、全瓜蒌、白芍、丹参、莪术各15g，牡蛎（先煎）、山慈菇、白花蛇舌草、苦参各30g，甘草6g。

4. 正虚邪陷　病入晚期，癌肿腐败，浸淫破溃，气味秽臭，易致出血，并有广泛转移。面晦暗，纳差倦乏，声低语怯。舌淡苔薄，脉细无力。

【治法】益气补血，扶正祛邪。

上篇

肿瘤论治精析

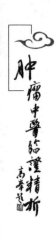

【方剂】十全大补汤加减。

【药物】黄芪、猫爪草各30g，太子参、蒲公英、野菊花、重楼、金银花各15g，当归、生地黄、熟地黄、白芍、白术、茯苓、地榆各10g，鹿角霜6g。

（二）随证用药

1. 辨病用药　在辨证施治基础上选用1～3味抗皮肤癌的中草药，如雄黄、蟾酥、野百合、苦参、羊蹄根、八角莲、喜树、鸦胆子、苍耳子、水红花子、马钱子、山慈菇、石见穿、半边莲、土茯苓、薏苡仁、铁树叶、蜈蚣、全蝎、半夏、了哥王、莪术、山豆根、青黛、野菊花、蒲公英、穿心莲、白鲜皮、半枝莲、白花蛇舌草、蛇莓、泽漆等。

2. 临证加减　糜烂面缠绵难愈，久不收口者，加生黄芪、熟地黄、当归、人参、白及等；溃疡面出血者，多加仙鹤草、白及、蒲黄、侧柏叶、三七粉；局部烦热发斑者，加紫草、牡丹皮、大青叶、生地黄、赤芍、蒲公英；局部结节坚硬者，加夏枯草、猫爪草、牡蛎、皂角刺、穿山甲、浙贝母、黄药子、海藻；局部痛甚者，加乌药、延胡索、郁金、乳香、没药等；脾虚便溏者，加土茯苓、炒薏苡仁、炒白扁豆、山药；畏寒肢冷者，加炮姜、肉桂、白芥子；阴虚发热者，加知母、黄柏、鳖甲、地骨皮、银柴胡。

二、特色治疗

（一）外治法

1. 蟾皮膏　取大蟾蜍1只，将其皮剥取，刺破皮棘反贴于患处，每日更换1次。功在消肿止痛。

2. 金花散　升丹1份，熟石膏9份。研细混匀，敷于患处，每日或隔日1次。功在消肿散结，适用于皮肤癌各期患者。

3. 桃花散　白石灰250g，大黄45g，先将大黄煎汁，白石灰用大黄汁泼成末，再炒，以石灰变成红色为度，将石灰筛细备用。用时撒布于溃疡表面，功在止血生肌，主治皮肤癌出血。

4. 三消散　炉甘石、密陀僧各60g，冰片1.5g，共研末。再与猪油250g捣匀，捶成软膏状，涂于膏布敷患处。功在敛湿生肌、消肿止血，适用于皮肤癌性溃疡。

5. 二白二莲洗剂　白鲜皮、地肤子各15g，白花蛇舌草、半边莲、半枝莲、龙葵、忍冬藤、紫花地丁各30g，连翘12g，防风15g。先将药浸泡30分钟，煮沸20分钟，去渣留水洗患处，每日3～4次。此方清热抗癌、消肿止痒，适用于皮肤癌各期。

6. 龙蛇败蒲洗剂　龙葵、蛇床子、败酱草、蒲公英各等量，煎汤泡洗患处，每日1～2次。功在清热解毒、祛腐生新、除恶消秽，适用于皮肤癌溃疡或向外呈菜花样瘤，感染流脓流水，恶臭污秽者。

（二）食疗药膳

1. 白毛藤、茜草炖章鱼　白毛藤30g，茜草20g，章鱼5条，一同煎煮炖汤，酌加盐、姜等，吃鱼喝汤，每日1剂。适用于皮肤癌溃烂者。

2. 归芪炖母鸡　当归20g，黄芪100g，母鸡1只（宰杀去毛及内脏）同炖熟透，分次食肉喝汤。功在补益气血，适用于手术、放疗、化疗患者。

3. 芦笋香菇汤　芦笋200g，香菇100g，文火熬汤。可加适量调料食之。功在清热解毒、散结镇痛，适用于皮肤癌热毒内蕴者。

三、医家经验

1. 肖梓荣经验　肖教授治皮肤癌具有以下特点：一是外治

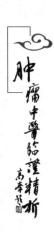

为主，以毒攻毒，拔除病灶。所用的五虎丹制剂，善于去腐拔毒，涂上或插入肿瘤组织1～3周后，癌灶即坏死脱落，继而用去腐提脓的红升丹以促使疮面愈合。二是外治与内治相结合，自拟菊藻丸能活血化瘀、软坚散结、清热解毒、祛风止痛，主治皮肤癌效佳。

（1）五虎丹糊剂：五虎丹结晶1.2g，蟾酥0.5g，红娘子0.5g，斑蝥（去头足）0.5g，洋金花1g，以糯糊2g调成糊状，涂于溃疡面，以普通膏药覆盖之。

五虎丹组成：水银、白矾、青矾、牙皂各180g，食盐90g，按降丹法炼制，炼成白色结晶者为佳，以上配料可炼五虎丹150～180g。

（2）五虎丹钉剂（又名拔毒钉）：组成同糊剂，用米饭赋形，搓成两头尖的菱形钉剂，阴干备用。每支长4cm，中间直径0.3cm，重约0.72g，多用于突出皮肤的癌灶。从癌灶的基底部平插入癌灶中央，视癌灶大小可1次插入2～5个半支，癌灶大的分期插药，待第一次插药处肿块组织坏死脱落后，再上第二次，然后用外科膏药覆盖之。

（3）红升丹（又名三仙丹）：水银30g，白矾24g，火硝21g，按升丹法炼制，研末待用。癌组织上五虎丹坏死脱落后，改用此丹，每次以少许撒于疮面，外贴普通膏药保护。

（4）菊藻丸：菊花、海藻、三棱、莪术、黄芪、金银花、山豆根、山慈菇、漏芦、黄连各100g，七叶一枝花、马蔺子各75g，制马钱子、制蜈蚣各50g，紫草25g，熟大黄15g。共研细末，用紫石英1000g，煅红置于2000g黄醋中，冷却后将其过滤，以此醋为丸，如梧桐子大，每服25～30粒，每日2～3次，饭后1小时温开水送服，禁食刺激性食物。

2. 作者经验　孙锡高主任验案（皮肤基底细胞癌术后颈淋巴转移案）。王男，63岁，安徽马鞍山人，1999年5月15日初诊。

1998年3月，发现右颜面部有小结节，状如绿豆，渐增大，按之硬结，半年后，最大者如黄豆。1998年10月18日在南京市第一医院手术切除并做病理切片检查，诊断为皮肤基底细胞癌。未到半年又发现左侧颈部淋巴结肿大，确诊为癌肿淋巴转移。

刻诊：近半月来低热持续不退，大便干结，口干欲饮，神疲纳呆，体重减轻。舌红苔光，脉细数。证属阴虚内燥，痰瘀热结。治以养阴润燥，清热化痰，软坚散结，化瘀消肿。南沙参、北沙参、天冬、麦冬、海藻、黄药子、山慈菇各15g，生大黄、夏枯草、天竺黄各10g，白花蛇舌草、鳖甲（先煎）、半枝莲、仙鹤草各30g，知母、青蒿（后下）各12g。日1剂，水煎服。

1999年6月2日复诊：低热已退，大便通畅，上方去青蒿、大黄，加莪术、炮穿山甲各10g。以后随证加减，治疗半年多，患者体重增加，精神状态尚好，肿块逐渐缩小，临床症状基本消失。

按：本案患者长期低热不退，大便干结，口干欲饮，证属阴虚内燥，痰瘀热结，故方以南北沙参、天冬、麦冬、鳖甲、知母、青蒿养阴生津，润燥清热；夏枯草、天竺黄、白花蛇舌草、半枝莲清热解毒；大黄通腑泄热；海藻、黄药子、山慈菇化痰软坚散结；仙鹤草和血消肿。热退腑通，去青蒿、大黄，加莪术、炮穿山甲坚持服药，终获佳效。

四、预防与调护

1. 不在或尽量减少在烈日下活动，必须在烈日下工作者应做好皮肤防护。

2. 从事接触X线或热辐射工作的人员，应做好劳动保护。

3. 避免皮肤接触石油、沥青、焦油及砷等化学物质。

4. 积极治疗经久不愈的皮肤慢性溃疡、窦道、瘘管及烧伤

上篇

肿瘤论治精析

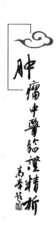

瘢痕、日光性角化症、脂溢性角化症、皮肤白斑等癌前病变。

（孙锡高　赵献龙）

☁ 骨肉瘤

　　骨肉瘤是指肉瘤性成骨细胞及其产生骨样组织为主要结构的恶性骨肿瘤，是常见的骨的恶性肿瘤，约占原发骨恶性肿瘤的35%，占小儿恶性肿瘤的5%。骨肉瘤多为溶骨性，也有少数为成骨性。以四肢长骨为主要发病部位，以肿胀、压痛、肿块为突出临床表现。以儿童和青少年常见。发病高峰年龄在10—25岁，男性较多。本病病因尚未完全清楚，一般认为，可能与外伤、病毒感染、某些化学物质（甲基胆蒽）、放射线及遗传（如染色体畸形、P53、Rb基因异常改变）等因素有关。目前治疗主要是化疗和手术。通过综合治疗，其5年生存率可提高到55%～80%。

　　本病中医病名国家标准称"骨癌"，既往中医典籍多归属于"骨瘤""石痈""石疽""胫阴疽""石榴疽""肉瘤""肉疽""多骨疽"等病证范畴，其病因病机为先天禀赋不足、肾虚精亏，复因外感邪毒，内伤劳倦，导致骨髓空虚、毒邪留着、气血凝滞、经络受阻，日久结毒为瘤。多从阴寒凝滞、毒瘀互结、瘀血内阻、脾肾气虚、肝肾亏虚等予以分型辨治。

一、中医治疗

（一）辨证施治

　　1. 阴寒凝滞　　肢体肿块，皮色如常，不红不热，酸楚隐痛，遇寒加重。舌淡苔白，脉沉细。

　　【治法】温阳散寒，通络止痛。

【方剂】阳和汤加减。

【药物】熟地黄20g，鹿角胶（烊化）、莪术各12g，白芥子、乳香、没药各10g，炮姜炭5g，肉桂、麻黄各3g，透骨草、生牡蛎各30g。

2. **毒瘀互结** 肢体肿块，肿胀灼痛或刺痛拒按，坚硬如石，皮色暗红或紫暗，或伴发热，口渴喜饮，便干溲黄。舌红苔薄黄或黄厚，脉弦数或弦涩。

【治法】清热解毒，化瘀散结。

【方剂】消毒化瘀汤加减。

【药物】忍冬藤、蒲公英、肿节风、威灵仙、山慈菇、透骨草各30g，黄柏、刘寄奴、丹参各15g，天花粉20g，白芷、土鳖虫、黄芩各10g，乳香、没药各6g。

3. **瘀血内阻** 肿块坚硬，固定不移，皮色暗紫，持续疼痛，或血管曲张，或伴骨折，功能障碍。舌紫暗或有瘀斑，脉涩或弦细。

【治法】活血散结，化瘀止痛。

【方剂】身痛逐瘀汤加减。

【药物】桃仁、红花、当归、川芎、牡丹皮、郁金、香附、失笑散（包煎）各10g，补骨脂、骨碎补、土鳖虫、延胡索、鸡血藤各15g，乳香、没药各6g。透骨草30g。

4. **脾肾气虚** 面㿠食少，色苍白，唇甲淡白，神疲乏力，动则汗出，肢体肿块胀痛，腰膝酸软。舌淡苔薄，脉细。

【治法】补脾益肾，养血壮骨。

【方剂】归脾汤合肾气丸加减。

【药物】党参、黄芪、补骨脂、骨碎补各20g，当归、白术、茯苓、杜仲、阿胶（烊化）、枸杞子各15g，土鳖虫、狗脊、牛膝各10g、透骨草30g。

5. **肝肾亏虚** 肿块疼痛，朝轻暮重，皮色暗红，身热口

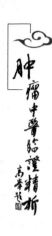

干，形体消瘦，或伴咳嗽，贫血，便干溲黄。舌红少苔，脉细数无力。

【治法】滋阴填髓，解毒散结。

【方剂】知柏地黄丸加减。

【药物】生地黄、熟地黄、补骨脂、骨碎补各20g，山茱萸、墨旱莲、女贞子各15g，黄柏、知母各10g，透骨草、白花蛇舌草各30g。

（二）随证用药

1. 辨病用药　在辨证施治的基础上可适当选用1～3味抗骨肉瘤的中草药如土鳖虫、蜈蚣、全蝎、蜂房、白花蛇舌草、穿山甲、木瓜、威灵仙、寻骨风、透骨草、山慈菇、山豆根、山茱萸、莪术、三棱、鳖甲、黄精、狗脊、菟丝子、肿节风、自然铜、徐长卿、刘寄奴、补骨脂、川牛膝、昆布、海藻、黄薏苡仁等。

2. 临证加减　骨痛不止者，加白屈菜、老鹳草、血竭、自然铜、透骨草、三七等；肢体麻木者，加地龙、全蝎、僵蚕、蜈蚣等；咳嗽咯血者，加百部、杏仁、川贝母、仙鹤草、白及、白茅根等；尿少者，加车前子、猪茯苓、泽泻、大腹皮等；纳差食少者，加鸡内金、陈皮、谷芽、麦芽、六曲等；口渴咽干者，加天花粉、石斛、乌梅；便溏者，加山药、炒白扁豆、炒薏苡仁；发热者，加黄芩、青蒿、连翘、柴胡、石膏、知母等。

二、特色治疗

（一）外治法

蜈蚣止痛膏　蜈蚣、全蝎、生石膏各10g，斑蝥1个，白果皮1g，共研细末，撒在虎骨止痛膏上，循经取穴，外敷于患处穴位上，7天为期。主治骨肉瘤肿痛。

（二）食疗药膳

1. **番木瓜焖鸭肉** 先将鸭肉300g切成片，再将150g番木瓜洗净，剖开，切片。将植物油烧至八成热时，先倒入鸭肉片爆炒，再倒入番木瓜翻焖，加葱花、姜末、食盐等辅料翻焖片刻，加少许料酒及味精，炒至出香即成。佐餐当菜，随量服食。功在清热补虚，解毒抗癌，适用于综合治疗骨肉瘤。

2. **排骨芫荽冻** 先将500g鲜排骨剁碎洗净，加水1500ml，糖、醋各适量。小火熬成稠糊状，除去骨头，取500ml糊汁，再加入适量调料，然后加入250g洗净的芫荽，冷却成稠糊状即成。现做现吃为最佳，功在健胃补虚。

3. **乌米姜蜜粥** 先煮100g糙米为粥，煮沸后加入制川乌头研极细末3g，改小火慢煎，待熟后加入生姜汁5ml和适量蜂蜜搅拌，煮1～2沸即可。功在温经止痛。适用于骨关节肿瘤寒性疼痛者。热性疼痛，癌性发热，体质虚弱者忌服。

三、医家经验

1. **顾振东经验** 骨肉瘤以局部疼痛及肿胀为最常见症状。初为局部隐痛，或麻木，紧缩感，畏寒喜暖，多数在较短时间内出现持续剧痛，有的遇寒加重，甚至局部肿胀，常因疼痛影响睡眠及生活，或伴面色苍白，唇甲色淡，头晕乏力，纳呆心悸，自汗盗汗，进行性消瘦等表现。

顾氏认为，肾主骨生髓，藏元阴元阳，肾阳虚则温煦生化无力，肾阴虚则濡润滋养无源，其虚之处，必为受邪之地。故阴寒毒邪客于筋骨，使筋络气血凝闭欠通而疼痛者，当责之肾阳亏虚，故以补肾温阳为主，用加减阳和汤。药用鹿角胶、白芥子、熟地黄、补骨脂、骨碎补、山茱萸、白芍、桂枝、红花、白花蛇舌草、半枝莲等。痛甚者，加细辛、蜈蚣、全蝎；肿胀者，加薏苡仁、木瓜、丝瓜络；尿频便溏者，重用鹿角胶、补骨脂、杜仲、菟丝子；面白唇淡，头晕乏力、贫血者，加黄芪、当归。肢端发凉者，重用桂枝；眠差者，加酸枣仁、生龙骨、生牡蛎。

2. 周岱翰经验　周氏主张辨证与辨病结合，而不是单纯见瘤治瘤。指出单味中药的药理研究报道甚多，如陈皮、当归、五爪龙、姜黄、茯苓、金钱草、猫爪草、蛇床子、柴胡、赤芍、半枝莲、板蓝根、猪苓、苦参、蛇六谷、藏红花、斑蝥等均有明显的抑制肉瘤细胞增殖及诱导凋亡的药理作用。周氏等还研究证实，中药复方清金得生片（西洋参、绞股蓝、麦冬、蟾酥、黄柏、山慈菇等）、加味小陷胸汤（黄连、姜半夏、壁虎、三七、大黄、全瓜蒌、白花蛇舌草、人参、白术、薏苡仁等）、扶正抑瘤饮（黄芪、白术、柴胡、三棱、三七、蒲公英、白花蛇舌草、仙鹤草、石上柏、甘草等），均能明显抑制小鼠肉瘤S180细胞增殖。

3. 作者经验　孙锡高验案（骨肉瘤放化疗乏效后）。李男，15岁，南京市人。2006年5月10日初诊：患者1年前因右小腿时或疼痛，尤为夜间疼痛为甚。开始治疗乏效，后经某三甲医院进一步检查诊断为：右腓骨骨质破坏，骨肉瘤。因恐惧手术治疗，予以放疗、化疗处理。前后间断性化疗6个疗程，放疗25个疗程。病情不但没有显著好转，反而疼痛加剧。以盐酸曲马多等止痛药减轻痛苦。遂求诊我处。

患者疼痛已不能行走，痛甚不思饮食，难得入眠。畏寒怕冷，形体消瘦。局部肿胀，手摸不热，疼痛拒按。遇寒疼痛加剧，入夜更甚。大便干结，数日一行（盐酸曲马多引起）。舌暗苔薄白腻，脉沉细弱。予阳和汤，独活寄生汤之辈化裁出入。红参10g，怀牛膝30g，熟地黄15g，当归10g，独活10g，桑寄生30g，杜仲30g，鹿角胶（烊化）12g，白芥子5g，细辛5g，守宫15g，全虫10g，蜈蚣3条，土鳖虫10g，补骨脂10g，骨碎补10g，三七10g，炙龟甲（先煎）30g，延胡索30g，熟附片（先煎）15g，炮姜10g，油桂5g，炙甘草10g，大枣3枚，生姜3片。14剂。水煎早晚分服。

2006年5月25日二诊：药后，患者自觉疼痛减轻，饮食知味，大便干结未见好转。方药已效，跟踪加减。原方去白芥子，加肉苁蓉30g，炙黄芪30g。14剂。煎服同前。

2006年7月30日三诊：患者在家服药自觉病情大有好转，基本停服西药止痛类药。局部肿胀渐瘥，大便亦正常，睡眠好转，扶助物体可以自行。等再过一段时间准备复查。在原方基础上进一步调整为宜。

2006年9月25日四诊：患者到原医院复查与以前所查对比，软组织肿块消失，斑片硬化灶基本消失。骨质破坏现象已不明显。生活已能自理，体重增加2kg。在原有方药的基础上，进一步随证化裁增减加工成蜜丸。每次10g，淡盐水送服，早晚各服一次。

按：本案患者素来体质虚弱，恐惧手术，经放疗、化疗后，虚则更虚，谈何疗效？吾常谓：治癌先治人，扶正以抗癌。当谨守病机，以阳和汤温阳扶正散寒通滞，化阴凝而不阳和。独活寄生汤益肝肾，补气血，祛风湿而止痹痛。人参大补元气，黄芪扶正固本。附子，"其性善走，故为通十二经纯阳之要药，外则达皮毛而除表寒，里则达下元而温痼冷，彻内彻外，凡三焦经络，诸脏诸腑，果有真寒，无不可治"。三七、补骨脂、骨碎补组合是笔者临床习用治疗骨转移之对药。龟甲入伍取之阳中有阴，阴中有阳也。加之虫类守宫、全虫、土鳖虫等抗癌之品直达病所。多方组合，众

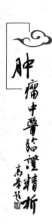

药协同，随证加减。使不治之沉疴，挽回到可治的慢性调治之途。

四、预防与调护

1. 加强体育锻炼和功能锻炼，增强抗病能力。

2. 对疑为本病的患者，应及时去医院检查，对有骨肉瘤血缘关系的家属要定期筛查，以便及时发现新病人，尽量避免接触放射线及有毒的化学制剂。

（王甫刚　孙锡高）

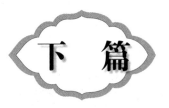

下 篇

名家医案精析

新中国成立后，国家对肿瘤病予以了高度重视，各地的中医肿瘤专家渐渐的灿若繁星，他们对肿瘤的诊疗理论和临床经验也受到越来越多的关注，限于篇幅，笔者只能作挂一漏万地简介，以利业者从中受到启迪。

❀ 刘民叔：用药奇特，心小胆大，诊籍详尽 ❀

刘民叔（1896—1960），成都人。1926年赴沪行医，1940年兼任教于上海某中医院校。由其弟子李鼎于1954年整理的《鲁楼医案》，仅收录33则医案，其中8则是恶性肿瘤。其辨治之新颖、用药之奇特、诊疗之周详、内容之翔实，乃笔者所阅近200册医案书中很少见的。编者在后记中说："编辑过程，取材审慎，只取诊治在新中国成立以后并经多方面诊治而有记录可查的严重病例……所举证例中，多半是新的诊断，旧的治疗，两者配合，有助于我们加深认识中医药……而这里正说

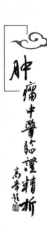

明：旧方法是能够治疗新疾病的。"

在这些案例中，一般均有连续十几次完整记录，其中一卵巢癌孙某竟有连续28次记录。治肝癌腹水常用甘遂、大戟、鬼臼、狼毒、白商陆、黑白丑，甚至连壳原巴豆（量>6g）等毒药及他医极少用的菱白子、庵间子、金丝草、龙须草、瘪竹、儿茶等；在治肺癌张女案中，曾用玛瑙、珊瑚、玳瑁、老秋蝉、象皮、鹿筋、虎骨等名贵动物药及石龙芮（毛茛科植物石龙芮的全草，苦寒有毒）、橄榄核、千年红、千年白、红梅花、红梅枝等。孙某方曾配用紫石英、阳起石、老鹿角、牛角腮、红娘子、两头尖（雄鼠粪）及蛴螬等；僧惠宗长老胃癌破裂，呕血便血，致浮肿昏迷，脉微欲绝，肢缓不收，还用了《本经》中的孔公孽（主要成分为碳酸钙的一种钟乳石）；治徐男食管癌用过生半夏、生南星、石钟乳、虎头蕉、藜芦、芫菁及雌黄等，均为一般中医咋舌而难以想起之药。即使常用药，剂量也偏大（如黄附块常>30g）。20世纪60年代笔者初涉临床，读此书后十分惊奇。1983年11月在参加中国农工民主党第九次全国代表大会时，有幸在和老恩师朱良春同游长城时向其请教。朱师告：20世纪30年代后期，他随师祖章次公侍诊时，刘民叔即以敢用奇药治疑难病而名扬上海。当时癌症患者由于种种原因做手术者少，转求治于刘老，大多"死马当作活马医"，故他敢投大剂毒药，但通常仅开2剂，如没有太大不良反应，则略事加减续服，一部分患者确被治愈，但大部分均有不良反应，死的也不少。收入书中的因诊治经过记录十分详尽，并有求诊时的全部过程（如介绍人姓名，因何介绍，有的介绍人本身也是医生，或直接参与对患者的诊治等）及治愈后患者所送的感谢信，故属基本可信。如治肿瘤不在峻猛有毒之药上下功夫，则很难有大进展。但用时一定要详告服药方法，如发现毒性反应，立即停药并予以急救。朱师之言甚为有理。

笔者并非要读者皆去学用刘氏之方药，而是认为在患者经中西医治疗均无效，自己与家属皆愿意用峻猛药最后一搏时，刘氏治癌的一些药，似可选一些投之，因其药之毒性未必比化疗药更大，且有的常用化疗药如"依托泊苷"即为从鬼臼脂中分离出的木脂体类有效成分，又名"鬼臼乙叉苷"，为细胞周期特异性抗肿瘤药物；从红豆杉中提取的紫杉醇，乃治卵巢癌和乳腺癌的化疗药；治慢性粒细胞白血病的靛玉红（从青黛中分离出）、放射增敏剂马蔺子素胶囊（由马蔺子中提取）以及三氧化二砷（砒霜）被用治白血病，都是中药抗癌的体现。特别是国外医学早就报道，根据利用鼠类血液中的锥虫分泌液治癌，认为雄鼠粪（该药最早见书于明代缪希雍《先醒斋医学广笔记》）应属良好治癌剂，刘老用该药治数种未溃之癌，给临证应用已404年，可见医极少用之药，或许带来新的价值。这也提示，中医药在肿瘤治疗中的作用存在两条途径：一是复方的整体效应，一是单体的特异作用。屠呦呦既能从葛洪《肘后方》中找寻出青蒿，研究出获诺贝尔奖的抗疟药青蒿素，但愿也有人能从刘民叔治癌的药中，也研制出能获诺贝尔奖的抗癌新药来。

张梦侬：诸法并重，融会贯通，获效快捷

张梦侬（1896—1977），湖北汉川人。幼随林世安习针灸、中医，曾先后被汉川、郑州、西安聘请行医。因数愈霍乱、噎膈等危重症，1959年湖北中医学院（现用名湖北中医药大学）特邀其任教并临床。其诊治肿瘤，特别重视局部与整体并重之理，善用针灸、外敷、单验方的局部治疗配

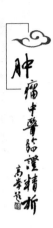

合通过辨证论治的整体调理，收取佳效。其晚年所著《临证会要》一书，虽只收入8则治癌验案，但是不仅详录了完整的辨证论治内服方剂，还收入了同时配用的单验方、外敷药与针灸之法。

如1968年8月12日出诊的邵女，剖腹探查为胃癌穿孔，并因转移与周围脏器粘连，实为"不治之症"，家属以备后事。张老予白花蛇舌草120g，夏枯草、蜂蜜各60g，白茅根30g，赭石、鳖甲、海藻、昆布各15g，旋覆花、三棱、莪术、赤芍各10g，3天服2剂，续进1个月。同时用白鹅血趁热服，5～7天服1次。后以此方加鹿角霜、当归须、桂枝尖、葱叶、桃仁、柏子仁、九香虫、降真香、生姜、大枣等。患者于1973年信告，1972年10月份在武医二附院检查未见任何异常。此案之取效，不仅与服中药有关，且患女趁热喝白鹅血数年，亦起很大作用。张老在用单方、验方时，并非原法搬用，而是常有创见。如他提出可将鹅颈宰断后，让患者口含鹅颈，饮其热血，或将白鹅或白鸭尾部毛拔下烧炭，米汤调吞。另其还用白鹅或白鸭热血灌肠治直肠癌。

在1972年9月9日出诊治喉脂肪瘤样型脂肪肉瘤陈男案中，因其结喉上方有一肿块突起，坚硬不平作痛，致吞咽困难。他在予大剂白花蛇舌草、夏枯草、生何首乌各120g及活血化痰药的同时，又以生何首乌250g，生重楼60g，捣敷肿瘤投影部，早晚各换药1次。1974年3月24日，肿块已不能触及。在1969年3月1日出诊所治的张男腹内结块案中，他在辨证用药的同时，还用独头蒜去皮切成0.5cm厚片，放章门、痞根、脾俞、肝俞处，实施温灸，每穴灸7壮，间日1次，直至复原。

总之，张梦侬是笔者所阅名家医案中，在对肿瘤病中采用治疗方法最多的医家之一，且效颇佳，故荐之于道友。

谷铭三：尊古喜今，借"石"冶玉，世纪老人

谷铭三（1904—2004），哈尔滨人，长期在大连行医，曾任该市中医学会会长、顾问，肿瘤学会主任委员。其女谷言芳整理的《谷铭三治疗肿瘤经验集》一书，实录了其80载治癌经验，拜读后获益颇丰，简要介绍如下。

1. **治肝癌慎用破瘀药** 谷老经长期观察，发现肝癌患者多有凝血机制障碍，如出血倾向越重，则病情发展越快，死亡率越高。故治此病仅用丹参、地龙、川芎、赤芍、泽兰、三棱6味活血化瘀药，且不在非常必要时亦少用，仅占使用味次的2.2%。

2. **防患未然，解除疼痛、出血与腹水** 谷老认为胰腺癌的产生与肝胆的气滞血瘀和湿热互结密切相关，尤其对未切除的胰腺癌患者，病重而发展迅速，常因剧痛致危，故他强调必须在未痛前就加用疏肝理气止痛药，并持续应用，可使疼痛延期出现或明显减缓痛感。另胰头癌黄疸日久可引起淤积性肝硬化出血，如先在方中配三七粉可控制出血。在肠癌术后肝转移的晚期患者，不仅出血而且腹水均可影响生命，此时谷老不仅在益气养阴、祛瘀散结的基础上加三七粉、丹参防出血，还投卷柏、白花蛇舌草、龙葵以延缓腹水的发生。

3. **创疏表散结法治恶性淋巴瘤** 恶性淋巴瘤可发于身体任何部位，以无痛性、进行性淋巴组织增生，尤以浅表淋巴结肿大为特点，常伴肝脾肿大及相应器官压迫症；晚期有贫血、发热和恶病质。病发以颈项、腋下多，重者可发于纵隔与腹腔。谷老以自拟荆芥防风汤（荆芥、防风、僵蚕、藿

香、黄药子、山慈菇、莪术、甘草等），据证加牡蛎、夏枯草、海藻、昆布、瓜蒌、胆南星等加强化痰散结，白花蛇舌草、七叶一枝花抗癌，且配伍可"祛皮里膜外凝结之痰毒"，有抗癌之功的马钱子丸（善用该丸亦是谷老的特色），取效颇佳。皮肤瘙痒者，用西红柿汁或鲜芦荟汁外搽，顽固瘙痒者，用薏苡仁酯注射液肌注，方简而效捷。

4. 重用羊蹄（土大黄）治急性白血病　谷老治此病多在辨证施治基础上，加用羊蹄、羚羊角粉、水牛角（代犀角）、墓头回、鱼腥草、山豆根、青黛等，随便畅获高热显降，出血、贫血好转之功。

5. 重用莪术治子宫（颈、体）癌　谷老指出，大剂莪术（＞25g）配石见穿、墓头回可缩小子宫癌，术后配合扶正药还能防止癌复发和转移。

6. 善用对药治顽证　谷老处方常用对药，以互促药效。如甲状腺癌术后，他喜用逍遥散或血府逐瘀汤，加黄药子配山慈菇、海藻配昆布、三棱配莪术三组药对，明显提高了疗效。原为复发破溃者，常重用黄芪与皂角刺配对，破溃可较快弥合。又如治原发性恶性骨肿瘤，常用青娥丸合地黄丸温肾化瘀，每加药对威灵仙合骨碎补、徐长卿合白屈菜，消肿缓痛颇妙。

7. 倡外敷药、中成药配内服药共用　鼻咽癌现颈淋巴结转移，他多用独角莲膏或自拟消癌膏（由壁虎、全蝎等药熬制）外贴，配伍小金丹共效；有时用甘草粉、大黄粉、高粱面和成膏外敷。对恶性骨肿瘤局部肿胀疼痛者，喜用豆腐加三七粉、白糖等炒热外敷（忌太热，防烫伤），因豆腐为黄豆新制，可清热解毒。卤水蒸糖系民间治癌常用药，三七祛瘀止血，故三药配合，外用有较强消肿止痛作用。

8. 疏肝健脾治乳癌，慎用大毒抗癌药　谷老认为乳房与肝、胃密切相关，且女性一般多体弱纳少，而又常因抑郁致患，故未手术或术后复发者，喜用自拟的夏藻漏蒌汤（夏枯草、海藻、漏芦、瓜蒌皮）配逍遥散或异功散；对术后接受过放、化疗者，以自拟方合逍遥散，少佐消肿散结药；而术后转移反复化疗已正衰者，则以自拟方合异功散。对剧毒抗癌药选用极慎，常用白花蛇舌草、重楼、山慈菇等，痛甚者，加乳香、没药、延胡索、土鳖虫、白屈菜和马钱子丸；淋巴结转移者，加小金丹（亦含马钱子）；骨转移者，加补骨脂、威灵仙、杜仲、透骨草、七叶一枝花与马钱子丸；肺转移者，加百合、鱼腥草、银杏和加味西黄丸。

【医案】张女，69岁。乳癌术后2年，曾接受过放、化疗。1个月前现头痛，呈持续性，渐加重，有时神志不清。某医学院附属医院CT检查，脑左枕部有5.0cm×4.0cm脑转移瘤，脉缓。治以疏肝散结，化痰醒神。夏枯草、柴胡、石菖蒲、僵蚕、猪苓、牡蛎、龙骨、川芎各20g，半夏、地龙各15g，胆南星、土鳖虫、全蝎各10g，壁虎2条，蜈蚣1条。

按：本例乳腺癌由肝脾郁结，生痰聚瘀所成。放、化疗后正气大损，余邪癌毒循经上行转生脑瘤。故疏肝化痰散结为主，以川芎"行气开郁"为君，配夏枯草、柴胡疏肝散结；其配土鳖虫、地龙、蜈蚣、壁虎又能破血逐瘀，通络散结；配僵蚕、全蝎上行头目，可活血行气止痛；再加半夏、胆南星、牡蛎、僵蚕化痰散结，共对乳腺癌脑转移的头痛起到较好效果。由此案可看到谷老对虫药的应用也极具匠心。

总之，谷铭三这位世纪老人的治肿瘤经验，值得我们认真学用。

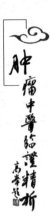

朱良春：取虫治癌，桃李成蹊，造福万代

朱良春（1917—2016），江苏丹徒人（后移居南通）。18岁师从两次治好慈禧太后顽疾的马培之的裔孙马惠卿学医，次年考入苏州国医专科学校，1937年转学于上海国医学院，同时又去章次公（新中国成立后任卫生部中医顾问）诊所侍诊。1938年毕业后回南通开业，翌年在短期内治愈了很多当地大流行的登革热患者，后又治好不少霍乱、恶性疟疾病人，遂名声名鹊起。新中国成立后连任28年南通市中医院院长，75岁创业办研究所，90岁开办了以治风湿病与肿瘤为主的医院，因劳累太过，曾数次与死神擦肩。70多岁得急性坏死性胰腺炎，禁食禁水达半月，他由此想到用中药灌肠，不仅救了自己，且为日后饮食即吐的癌症患者找到了灵感。上海施先生恶性淋巴瘤广泛转移，汤药难进，他就用灌肠将其挽救。他曾获科研成果奖无数，著《中医入门》《朱良春医集》等书和200多篇论文，被评为首届国医大师。他虽在一个濒临黄海的中等城市，但却因德艺双馨引起国内外同道高度赞许，99岁逝世的当天，他还在审修将要出版的书稿。在其去世后开办的全国首家"南通中医药文化博物馆"中，受其亲授的弟子即有126人，现除极少数去世外，几乎都成了当今中医界的栋梁之材。这种"朱良春现象"，已引起国内外医学界与教育界的高度重视。

早在20世纪60年代，朱老即在《中医杂志》上连续发表《虫类药的应用》。其概括虫类药八大功用的第一功用即为"攻坚破积"，指出全蝎、蜈蚣、斑蝥诸药均可治疗癌肿，在他的《临床经验集》中，还收入了用土鳖虫、水蛭治肿瘤的经验和医案，对后学者用虫药治癌起到了极大启迪。其自创"利膈消癌散"（全蝎、蜈蚣各30g，蜂房、僵蚕、守宫各60g，共研细末，每服5g，每日3次，食前服。另用煅赭石、太子参各20g，姜半夏10g。阴虚舌红者，再加麦冬、石斛各12g；苔灰腻，有痰浊者，加胆南星10g，橘红6g，煎汤送服），对晚期食管癌及胃癌者，服药5～10天进食困难、呕吐气逆即缓。如孙男，67岁，农民，1985年4月25日诊。5月前于进食时自觉有梗阻感，食欲正常，未予重视。近月来进食时顿感噎窒不利，甚则呕吐，咽际时渗清涎，体重显著下降。经钡餐确诊为食管中段癌，肿块约3cm×1.5cm。因胆怯而拒绝手术，到处求医未效，乃来朱老处求治。由于已至晚期，姑予"利膈消癌散"一料，药服5日，咽际痰涎减少，呕吐亦缓，梗窒感略松；继续服药能进软饭，又续1剂，进食顺利，体重亦增。做钡餐复查，肿块缩小，仍予原方，每次服2g，每日2次以巩固善后。1986年2月15日随访，一切正常，能参加农业劳动。

【医案】霍奇金淋巴瘤。杨女，16岁，山西人。2008年7月14日初诊。

患者2007年12月出现咳嗽，检CT示：右上肺占位病变伴纵隔淋巴结肿大。病理示：（右锁骨上淋巴结）霍奇金淋巴瘤，结节硬化型。经化疗6个疗程，2008年7月2号复查CT：①纵隔、右侧气管食管沟多发淋巴结，大部分较前略缩小。②右肺门根部可见软组织，范围较前略有缩小，右肺上叶远端阻塞性改变，较前吸收。③双颈部多发小淋巴结，大者0.5cm，同前相仿。④甲状腺不规则略低密度灶，同前相仿。2008年7月3号检查血常规、肝肾功能正常。

刻诊：形体丰腴，满月面容，纳谷馨香，二便调畅，肝掌，舌胖边齿痕，质偏红苔薄白，脉细小弦。恙已半载有余，经化疗

下篇

名家医案精析

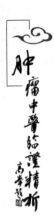

有所缓解，但长期呈耐药状态，效不如前。痰瘀内结，治宜软坚散结，扶正消癥。处方：①扶正消癥汤加穿山龙、金荞麦、薏苡仁各40g，猫爪草、生牡蛎各30g，女贞子、党参、陈胆南星、玄参各20g，夏枯草、山慈菇、浙贝母各15g，炮穿山甲12g。15剂。②金龙胶囊，每次4粒，每日3次。③扶正消瘤丸，每次6粒，每日3次。

2008年7月29日二诊：服药半月，精神好转，纳馨便调，舌淡红边齿痕，苔根少黄腻，脉细。处方：①上方去夏枯草，加生半夏（先煎）、炒白芥子各10g。14剂。②金龙胶囊，每次4粒，每日3次。③扶正消瘤丸，每次6粒，每日3次。

2008年8月28日三诊：近日病情平稳，惟数日来皮肤微痒，每每抓挠，伴少量红疹，纳馨，便调。月事三月未行，无不适，舌红苔少白腻，脉细。前法继之。处方：①扶正消癥汤加穿山龙50g，金荞麦40g，猫爪草、胆南星、生牡蛎各30g，女贞子20g，山慈菇、丹参、徐长卿、赤芍、白芍、淫羊藿各15g，炮山甲、蛇蜕各12g，当归、桃仁、红花、生半夏（先煎）各10g。14剂。②金龙胶囊，每次4粒，每日3次。③扶正消瘤丸，每次6粒，每日3次。

2008年9月11日四诊：皮肤瘙痒减轻，8月31日月经来潮，量色如常，一周净。纳可便调。舌暗红，苔薄白微腻，脉细小数。处方：①上方去淫羊藿、桃仁、红花，加紫草20g。14剂。②金龙胶囊，每次4粒，每日3次。③扶正消瘤丸，每次6粒，每日3次。

2008年9月25日五诊：药后身痒已平，惟口咽干燥，纳可便调，舌暗红苔薄白，脉细。处方：①扶正消癥汤加穿山龙50g，金荞麦40g，猫爪草、陈胆南星、生牡蛎各30g，女贞子、生地黄各20g，山慈菇、丹参、徐长卿、赤芍、白芍各15g，炮山甲、蛇蜕各12g，全当归、桃仁、红花、生半夏（先煎）各10g。14剂。②金龙胶囊，每次4粒，每日3次。③扶正消瘤丸，每次6粒，每日3次。

2008年10月10日六诊：于南通大学附属医院复查胸部CT示，右肺门及纵隔淋巴结肿块较前明显缩小，余肺未见明显异常。血常规、肝肾功能正常。药后病情稳定，舌淡红苔薄白，脉细小数。此乃佳象。处方：①扶正消癥汤加穿山龙50g，金荞麦40g，猫爪草、陈胆南星、生牡蛎各30g，女贞子、墨旱莲各20g，山慈菇、丹参、徐长卿、赤芍、白芍各15g，炮山甲、蛇蜕各12g，全当归、桃仁、红花、生半夏（先煎）各10g。14剂。②金龙胶囊，每次4粒，每日3次。③扶正消瘤丸，每次6粒，每日3次。

坚持服中药治疗，定期检查。2011年4月13日中国医学科学院肿瘤医院复查颈胸部CT，"霍奇金淋巴瘤治疗后"复查，与2010年2月1日CT比较：①前纵隔软组织影，大小、形态及密度同前相仿，余纵隔多发小淋巴结亦同前。②右主支气管、右肺上叶、中间段支气管周围软组织增厚，较前好转。③双肺胸膜下多发微小类结节，同前相仿。余双肺未见明确结节及肿物影。④颈部未见明确肿大淋巴结。鼻旁窦、鼻咽、口咽、喉部未见明显异常。⑤双侧甲状腺密度不均匀，同前相仿。⑥双侧胸腔及心包未见积液。

随访至今，患者完成学业，参加工作，生活如常人。

陈树森：遵西医型，投中医方，治肺圣手

陈树森（1918—1990），江苏海安县人。16岁从学于上海著名中医马寿民，新中国成立后任解放军总医院中医科主任、教授，全军中医学会学术顾问，中华全国中医学会常务理事，长期从事国家领导人及重要外宾的医疗保健。根据临床长期观察，认为肺癌晚期不能手术、放疗、化疗者，或放、化疗的间歇期，患者脾胃尚可，采用以祛邪为主，扶正为辅，兼顾脾胃的中药综合疗法。并根据西医将肺癌分为未分化癌、腺癌、鳞癌等基本三型，研制出以龙葵、白英、白花蛇舌草各30g，雷

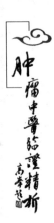

公藤15g，蟾皮9g与乌骨藤、槲寄生各30g，前胡、苦参、山慈菇（打）各15g，以及牡荆子（或牡荆叶）、天冬、半枝莲各30g，牛蒡子20g，广豆根15g的三型对应施治之方，再根据辨证与辨病相结合原则，随证之异，加3～4味药，而收方简、价廉、效高之结果。对手术后倡主以扶正，辅以清理余毒，以加速体力和脏腑功能的恢复。他还强调放疗最多见热毒伤阴之证，当以清肺、养胃、滋肾为主，并指出上述中药在放疗开始即当投用，如发生放射性肺炎，用清肺、凉血化瘀，可投大剂生石膏、野荞麦根、鱼腥草等。而化疗反应，以药毒伤及气血、脾胃、肝肾为多，须在清热解毒的同时，佐入补气血、调脾胃、补肝肾。他还反复强调，在用药过程中，始终要注意攻不能过，过则伤正；补不宜滞，滞则有碍脾胃，而肺癌绝大多数为热实之证，如正气与脾胃受伤，则难以用清热解毒之大法也。他的经验当应记取之。

陈老临证组方极少超10味，且多为价廉易得之品。不仅解除了患者的经济拮据，亦为我国未来将采取什么样的治癌之路，进行了极有意义的探索。

吴翰香：巧用砷剂，对白血病，猛敲丧钟

吴翰香（1918年生），江苏太仓县（现太仓市）人，上海中医药大学附属曙光医院血液病研究室主任，主任医师。对各型急性白血病病人，绝大多数已联合化疗而未效者，他经认真分析，发现病程中火热有余的盛候和气血不足的衰象（包括贫血、出血、发热、浸润等症状）常交替出现或合并发生，认为如及时解决此矛盾，病可缓解。对贫血严重者，强调立即停

用化疗药，当用两仪膏（人参、熟地黄）合当归补血汤，或用三才封髓丹（天冬、熟地黄、人参、黄柏、砂仁、炙甘草）合六味地黄丸清补肾气，配合输血方可稍安。如见鼻衄、牙宣、口舌生疮、皮肤瘀斑等出血甚者，主张按"血热迫血妄行"和"气虚不能统血"分别辨治，前者投犀角地黄汤合四生丸，后者用活络补营汤（张锡纯方）合归脾汤。如虚证与热证并见，上两法可并用。在临床中他屡见定期化疗者，随疗程增加，而终致不救。故大声疾呼："化疗药乃剧毒药！"用时仅能衰其大半而止。尤其是周围血中白细胞数低于正常时，应停止化疗。若有复发迹象者，原方案勿用，当另选新方案，否则可能因无效的剧毒药过量，使患者因难于控制的感染和出血而死，谆谆教诲，学者当牢记之。

　　吴老对慢性白血病所投精力尤多，认为慢性粒细胞白血病以实热证多，若患者自觉体壮且不恶寒，除粒细胞高而无自觉症者，可用青黛、雄黄、龙胆泻火解毒，合二冬（天冬、麦冬）、二地（生地黄、地骨皮）、青蒿、牡丹皮；若肝、脾、淋巴结肿大者，可酌加三棱、莪术、丹参、赤芍；白细胞（50～100）×10^9/L者，一般20～40天可缓，效果不仅较西药白消安（马利兰）为优，且不会发生皮肤色素沉着、妇女停经、骨髓抑制、肺纤维化等明显不良反应，亦不会发生血小板过少而出血，白细胞过少而感染及药物性再障。他还通过长期观察，发现中、老年人的慢性淋巴细胞白血病，不论白细胞多高，只要无实热证，均可用十全大补汤合金匮肾气丸并治。

　　尤其是他认为雄黄有迅速减少周围血中白细胞的作用（他曾在20世纪50年代后期，用醒消丸将一患者的白细胞由12万降至1万，他症亦显缓），查阅大量资料，得知"雄黄可化血为水"。60年代初，遂用雄黄治34例急、慢性白血病（14例配化疗，20例单用），单用者可日服雄黄粉（水飞装入胶囊）

名家医案精析

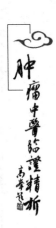

5～12g，终于获得平均6.2天白细胞开始下降的佳效。并发现该药可消除或改善白细胞的浸润，使肝、脾、淋巴结缩小或恢复正常，所憾不能抑制骨髓，故他指出雄黄仅适用于白细胞增高性白血病，且属有毒的砷化物，如久用会产生慢性砷中毒，学者用之当慎之又慎。

颜德馨：精诊舌脉，妙配衡法，鏖战血癌

颜德馨（1920年生），祖籍山东，生于江苏丹阳市，系亚圣颜渊后裔。幼从父颜亦鲁学医，复入上海中国医学院深造，毕业后悬壶沪上，在70年临证中，上下求索，不断创新。自20世纪60年代起，即根据《内经》"人之所有者，惟血与气耳"之说，提出"气为百病之长，血为百病之胎"之论，并宗此创立调气活血为主的"衡法"治则。曾任上海铁道医学院教授，同济大学附属第十医院主任医师，中国中医药学会理事，美国中国医学研究院、中国台湾中医针灸学会、中国医药研究会等三家学术顾问，首届国医大师。

颜老对急性白血病的诊治经验甚丰。他认为根据该病在各个时期的不同表现，将其分为阴虚型、阳虚型、阴阳两虚型、瘀血型、痰热型及湿热型六个症候群。而其中的阴虚、痰热、湿热三型皆属热证，另三型则属寒证，这样选方用药则更可提纲挈领，纲举目张了。但他又强调分型对指导临床虽非常重要，却又不可执一方一药以论治。虽阴虚当养阴清热；阳虚宜甘温益火，补阴配阳；阴阳两虚应气阴双补；痰热可用清热化痰，平肝软坚；湿热型重在清营凉血，退热镇痉；瘀血型活血化瘀，稍佐补血，但还要注意型与型的相互转化。如寒性各

型向热性转化，乃恶化之兆。此外他还强调白血病各型多有虚象，若个别类型或病程某阶段实证现象较显，仍属体虚标实，即使血常规还稳定，预料其病的最后表现与肾气虚脱颇似，应急用人参、紫河车、牛骨髓粉，这种防患于未然的做法，挽救了不少患者生命。

通过长期观察他指出：患者的舌质多淡，看似阳虚，实乃血虚。若舌紫多肝脾肿大，或伴出血，宜细辨，否则会差之毫厘，失之千里。另病人每现垢腻之苔，看似脾胃失运，可试投六君子汤加黄芪，但实证却为湿浊内阻，必佐芳香化湿药。当白细胞降至常值以下，苔见厚腻或腻腐不润时，证多凶险。舌红绛者，白细胞易忽高忽低，提示病情将有较大变化。白血病脉时现弦、数、洪、大，若虚证反见此类实脉，有恶变之兆，多主病凶；阳脉渐趋和缓，病将向愈。其根据望、切二诊来判断病情进退的做法，值得效仿学习。

白血病患者的白细胞升高，可见于任何一型。但因热性各型与寒性各型的用药有天壤之别，故医者投药当慎之又慎，必须从白细胞增减原因方面结合症状去选方，通过调整机体的阴阳平衡，才能获提升或抑制白细胞的佳效。也就是说不论滋阴清热或辛温壮阳药均应在精准辨证的前提下应用，切不可用一固定成方或某味草药去解决白细胞的一时性升高或降低。

在对白血病主证贫血的治疗中，他发现虽滋阴、补阳、阴阳双补三类方药均可提升红细胞、血红蛋白，但以阴阳双补效尤妙。对各型白血病白细胞减少，颜老主张分热性和寒性两类去治疗，前者用制首乌、地骨皮等，后者可投附子、肉桂、鹿角胶。当白细胞少于1×10^9/L时，虽可用人参、紫河车等峻补，却以西洋参最佳。对血小板减少，虽他常在辨证复方中投入鹿角胶或龟鹿二仙胶，但也不排斥用连翘、大枣等廉价草药。若见较剧出血，强调应结合辨证，掺入犀角、生地黄、阿

下篇

名家医案精析

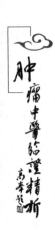

胶、鱼鳔胶、童便（又名回轮酒，咸凉入心、肝、肾经，功可滋阴降火，止血消瘀，为极佳的止血药。笔者19岁不慎被一个从5米高处下落的大木板击中右肩背，当即咯血数口，家母立即买些糖果请在场小男孩撒尿于碗中，令我服下，血即未续出）等内服，并配合外治，以附子、生姜同捣敷双侧足心（涌泉穴），同时用大黄末敷两太阳穴，鼻衄用黑栀子粉搐鼻，齿、舌衄以生蒲黄煎汤漱口。

面对白血病另一棘手之症发热，他认为不论急性或慢性都应归属于内伤范畴，若白细胞上升可用凉药，若低下者应慎用犀角、羚羊角等。对经治热不退或药后热才退，当宗"病久属虚"而进生地黄、玄参、二至丸。若一般发热青蒿鳖甲汤较好，久热者加贝母、天花粉。

何任：经方大家，创"十二字"，治癌金针

何任（1921—2012），杭州人。虽从父学医，却以自学为主。1941年又毕业于上海新中国医学院，新中国成立后，任浙江中医学院（现名浙江中医药大学）院长，在将主要精力用于教书育人的同时，仍坚持临床，以擅用经方而闻名于世。与另一擅用经方的北京中医药大学伤寒大家刘渡舟教授，被北京中医药大学首席教授董建华尊称为研究经方的"南何北刘"。曾因著《金匮要略新解》等研究《金匮要略》的近十部著作，1985年应邀赴日本作"金匮要略之研究"的学术报告，被日本汉方学者誉为"中国研究金匮要略第一人"。2009年评为首届国医大师。

何老临证用药既不过于苦寒，唯恐戕伤脾胃生生之气，又不过于辛热燥烈，谨防壮火食气，每每在平淡轻和中获常医难以想

象之奇效。其治肿瘤提出了"不断扶正，适时祛邪，随证治之"的十二字方针。其"不断扶正"是指在自始至终的治癌过程中，必须时时培益本元，调整正气，使患者不断提高抗病力，具体又有益气健脾、养阴生津、温阳补肾三法；所谓"适时祛邪"是指适时地在治疗方中掺入中药抗癌药，即在化疗、放疗告一段落的恢复期，可多用些抗癌中药，如猫人参（即猕猴桃根，又称藤梨根）、七叶一枝花、白石英、威灵仙、蒲公英、犀黄丸等；所谓"随证治之"是指在治疗过程中，根据患者症状的轻重，病程的长短，体检指标的改变，并参考年龄、性别、饮食、环境之异，有针对性地辨证处方。此治癌"十二字诀"完全符合中医学基本原理，闪耀着科学之光，是对"扶正祛邪"笼统治法的超越，是对"以毒攻毒"含混治法的升华，更是对西医治疗癌症思想的宣战，实可作为治疗癌症的指南金针。

【医案1】浙江嘉兴沈某被上海某医院确诊为胆囊癌晚期肝浸润，预言只能存活20天左右。经何老详细诊察，按"十二字诀"精心辨证，以扶正祛邪蠲痛法立方，服用7剂后即明显好转。续服4个月后前往原上海某大医院检查，癌肿完全消失。2个月后可照常上班。后间断服药，至今已过去18年，病人仍健康如常人。

【医案2】杨女，2005年底腰部酸痛3月余，未予留意。2006年3月检查CT示左肾占位，行左肾根治性切除术，病理报告示左肾透明细胞癌。曾用干扰素未效。现气促2周，并咳嗽，尿频，纳差，无尿急尿痛，无血尿。面色憔悴，声低微，舌淡苔白滑，脉虚而弦。辨为痰湿壅肺兼气阴两虚证。以自拟参芪苓蛇汤加减。黄芪、猪苓、茯苓、首乌藤各20g，女贞子、佛耳草、老鹳草、薏苡仁各15g，瘪桃干、旋覆花（包）、五味子、焦三仙各10g。14剂。

咳喘仍时好时坏，舌红，苔薄，脉弦而虚，为痰湿较重并化热。加鱼腥草、冬瓜子等。续服14剂后，咳喘见瘥，尿频仍

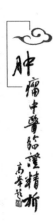

有，以六味地黄丸加减，精神状态良好。

余桂清：衷中参西，分期分型，治食管癌

余桂清（1921—2005）为新中国成立后中国中医研究院附属广安门医院第一代肿瘤科名家，在50余年临证中，对食管癌的诊治最具匠心。曾将食管癌按中医辨证分肝郁气滞、热毒伤阴、气滞血瘀、脾胃虚寒、脾虚痰湿、气血双亏六型。不仅对其证治予以了高度概括，而且通过对大量实例的观察分析，发现西医的TNM的分期与中医的证型有着相对应的关系，并认为由于食管癌病期、病型发展之不同，中医的症情亦随之而异。据此精心设计了《食管癌分期与中医证型对照表》，为中西医结合诊治此病带来了极大方便（见下表）。

食管癌分期与中医证型表

分期	病变长度	病变范围	转移情况	中医证型
早期0期	不定	限于黏膜（原位癌）	无	肝郁气滞型
Ⅰ期	<3cm	侵及黏膜下层	无	肝郁气滞型
中期Ⅱ期	3～5cm	侵犯部分肌层	无	热毒伤阴型
Ⅲ期	>5cm	浸透肌层及外层	区域淋巴结转移	气滞血瘀型脾胃虚寒型
晚期	>5cm	明显外侵	血供转移、淋巴结转移或远端器官转移	脾虚痰湿型气血双亏型

余老认为食管癌中医四诊要点在于问诊一定要询问患者的家族史，特别是在高发区（如南太行山区）。而由于根据中国中西医结合学会肿瘤专业委员会普查16 865例癌症，而舌显暗红或青紫者竟占食管癌的86.13%，故其认为望诊必须以察舌为最要。另切诊中如患者脉弦则病与肝有关，应现痛证；脉滑则病在脾，当多痰，均可祛邪为之；若脉过紧又涩，万不可开导攻伐，因已气衰血竭，预后不良也。其谆谆教诲，使很多求诊者由于能被早期发现病患，得到及时治疗而挽救了生命。

目前很多专家均认识到，中西医结合治疗肿瘤是当前与今后提高疗效的大方向。然中医与西医如何结合，却是仁智互见。余老经数十载求索，终于总结出一套行之有效的方法，现简要介绍如下，供读者参考。

1. **外科治疗与中医药结合**　余老指出不论何种手术，其两者的结合，均极有利于提高远期疗效。①术后感染：对已用抗生素热仍不退者，可合五味消毒饮加桔梗、贝母、杏仁、甘草、天花粉、地骨皮等以清热解毒，祛痰涤肺；②术后癌痛：可根据按时按阶梯选择止痛药，首用吲哚美辛合延胡索、郁金、乳香、没药、桃仁、红花等理气活血化瘀药；③术后吻合瘘：主张在用抗生素同时配大剂四妙勇安汤（黄芪、当归、玄参、金银花、生甘草等）。笔者在温州试用一例，确较纯用清热解毒药为好。

2. **放射治疗与中医药结合**　余老经观察放疗因热毒伤阴常引起放射性炎症，可用益气滋阴、清热解毒方药，如引起恶心、呕吐、纳差等，当投六君子汤；若引起骨髓抑制，出现白细胞、血小板减少等，常投自拟的健脾益肾冲剂（太子参、白术、茯苓、当归、黄芪、何首乌、枸杞子、女贞子、菟丝子、鸡血藤）辅以八珍汤气血双补。还指出三七、丹参、红花、桃仁等活血化瘀药，对放疗有明显增效作用。

名家医案精析

3. 化学药物治疗与中医药结合　目前对中晚期食管癌及贲门癌患者，单纯化疗效不佳，而改综合治疗，但有时不良反应较大，他主张可参考放疗的不良反应用中医药减毒增效。

4. 中医药的综合治疗　他强调因食管癌病期不一，症状复杂，证型各异，在整体辨证论治的同时，可配合单验方如冬凌草制剂、山豆根制剂、斑蝥制剂、守宫酒、硇砂、蟾酥等以控制局部症状，加强抗癌效应。他如增生平（草河车、夏枯草、山豆根、败酱草、白鲜皮、黄药子）、六味地黄丸、苍豆丸、大蒜制剂亦可阻断食管的癌前病变，针灸、电热针、电化疗等亦可增效，读者不妨试用之。

余老不仅自己技艺高超，还毫不保守地培养后学，曾和其女弟子孙桂芝博导共同研制了"脾肾方"的组成，在国内率先创立了"扶正培本"的治癌原则，即以健脾补肾法配合化疗治肿瘤的研究方向，奠定了该法的应用价值，并在全国同行中推广应用验证，在国家"六五"肿瘤重点攻关课题中组织了全国17个科研单位一起进行了系统研究，其对癌症患者的造福，厥功伟矣！

孙秉严：强调温阳，拓展望诊，时投验方

孙秉严（1922—2005），山东莱阳市人，三世祖传中医，天津著名肿瘤专家。孙氏认为80%癌患者属寒证，即因机体热量不足导致对内外有害因素的抵抗力降低，这是生癌的原因之一；另阳气不足使津液精血的运行缓慢甚至停滞，这样有形的癥瘕积聚就易于形成。故强调用温阳药治癌，所创治癌方常用附子、肉桂、干姜等，认为只有用温壮药才能将凝聚成癌的痰饮、瘀血涤荡祛尽，癌症遂平。他还认为肿瘤的病机是"因病

致弱"，故主张用大剂峻猛药直祛邪积，自创化毒片（轻粉、雄黄、蜂房、山慈菇、玄明粉）用治多种癌症。但治疗时他又十分注重处理好祛邪与扶正的关系，主张对青壮年患者，扶正以补肾为主，以六味地黄丸为基本方；老年患者却补脾为主，以归脾汤为基本方。临证喜用扶正培本，化瘀解毒为大法，多获佳效。

他在长期临证中，常注意收集单验方。如民间常用来抗癌的核桃枝，性微温，却有一定毒性，不宜于长期久服，故以其为药制成1213液，以便于应用。如做汤剂用，多选用比铅笔略粗、皮未老化的树枝，用量30～120g，且渐加量并久服，使这种民间处处能寻得的抗癌佳药广为流传应用。笔者近几年采用孙老之法，取核桃枝治癌，常取得短期内硬肿的包块逐渐软化之效，对良性肿瘤效尤佳。一患多发性神经纤维瘤的19岁朱姓青年，曾在合肥、上海等多处大医院手术，但旧包块切去，新包块又生，经友介绍至我处，用自拟的八白汤（白芥子、白僵蚕、白茯苓、白术、生白芍、白蒺藜、白花蛇舌草）合消瘰丸，并加核桃枝50g，1个月后未有新包块复生，而旧包块亦逐渐软缩，3个月后已能从事家务劳动。

孙老在长期临床中，还总结出三印、两触、一点的诊法。三印乃指指甲印（指甲根部的粉白色印）、舌齿印（又称齿痕，即一些人舌两边出现的牙齿挤擦印）、腮齿印（指颊两侧黏膜上被牙齿挤压的痕迹），认为它们与肿瘤的寒热有着较密切的内在联系。如指甲印小（小于2mm）或有甲印的指数少（正常除小指外其余八指都应有）甚至没有，多为寒性体质。他观察癌症患者多如此。两触即触胃脐（上腹部中脘穴及脐左旁一横指处）、触捻双耳部（耳甲艇、耳甲腔部位之肝脾区），主要用于辨瘀滞，如胃脐压痛（+），则积滞已成，可投活血化瘀；若耳部有结节或增厚，说明肝郁气滞并挟瘀阻。一点乃指如细察癌症患

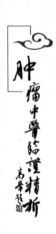

者的皮肤，可见到一些白色斑点（小如米粒，大如蚕豆），随病情发展而增多，孙老的观察方法虽看似简单，却十分实用。

【医案】李男，46岁，干部。1967年始感上腹部常疼痛，饥饿时明显。某医院按"十二指肠溃疡"治1年无效，1969年3月于天津市第五中心医院行"胃切除术"，病理检查为"胃淋巴肉瘤"。同年7月行化疗、放疗。因血液化验，白细胞、血红蛋白均下降明显而停。同时发现有右腮腺及鼻咽部转移，1972年转孙老治疗。

刻诊：消瘦神萎，慢性痛苦面容，头痛纳差，上腹部痛，两脉沉细弦紧，舌淡红，舌面有纵横裂纹，苔白腻。

特殊检查：舌齿印、腮齿印（＋），十指皆有小甲印，甲色紫红（此为融合甲印，主上热下寒）；两耳部结节（＋），胃脐压痛十分明显；皮肤小白点数个。诊为寒热瘀滞毒结。治以辛热祛寒，破瘀攻毒，并引火以归元。附子、干姜、熟地黄、槟榔、二丑各30g，小茴香20g，三棱、莪术、川大黄、玄明粉（冲）各15g，桃仁、红花、乌药、升麻各10g，水煎2次。另同服本院自制成药化毒片，每日3～5片；新瘤丸（主要成分轻粉、红粉、斑蝥、蟾酥），每日30～60丸；扶正丸（参茸制剂），每日1～2剂；1213液，每日口服100ml。

服药后大便排出黏冻状及烂肉状物很多。3年后一切不适症状消失，至今15年仍健在。

 周仲瑛：方"复"不杂，"大"而不乱，擅治肝脑

周仲瑛（1928—　　），江苏南通人，五代业医，从小随父江苏名医周筱斋学医，对急、慢危难大症的施治渐有积验，1947年去上海医学院进一步深造。1955年复入南京中医学校进修，后被留校从事医、教、研工作。20世纪70年代末，采用通下泻瘀、滋阴利水法，使西医治流行性出血热病死率由22%降至4%，震惊世界医坛，并成为第一批国家级非物质文化遗产项目"中医诊法项目"代表性传承人。后曾任南京中医药大学校长，首届国医大师。

由于癌的致病特点与难治性，恩师周仲瑛教授认为癌病为患，必有毒伤人，从而提出"癌毒"学说。癌症病理过程，虽异常复杂，但总由癌毒留于某处为患。癌毒一旦留结，阻碍经络气机运行，津液不能正常输布则留结为痰，血气不能正常运行则停留为瘀，癌毒与痰瘀搏结，则形成肿块，或软，或硬，或坚硬如岩，附着某处，推之不移。瘤体一旦形成，则狂夺精微以自养，致使机体功能迅速失调或脏腑气血衰弱，诸症叠起。正气亏虚，更无力制约癌毒，而癌毒愈强，又愈耗伤正气，如此反复，则癌毒与日俱增，机体更加虚弱，终致毒猖正损，难以回复之险境。

故对癌症之治疗，周老提出以抗癌解毒为基本大法。初期，正虚不显时，以抗癌解毒配合化痰软坚、逐瘀散结为主；中期，兼有脏腑功能失调时，可适当伍入调理脏腑功能之品；晚期，正虚明显者，则以补益气血阴阳为主，兼顾抗癌解毒、化痰软坚、散瘀消肿。其常用抗癌解毒药有白花蛇舌草、白毛夏枯草、山慈菇、制南星、土茯苓、制僵蚕、制蜈蚣、蜂房、漏芦、炙蟾皮、马钱子等；常用化痰消瘀、软坚散结药有石打穿、八月札、莪术、制水蛭、制大黄、海藻、炙鳖甲、王不留行、炮穿山甲、桃仁、地龙、路路通等。在抗癌复方中，抗癌解毒药与逐瘀消痰软坚药的选用，应视病情而辨证择药，如热毒甚者，当选白花蛇舌草、山慈菇、漏芦；瘀毒重者，当用制蜈蚣；痰毒剧者，用制南

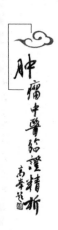

星、制僵蚕等；病以血分瘀邪为主者，可逐瘀为先，伍用制水蛭、莪术、炮穿山甲、桃仁；兼气分者，可配用八月札、路路通；肿著者，配王不留行、海藻等。

现将周老治疗颅内恶性肿瘤和肝脏恶性肿瘤经验介绍如下。

1. 治脑癌，解毒祛风、化痰消瘀是关键　先生认为：导致脑癌的癌毒之邪，或原发于脑，或源于其他脏腑的癌病，癌毒走注，侵袭至脑。毒邪与痰瘀相搏，致成脑部肿瘤。并进一步认为，病理因素除了毒、痰、瘀外，还多风，因头为清阳之府，"高巅之上，唯风可到"，痰随风行，风动痰应，风痰毒瘀，搏击于脑，故脑癌患者多晕眩、抽搐之风动证候。

癌病系邪实正虚之病，周师认为，脑癌患者，正气虚衰可能会有多个方面，而肝肾不足更为突出。肝肾虚馁，甚至阴损及阳，阴阳两虚，症见头昏目眩，头脑空痛，头重脚轻，步履蹒跚，腰酸膝软。故肝肾亏虚、髓海不足是其本，毒瘀风痰是其标。

在治疗上，周老倡复方大法，尤其注重解毒祛风、化痰消瘀。病重邪甚，邪气鸱张是病情不断恶化的主要因素，而邪实方面又常包含有癌毒、风痰、瘀血等。因而主张用复法大方，即融合多种治法于一炉，多点突破，多面围攻，攻补兼施。临证多集合解毒抗癌、活血化瘀、祛风化痰、补益肝肾等于一方，祛邪消瘤，祛邪扶正，在攻补的主次上，重视祛邪。常用蜈蚣、全蝎、露蜂房、制白附子、山慈菇、法半夏、胆南星、僵蚕、泽漆、天麻、钩藤、白蒺藜、羚羊角粉、珍珠母、石决明、龙骨、牡蛎、紫贝齿、漏芦、鳖甲、党参、黄芪、北沙参、麦冬等。

【医案1】周男，56岁，2003年11月26日初诊。脑胶质瘤术后6年，4年前复发，在我门诊服用中药至今，头痛已不显，头昏不尽，头颈左侧歪斜已轻，发作减少，视物模糊，纳佳，大便不爽，苔黄薄腻，舌黯红，脉小弦滑。证属肝肾亏虚，风痰瘀阻，清阳失用。葛根、白花蛇舌草各20g，制南星、泽漆、泽兰、泽泻、漏芦各15g，太子参12g，制白附子、炙僵蚕、川芎、山慈菇、大麦冬、桃仁、枸杞子各10g，石菖蒲9g，土鳖虫6g，炙全蝎、制大黄各5g，炙蜈蚣3条。

2004年11月24日二诊：脑胶质瘤，经治病情减轻，但仍有头颈向左侧不自主歪斜，胃中冷，嗳气，大便正常，夜晚口中流涎，苔薄黄腻，质暗红隐紫，脉小滑。肝肾亏虚，风痰瘀阻，肝胃不和。上方改制大黄6g，加肿节风20g，赤芍12g，法半夏、制香附各10g，高良姜6g，九香虫、制附子各5g。

2005年4月8日三诊：右侧头部隐痛不尽，痛在头角、后脑，头昏不清，头颈不自主左侧歪斜发作少见，右大腿外侧时有麻木，尿黄不畅，大便不成形，两目视物模糊，嗳气，胃部怕冷，苔黄薄腻，质暗红，脉小弦滑。风痰瘀阻，肝肾不足，气阴两伤。葛根、白花蛇舌草各20g，制南星、泽漆、泽兰、泽泻、漏芦、白薇各15g，山慈菇、太子参各12g，制白附子、炙僵蚕、川芎、桃仁、石斛、大麦冬、枸杞子、制香附、法半夏各10g，石菖蒲9g，土鳖虫、高良姜各6g，熟大黄、炙全蝎各5g，炙水蛭、吴茱萸各3g，炙蜈蚣3条。

2005年4月12日四诊：病情尚稳定，头昏有减轻，右侧头角疼痛亦减，头颈向左歪斜发作较少，视物模糊，右腿足麻。舌红隐紫，苔薄黄腻，中剥脱，脉小滑。风痰瘀阻，肝肾阴虚。2005年4月8日方改熟大黄9g，炙水蛭4g，去高良姜，加黄连4g，煅瓦楞子20g，红豆杉15g，露蜂房10g，炒牛蒡子25g。另服复方马钱子胶囊，每次0.3g，每日2次。

2005年10月21日五诊：近来头昏不痛，头颈不自主左歪现象极少，行路稍有左偏，目花，右腿麻木，大便日行不畅，不成形，尿有分叉、不爽，口干欲饮。苔黄薄腻，舌偏暗，脉细

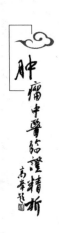

滑。B超示膀胱壁稍模糊、前列腺肥大。2005年4月8日方改熟大黄8g，水蛭4g，去高良姜，加露蜂房10g，煅瓦楞子、泽兰、泽泻各15g。另服马钱子胶囊，每次0.3g，每日2次。

之后，仍以上方出入调理，头已不昏，肢麻亦渐有改善，病情稳定。

按：本案为胶质瘤术后复发病例，风痰瘀阻，清阳失用，是主要的病理因素，而肝肾亏虚是其病理基础，气阴两伤是其病理演变结果。周师从风痰瘀阻，清阳失用，肝胃不和进治，药用白附子、制南星、泽漆、山慈菇等祛风化痰，炙僵蚕、炙全蝎、蜈蚣、九香虫等虫类药搜风通络；漏芦、白花蛇舌草等解毒散结；大黄、桃仁等活血散瘀；兼以太子参、麦冬等益气养阴。因有胃冷、嗳气，故佐高良姜、制附子、吴茱萸温中和胃。至于兼证又当随证佐药。此例用中药治疗后一是头痛缓解，二是头颈不自主向左侧扭歪十去七八，三是病情长期稳定。

另外，周师指出牛蒡子对于脑水肿引起的颅内压增高所致头痛有缓解作用，用量宜20～25g，若脾虚便溏者则非所宜。马钱子为周师治脑肿瘤常用药，如炮制正确、用量适当，确有通经络，消结肿功效，对于风痰阻络所致偏瘫，语謇等疗效较好，另还有较好的止痛作用。本药不入汤剂，炮制后装胶囊，以每服0.3g为宜。

2. 治疗肝癌，清化湿热、化瘀解毒为大法　肝癌的形成是一个极其复杂的病理过程，"癌毒"是与肝癌直接相关的首要病理因素，贯穿疾病的始终。一方面，癌毒形成，蕴结体内，气血运行不畅，胁肋气机阻滞，可见胁痛隐隐，胀闷不舒；血瘀脉络，结而成块，瘀血滞留局部，痛如针刺，固定不移；继而血瘀水停，水泛为肿；或日久蕴热，胆汁不循常道，发为黄疸等诸多变证。另一方面，癌毒还掠夺体内精微物质自养，致气血津液亏虚，机体失于濡养，脏腑功能不足，肺虚则见咳嗽短气，脾虚则见乏力消瘦，肝虚则筋骨酸软、目涩爪枯、月事不调，心虚则心悸、易惊，肾虚则腰膝酸软、水肿等，最终可有大肉尽脱、大骨枯槁的恶病质表现。

周老指出，从肝癌患者的症状表现看，既有邪实、病邪乖张的一面，如局部肿块、局部疼痛、胸腹闷胀、目睛尿黄染、发热、烦躁不安等；亦有正虚、正不抗邪的一面，如倦怠乏力、少气懒言、形体消瘦、自汗、盗汗等。从所致癌毒病理因素的多样性可发现，气滞、血瘀、痰凝、湿聚、火郁热毒致病，临证多发为邪实表现；从癌毒耗气伤阴，久病或禀赋正气不足，手术化疗伤正而言，又常现一系列虚弱征象，多以气阴两伤、气血不足、脾胃虚弱、肝肾阴虚为主。总体而言，邪实正虚，本虚标实，因虚致病，因邪致实，因实致虚，虚实夹杂是肝癌病理性质的总概括。

周师认为，肝癌病位在肝胆，涉及脾胃肾等脏腑。各种病理因素胶结不解，癌毒内生，死血、顽痰、邪毒在肝胆暗结"恶肉"，肝癌即成。在肝癌病程中，癌毒中的各种病理因素或皆有表现，或有偏盛突出，但皆蕴于肝胆。在其不同阶段，常不同程度地表现出肝脾失调、肝胃不和、脾胃虚弱、肝肾不足等证候。

湿热留滞、瘀毒结聚是本病慢性化的重要原因，因此，清化湿热，化瘀解毒是治疗的基本大法，但因病机复杂，应多法并进。实证有气滞、痰阻、血瘀、湿聚、热郁等；虚证又有气阴两伤、气血亏虚、阳虚气弱、阴阳两虚等，临床难以用一方一法来治疗。周老提出"复法大方"是治疗本类疾病的一种有效途径，其中"复法"是针对各种病理因素夹杂的情况而设，表现为症状杂、证候多、病理因素间互为因果，此时必须将多种治疗大法融为一体，复合而成。临证中多根据患者不同的病

名家医案精析

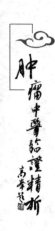

程阶段、证候特点，灵活运用活血化瘀、清热解毒、化痰散结、疏肝调脾、益气养阴、健胃助运等治法。使处方"复"而不杂，"大"而不乱。

【医案2】朱男，55岁，2001年9月19日初诊。

2000年6月8日体检发现"肝右叶高分化肝癌"，行肝癌切除手术，术后9天介入化疗。今年8月中旬，复查紧邻原病灶处又见肝癌病灶，未能手术化疗。刻下：自觉症状不多，但面黄不华，疲劳乏力，检查肝功能、AFP、乙肝标志物均正常。苔淡黄腻，舌黯，脉细弦数。拟扶正抗癌，清热解毒，化瘀散结。白花蛇舌草、石打穿、半枝莲各25g，薏苡仁20g，山慈菇、生黄芪、鬼馒头、仙鹤草、生白术各15g，漏芦、天冬各12g，制鳖甲（先）、制南星、莪术、枸杞子各10g，灵芝6g，土鳖虫5g，制蜈蚣3条。21剂，水煎服，每日1剂。

2001年12月12日二诊：CT复查肝右叶病灶从4.5cm×5.0cm缩小到3.0cm×4.0cm，AFP（－），肝功能正常。自觉肝区隐痛，食纳、二便正常，梦多，精神尚可。舌苔淡黄腻，舌紫，脉小弦滑。治守原意。9月19日方加炙蟾皮5g，鸡血藤20g，八月札12g，枸杞子12g，改生黄芪20g，仙鹤草20g。服法同上。

2002年3月6日三诊：CT再次复查肝右叶肿块缩小至2.7cm×3.3cm。肝区隐有痛意，天阴较甚，天晴稳定。余无任何不适，食纳知味，腹部不胀，二便正常，面色欠华。舌苔薄，中部稍腻，舌稍红，脉小滑兼数。扶正抗癌，消瘀解毒。白花蛇舌草、石打穿、黄芪各25g，制鳖甲（先煎）、山慈菇各15g，漏芦、八月札、泽漆、水红花子各12g，莪术、枸杞子、制南星、制鸡内金各10g，灵芝9g，炙蟾皮、土鳖虫各5g，制蜈蚣3条。服法同上。

2002年8月14日四诊：B超复查肝右叶肿块缩小至2.0cm×1.9cm，AFP(-)。体重稍增，肝区不痛，腹不胀，口稍苦，入睡较难。近查血糖8.7mmol/L。目前再次住八一医院，注射无水酒精。苔薄黄腻，舌黯，脉小弦。3月6日方加薏苡仁20g，地骨皮、合欢皮、茜草各15g，生黄芪12g。服法同上。

2002年10月23日五诊：注射无水酒精4次。在八一医院复查B超：肝右叶肿块消失，空腹血糖9.4mmol/L，血小板计数降低，肝区间有不适，口干，稍有饥感。苔薄黄腻，舌红偏黯，脉小弦滑，面黄欠华。3月6日方加地骨皮15g，生地黄12g，花生皮、女贞子、墨旱莲各10g。服法同上。

经过近9年随诊，基本方为2001年9月19日方。根据出现的兼夹症状加减治疗。现食纳如常，多次腹部B超示病灶逐渐缩小至消失，AFP、CEA、肝功能检查均正常。

按： 本例患者属痰湿热毒瘀互结，凝滞脉络，日久发为积聚，累及肝之疏泄、脾之运化。且癌毒耗伤元气及阴津，化疗也易伤气血，表现气阴两伤的证候。治拟益气养阴、化痰祛瘀、软坚散结、扶正抗癌、清热解毒等综合治疗。经过近9年的治疗，患者病情稳定，未见肿瘤复发。此案中，周老用到炙蟾皮，此药味辛有毒，归心、肝、脾、肺经，功效散热解毒、利水消肿、杀虫消积，主治痈疽、疔疮、发背、瘰疬、恶疮、癥瘕癖积、臌胀、水肿、小儿疳积、破伤风、慢性咳喘及胃癌、肺癌、膀胱癌、肝癌、食管癌及白血病等。解毒利水是其特点，周老多在肝癌病例中应用。

以上简要介绍了周仲瑛教授诊治脑癌和肝癌的经验，可窥周老诊治肿瘤经验之一斑。先生针对现阶段肿瘤发病和中西医诊治过程的特点，创造性地提出了"复法大方"的诊治思路，具有现实和深远的实践意义，临床可供借鉴。

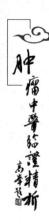

张代钊："治癌八法"，辅调情志，胃癌克星

张代钊（1929— ）四川省自贡市人。北京中医药大学教授、博士生导师、卫生部中日友好医院肿瘤科主任医师，北京康瑞中医院特邀中西医结合肿瘤专家，首批全国名老中医药专家，从事中西医结合防治肿瘤50余年。张老主张将中医药始终贯彻在手术、放疗、化疗过程中，在肿瘤不同的阶段，采用不同的治法：即能手术者可首选手术，术前辅以培正祛邪的中药，为手术创造条件；术后放化疗期间，用中药健脾和胃，减轻毒不良反应。经数十载临床，他研制出由人工牛黄、麝香、三七、海藻、山慈菇为主的"清热解毒消瘤胶囊"，能较好稳定病灶，抗复发转移，改善症状，延长生存期。并高度概括出活血化瘀、通经活络、化痰利湿、软坚散结、解毒止痛、益气养血、健脾和胃、滋补肝肾为辨治肿瘤的八大法则。其对胃、肠癌及肺癌等的治疗尤具匠心，如遵此八法他带领团队研制的健脾益肾冲剂（由党参、白术、枸杞子、补骨脂、菟丝子等组成），经临床观察，能提高病人免疫功能，减轻化疗时消化系统、骨髓造血系统的不良反应，使化疗效果得到较大提升。

张老将胃癌患者化疗时的不良反应辨证分四型论治。肝胃不和型，倡用逍遥散加陈皮、竹茹、郁金、鸡内金等；脾胃不调型，选用六君子汤加竹茹、鸡内金、山药、焦三仙；心脾两虚型，用归脾汤；脾胃虚寒型，用三子（菟丝子、女贞子、枸杞子）三仙（山楂、神曲、炒麦芽）四君（参、术、苓、草）汤，常能获较佳之效。

临证中他在注重对患者整体调节的同时，还十分强调由于病人先天禀赋、性别、年龄、病程、病理类型、临床分期以及前期治疗中药物所产生的不良反应的不同，表现出的"同病异证"现象。尤其能注意到心理因素对疗效的重大影响，善于用语言疏导患者，充分尊重他们的人格，理解其需求及情绪的变化，使病人能在较轻松和谐的环境中主动配合治疗。这种动之以情，晓之以理的做法，使疗效更上层楼。

他还强调防癌应从日常生活做起，力求做到"动、静、节、律"4个字。即适当运动，心情平静，饮食有节，生活规律，只要患者能很好地按此去做，不但可使医药费大幅度下降，还能让患者的生存质量与寿命得到极大提升。医者与患者以及其家属，都应遵从张老教导，使我国的治癌工作能有一个较大的飞跃。

【医案】郑女，68岁。2005年6月26日初诊。1年前体检时发现结肠肿物，于某医院行乙状结肠癌切除。术后病理：乙状结肠中分化腺癌，断端净，淋巴结转移3/18。术后恢复好，术后行艾恒与5-氟尿嘧啶化疗3个周期。**刻诊：**口苦，肠鸣，喜热饮，大便每日2次，基本成形，舌紫黯，脉沉细。诊为结肠癌，气虚血瘀证。予健脾和胃，补益气血，解毒散结。鸡内金、薏苡仁、山药各30g，太子参20g，女贞子、枸杞子、焦三仙各15g，白术、茯苓、陈皮、黄芩、木香、山慈菇各10g，大枣7枚。7剂，每日1剂。

复诊：药后稍腹胀，余症均减。原方加减续服，至今健在。

李可：祛邪务尽，"中医复兴，舍我其谁"

李可（1930—2012）山西灵石人。虽因身世坎坷，逆境学医，却能以辨证精准，用药大胆，屡起沉疴。他强调"要当一个铁杆中医，没有'董存瑞舍身炸碉堡'的大无畏精神是不行的"而终成当代最著名的中医之一。在广州市南方医院李可学术传承基地办公室，挂着他写的"立大志，受大苦，成大业，中医复兴，舍我其谁；人民儿女，菩萨心肠，英雄肝胆，霹雳手段"的书法，既是他勉励弟子的座右铭，也是他的夫子自道。随其求学者有不少临证已二十多年的博士。其弟子原中医药杂志社社长郭博信（山西省中医药学会特别高级顾问），协助其所著的《李可老中医急危重症疑难病经验专辑》，自2002年年6月第1版后，至2015年4月共印刷了39次。而辽宁中医药大学附院孙其新、广东省中医院雒晓东二位主任医师，还整理编著了《李可六经辨证学》《李可肿瘤医案》等十余部书。李可的破格救心汤在《中国中医药报》上一披露，笔者即予详阅，对其附子、干姜用量之重深感震惊，却未敢学用。直至2015年年底去长沙毛以林（乃《火神派热潮之冷思考》作者）处，毛亦言李老有些方剂配伍颇为奥妙，与盲目大剂用附子、干姜等温热药而不知用寒凉滋阴药之《扶阳讲坛》作者不同，并送我5本李可著作，让我细阅。后我在广州汉古中医馆亲见陈长青博士，遵其师李可之法治肿瘤常获良效，他还让在汉古中医馆工作学习的广州中医药大学的学生，必须认真系统学习李可经验与他研制的所有方剂。这些均证实李可的经验确有实用价值。

1. 中医之证是整体失调所派生的局部病变，治证就是调节整体　李可强调中医之证是整体失调所派生的局部病变，治证就是调节整体，随整体之康复则局部病变常可不治而愈。当中医之证与西医之病冲突时，必须舍病从证，甚至要反其道行之。他还认为肿瘤最早产生的阳虚结成小块，渐成长为影响生命的东西，故治肿瘤先要找原点，哪个部位阳气不能到达，哪个地方就有病，那就是个原点。他治肿瘤的思路就是"（中医证+找原点）+西医病=（整体失调+原点失调）+局部失调=（基本方+主治方）+攻坚化瘤方=（温阳散寒方或少数情况下用清解凉血方+该系统方）+攻癌基础方"。具体而言，肺系肿瘤如辨为虚寒阴证型，则用四逆汤、附桂理中汤、麻附细辛汤（如少数辨证为实热阳证型则用清瘟败毒饮）加小青龙汤、阳和汤（或实热证型用千金苇茎汤），再加攻癌夺命汤（海藻、甘草、全蝎、蜈蚣、木鳖子）或攻癌基础方（即攻癌夺命汤加浙贝母、玄参、生牡蛎、生半夏、夏枯草、白芥子、生姜）。

2. 强调固本，尤重补肾，峻攻邪浊，痰瘀并祛 2008年4月，孙、雒二人将李可近10年治癌症经验，整理成攻癌2号方，即海藻、炙甘草各45g，生附子、生禹白附、白芥子（炒研）各30g，生南星60g，生半夏65～120g，紫油桂10g，川尖贝（冲）6～10g，麻黄5g，全蝎（研冲）6只，蜈蚣（研冲）3条，干姜75g，大枣25枚。该方以四逆人参汤加峻补肾气，配合大剂化痰祛瘀之品，挽救了不少患者生命。

3. 毒药采取剂量与日俱增之法，对煎法、服法十分重视 在治胰腺癌术后肝转移的左某案中，因患者于2006年9月15日体检时发现左肾、胰腺均有肿物，当即切除病检为腺癌。2007年3月18日复查，发现肝左叶有3.8cm×0.7cm、1.0cm×0.8cm、0.7cm×0.4cm与0.5cm×0.4cm共4处转移灶，且右下肺也现一小结节灶，西医建议介入治疗，否则生存期不超过3个月，其即转求治于李老，诊察其面色萎黄灰暗，舌淡紫无苔，齿痕多，脉微，畏寒甚，稍食生冷瓜果，立觉冷彻心脾，食纳不香，腰困如折。但竟把生死看得很淡而仍谈笑自如。根据其画师职业，而诊为劳倦内伤，痰湿中阻，肾气大虚，治以固本消积。遂予攻癌二号方去干姜、川贝母、白附子，加鹿角霜45g，大贝母120g，大熟地黄、五灵脂各30g，炮姜炭15g。其附子仅用45g，但从第2日起渐逐日叠加10g，无上限，至出现暝眩反应时降低10g，

名家医案精析

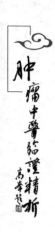

加水3000ml，文火煮取400ml，每日分3次服，连服2个月。

2007年5月4日二诊：主证悉退，面色渐华，此时附子每剂已经加至395g，另加服三七200g，高丽参、血琥珀、二杠（高档鹿茸）、紫河车、灵芝孢子粉各100g，全蝎50g，蜈蚣60条共末而成的固本散（每日3次，每次3g）。

2007年8月16日四诊：因已服药90剂，附片已加至755g，转移灶仅剩原最大的一处，但已消至1.1cm×3cm，正常工作2个月，体重增5kg，除作画外，还兼任两所老年大学教职，一天工作量超过8小时。遂将附子减量至200g，续进30剂，并同时再制固本散吞服。

2008年5月28日六诊：身现红疹且痒，乃病邪出表征兆，守方。后诊守方。

2009年8月24日电话随访已痊愈。后常联系，状况一直较好。

4. 虽喜用辛热，但不辞寒凉　李可因敢用辛热药（如破格救心汤治心衰），使其名噪一时。故当代中医每将其归入火神派，然其治癌症亦每投寒凉重剂。如以清瘟败毒饮治小儿白血病，其生石膏为250～500g，若无犀牛角，则用大剂牡丹皮、紫草、重楼共代之。据其弟子广州汉古中医馆陈长青博士言，李老最反对别人称其为"火神派"，他认为药之辛热与寒凉必须据证而用，绝不可先入为主，以自己之喜恶而投，他只承认自己属于"古汉方医派"，这是学用他临证经验时要很好注意的。

5. 初诊剂数较少，常视服后变化而决定复诊剂数　李可治危急之病时，初诊常仅开2～3剂，有时只1剂，自己留住病人家观察服药反应，甚至亲自熬药、喂药，守护常不少于半天，看到脱离了危险再走。这不仅是其医德高尚的表现，更有利其复诊疗效的提高，另还避免了病家的经济损失，减少了药材的浪费。李可之所以敢用大剂峻猛药治癌，与他初诊仅开几剂药有很大关系。

于尔辛：中西合璧，实脾治肝，善用食疗

于尔辛（1931—   ），安徽寿县人。1955年于上海第一医学院医疗系毕业，后在上海肿瘤医院任职。1958—1961年参加上海市第二届西医离职学习中医研究班学习，曾先后任上海肿瘤研究所中医中药研究室负责人，肿瘤医院中医科主任等。现任中国中西医结合学会肿瘤专委会副主任，上海中西结合学会肿瘤专委会主任。曾著《原发性肝癌》《中西医结合防治肿瘤的探索》《中国食疗学》等，其对肿瘤的诊治颇多真知灼见。

于老认为，治癌若能重视治脾，常可获较佳之效，具体表现如下。

1. 原发性肝癌的病变脏腑不在肝而在脾　经多年临床观察和反复动物实验，最早提出原发性肝癌的病变脏腑不在肝而在脾。在对1016例肝癌的证候分析中，发现除肝区痛胀、上腹肿胀、发热外，其余均系脾胃系统症状，指出在不同的患者和病的不同阶段，虽可现气滞、湿热、血瘀和阴虚等不同病机，但脾虚乃主要病机，故健脾理气乃肝癌最主要治则。自拟加味六君子汤（八月札、地枯萝各30g，党参、茯苓、降香、焦山楂各15g，山药、白扁豆各12g，炒二芽、焦白术、乌药各9g）。随证变化，每能应手。

2. 首创肺癌其本不在肺而在脾肾理论　他认为脾为肺之母，肺病治脾乃是子病求母的治本措施，肺癌的痰液、水肿、胸腔积液、咯血均和脾有关，故将"培土生金、化痰消瘀"立为治肺癌之大法。

3. 药重甘平，慎用苦寒　于老认为癌症多数偏热甚，热有虚实之异。虚热若苦寒妄用，必更伤阴精；而实热虽可用苦

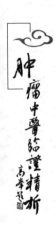

寒，但若太过不仅有化燥之害，且使脾胃之气阴皆损。如导致纳谷衰减，患者欲求康复则难矣。尤其在放疗后，大多现口干、张口困难、吞咽障碍、溲黄便秘等，显系感受热毒之物，久耗气阴之故。如单纯益气养阴欠效时，应加清热解毒，也仅宜金银花、忍冬藤、土茯苓、芦柴根、野菊花、寒水石等，生石膏甚至可重达250g，但却不可妄投黄芩、黄连、栀子、黄柏等苦寒伤脾胃气阳之峻药。

4. 强调以健脾为主，整体调理，常可使癌症局部症状得以改善 于老发现治癌时，辨证更重于辨病。如能以健脾为主，进行整体调理，患者不少局部症状亦可改善。为此他设计了不少实验。如在荷瘤鼠的脾虚模型中，用健脾中药喂饲后，发现不仅对癌瘤发展有抑制，并通过改善免疫功能，小鼠的其他局部症状也随之好转。这种中西医结合的做法，使肿瘤患者的生活质量得到极大提升。

5. 饮食疗法，健脾为先 于老经长期观察，发现不仅消化道肿瘤都与饮食有关，且肺癌、乳腺癌，甚至脑癌的生成也与饮食有极大关系。由于正常人体液呈弱碱性时，才能保持正常的生理和代谢。而癌患者体液却常呈酸性，且癌症又是个慢性消耗性疾病，在其进展过程中，机体也随时处于"内虚"状态。故他强调，必须以正确的食疗来弥补其他疗法的不足。对于食疗，他主张辨证用膳，即患者症状与体质偏于湿甚，应进苦而带温的食物。如陈皮扁豆粥；而湿热黄疸者，可食苦瓜炒丝瓜；鼻咽癌者放疗后口干者，可自制醋冰块含咽。另外他还吸收民间经验，设计出以老菱壳煮水治乳腺癌；用急性子30g，放莼菜中略沸即食用治食管癌、胃癌；头颈癌肿放疗咽痛及便秘者，常吃豆腐（凉拌尤妙）；牛奶与豆腐衣共煮，可作胃癌、肺癌、食管癌的清热滋补品。但均以不伤脾胃之气为要。

另于老常衷中参西，仿张锡纯"石膏阿司匹林汤"之方，对肝癌发热无汗者，予吲哚美辛合白虎汤同服，收汗出热退之效。对癌性疼痛使用西药或中药效不佳者，提出了"癌性疼痛的中西医结合四步梯级止痛疗法"，广泛应用于临床，收效显著。

孙桂芝：中西并重，古为今用，从疡治癌

孙桂芝（1937— ），女，山东淄博人。1964年毕业于山东医学院，毕业后任病理学教学及法医，对病理学和解剖学十分熟悉。1971年奉调中国中医研究院广安门医院随老一辈治肿瘤专家余桂清、段凤舞、张代钊等学习，翌年参加全国第二届西医离职学习中医班。历任该院副主任、主任医师、教授、博士生导师，兼任中央保健局会诊专家，国际癌症康复会理事，中国癌症康复会顾问，并主持"六五""七五""八五"中医肿瘤攻关课题及多项国家自然科学基金等研究课题，获国家级、部级、院级科研成果奖16项。曾著《常见肿瘤诊治指南》《中医肿瘤有效病例选》《中西医结合肿瘤研究》《孙桂芝实用中医肿瘤学》《孙桂芝辨治十五种恶性肿瘤临床实录》等专著，培养硕、博士36名，博士后10名，应用中西医结合之法临证40余年，救治60余万人次的癌症患者，为国内治癌症患者最多的专家之一。

孙师认为中医古籍所述"癥瘕积聚"，难以反映恶性肿瘤的生长特性，而西医学研究则表明，恶性肿瘤的所有生物学特性都取决于其生长特性，故其十分重视"辨病"，以先区分不同分化程度，不同生长特性的肿瘤的病理类型，再结合中医的"辨证"，必然会明显提高疗效。另因其十分熟悉肿瘤的分化特点和生长特性，且能通过阅读X片、CT、MRI及PET-CT等

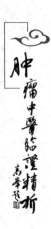

明确肿瘤病灶大小、所处部位及其与周围组织的关系等，以预判肿瘤转移的途径，这样既可"未病先防，已病防变"，且在用药时可减毒、增效，主张中医肿瘤科医生应了解（最好是掌握）西医对肿瘤的基本诊断知识，确为高见也。

孙师临证时，强调"辨病在先，辨证为主"，指出证是疾病反映出的现象，而病是证产生的根源，两者有万缕千丝的联系，二者若能巧妙结合，给患者术后防转移、复发有极大意义。如部分病人术后临床上可无任何症状，仅用中医宏观辨证则无法处方，但要结合现代研究，可发现由于免疫功能下降，体内可能残存的肿瘤细胞会处于休眠或慢性增殖期。当增殖到一定数量或机体受外界恶性刺激时，由于内环境失衡，肿瘤细胞会再次恶性增殖。故她强调，此时应尽早采用益气养阴解毒法，通过整体辨证与微观辨病相结合，传统与现代研究相结合，促进了中医肿瘤学辨证新体系形成，并使疗效提高。

在20世纪70年代，她在临证中发现，化疗配合中药，其治则不同，疗效亦有差异，遂通过实验筛选有效方药，实验显示"脾肾方"组疗效优于"心脾方""脾胃方""肝胃方"组，便与余桂清主任一同拟定了"脾肾方"的组成，率先创立了以"健脾补肾法"扶正培本配合化疗治肿瘤为研究方向，奠定了该法在肿瘤治疗中的价值。她还针对胃癌不同阶段的不同表现，进行了"扶正抗癌口服液""养胃抗瘤冲剂"等系列方药的研究，经"六五""七五""八五"三个五年计划及国家中医药管理局相关课题的攻关，取得丰硕成果，现仍进行的"健脾益肾法、益气活血法对肿瘤复发转移的影响"，将从整体细胞及分子水平对其机制进行研究探索，可进一步阐释中医药在肿瘤治疗中的科学内涵，对肿瘤诊治带来极大裨益。

孙师通过认真阅读古医籍并结合长期实践，对肿瘤的病因、病机、治则、治法及药物的应用，均提出了自己的独特卓识，她认为肿瘤的发生、发展以"人身之本"——正气虚损（即正气不足或运行障碍）为条件，而以"病邪之本"——癌毒（即各种原因产生的"热毒"）侵袭为发病根本。并强调热毒不仅指"六气化火"的"邪实"，且"虚"可致"郁"，郁久亦可化火，气血津液之亏亦可致"内生五邪"（风、热、湿、燥、寒）或产生痰饮、瘀血，若长期气机郁滞均会蕴生热毒而生肿瘤。故临证亦切不可遗忘虚可致癌这一重要因素。

对肿瘤的治疗，她主张借鉴"疡科"思想，早期活血解毒、祛瘀通脉，用五味消毒饮、二妙散、蛇舌草、紫草、白及、蒲黄炭、蜂房、路路通等，并伍生黄芪托毒散邪，且常配其自创的藤虎汤（由藤梨根与虎杖组成）；中期宜拔毒抗癌、去腐生肌，用自创的小胃方（即蒲黄白芷蜂房血余汤，治消化道肿瘤效佳）；晚期宜补气活血、生肌收口，可学用明代外科大家陈实功的"益气养荣"之法，适当配合祛邪之品，改初、中期的"治病留人"为"留人治病"。她还根据"血为气之母"理论，认为肿瘤易腐血、败肉、伤精，且手术亦易失血、放疗易伤阴、化疗易抑制骨髓造血，故强调当"填精以养血""益气以生血"，故特别重视应用血肉有情之品，喜用龟甲、鳖甲、穿山甲等组成的"三甲汤"，认为龟甲、鳖甲相须为用，治食管、胃、肝、胰、肺、乳腺等肿瘤均佳，其填精生髓、养血和营、调补肝肾、滋阴潜阳之功，常明显超过植物类药。

在具体的治疗中，她提出当理顺三个层次的脏腑之间的关系，即表（指腑）里（指脏）相应关系，经脉络属关系与生化克制关系。并注意贯通三焦水火、重视肾脏的作用（因放、化疗时易使骨髓损伤，造血功能减退；另有的癌症会骨转移引起骨质溶解使骨质疏松、骨折，均须治肾）。另擅用动物药，如用蜂房取类比象治肺癌、乳腺癌、卵巢癌，尤其是以其为君药组成的小胃方治胃癌之效已为无数患者所证实；所创鸡内金、

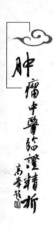

赭石、生麦芽药组，对癌症导致的消化作用减弱、呃逆、呕吐极佳；由僵蚕、鼠妇、九香虫药组治肺癌或肺转移癌，可收明显软坚散结、松动癌根之功；而全蝎、蜈蚣组成的药对，常被用治脑瘤或脑转移瘤，指出中晚期颅内肿瘤，在辨证方中加之，可收柳暗花明之效。

在长期临证中，她对肺癌的诊治又提出一些独特卓识：①鳞癌多似肿瘤，主用苇茎汤（去桃仁防动血），若燥咳带血，用清燥救肺汤配三七、蜂房、金荞麦、蒲黄炭；②腺癌多阴虚血热，倡用百合固金汤（研究表明，该汤配NP方案治晚期非小细胞肺癌极好，并明显降低急性放射性食管炎和放射性肺炎发病率）、麦味地黄汤或知柏地黄汤等合三甲汤；③小细胞癌应防复发转移，现音嘶、吞咽哽噎、呛咳、上腔静脉阻塞综合征、霍纳综合征或脑、骨转移。当随证予木蝴蝶、蝉蜕、北豆根、桔梗、款冬花、杏仁等利咽、解毒、止咳；或骨碎补、鹿衔草、补骨脂防骨转移；或用天麻钩藤饮、杞菊地黄汤防脑转移；④对肺癌晚期血腐肉败、死肉不去、新肉难生者，常予黄芪配苏木，以增强免疫力，抑制癌细胞增殖。她还自拟一些药对或药组，配入辨证方中，如蒲黄与蜂房（带子尤好），守宫与僵蚕，旋覆花与海浮石，桔梗与款冬花，瓜蒌、薤白、椒目（排除胸腔积液，合葶苈子更妙）等，常使疗效更上层楼。

由于西医认为鼻咽癌是一种有骨转移倾向的肿瘤，故孙师除用专治该肿瘤的解毒药卷柏、石上柏、石胡荽（鹅不食草）外，还常酌加鹿衔草、补骨脂、骨碎补、续断、杜仲等防骨转移，重者略加荜茇、细辛、桂枝尖，甚至全蝎、蜈蚣等。其对冬凌草、重楼这组药对亦极青睐。对食管癌的治疗强调八个字：治法当"宜通宜降"，用药应"柔润慎燥"。早中期最喜用"二术郁灵丹"（白术、莪术、郁金、威灵仙、石见穿，该方原为丹参，孙师易为石见穿，指出其与威灵仙相合，可减轻梗阻与压迫症状，乃治机械性吞咽困难最妙之对药），认为虽属"辨病处方"，但若在辨证基础上随证施用，定能较快缓解"噎嗝"症状，学者勿轻视之。临床中她还总结出：鳞癌以天龙配僵蚕较好，而腺癌则蜂房配生蒲黄多佳。而半枝莲、半边莲、白花蛇舌草、草河车乃治此肿瘤的常用解毒药。

　　鉴于甲状腺癌近年上升颇快，青中年女性多，故孙师对此病亦上下求索，终于认识到其病因与情志内伤、饮食失调或水土失宜以及体质关系密切，其病机乃肝肾阴虚为本（时兼有气虚，脏腑主要在肝，却又涉及心、脾、肺、肾），气、火、痰、瘀之实为标，并高度概括为：①肝郁化火（予丹栀逍遥散）；②火郁伤阴（上方合杞菊地黄丸）；③心肾两虚（天王补心丹合六味地黄丸）；④气阴不足（参芪地黄汤或四君杞菊地黄丸）；⑤气血两虚（归脾汤或八珍汤）；⑥脾肾阳虚（实脾饮）六型辨治。并取夏枯草配浙贝母为解毒抗癌必用之药对，且常伍生龙骨、生牡蛎以收平肝潜阳、软坚散结，抑制甲状腺癌毒而大获全功。

　　另孙师对其他发病率或病死率不太高的肿瘤亦自创了一些疗效颇佳的方剂。如治肾癌和膀胱癌的龙蛇羊泉汤（龙葵、蛇莓、蜀羊泉、海金沙等），并指出若血尿不止者，可加白茅根、大蓟、小蓟、花蕊石；小便淋沥者，加车前草、淡竹叶；小腹坠痛者，加小茴香、乌药、橘核、荔枝核；络阻疼痛者，加全蝎、蜈蚣、九香虫、延胡索。笔者仿之治一例膀胱癌的出租车司机，使其多年排尿不畅、少腹坠痛之苦在较短时间内缓解，足以证实其经验不谬也。

　　【医案】直肠癌术后肝、肺转移。支女，68岁，某石油公司员工。2003年10月8日初诊。直肠癌术后近1年，发现肝转移，3.0cm×3.0cm，γ刀治疗后，胃脘不适，纳后痛，舌红

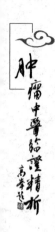

胖，苔少黄，脉沉细。白芍、鸡内金、生麦芽、白花蛇舌草、半枝莲各30g，黄芪、太子参、白术、茯苓、凌霄花、藤梨根、何首乌各15g，生蒲黄（包煎）、白芷、血余炭、枳壳、九香虫、川断、炙甘草各10g，炮山甲8g，蜂房4g。14剂。1剂药煎汁400～500ml，每次服用量100～125ml，早晚各1次。

按：肠癌肝转移，病变仍在消化系统内，故以黄芪建中汤加四君子、何首乌、川断健脾益气，养血补肾；生蒲黄、白芷、露蜂房、血余炭解毒抗癌，祛瘀生新；九香虫、凌霄花、炒枳壳、藤梨根、白花蛇舌草、半枝莲疏肝利胆，解毒抗癌；炮山甲软坚散结；鸡内金、生麦芽调和胃气。

2004年3月18日二诊：直肠癌术后，肝转移5个月，γ刀治后，病灶缩小到1.1cm。有时骶尾部疼痛，大便不成形，舌红，苔少，脉沉细。白花蛇舌草、生麦芽各30g，太子参、白术、茯苓、白芍、红藤、桑寄生、川断、凌霄花、藤梨根、半枝莲各15g，诃子肉12g，炒槐花、地榆炭、金樱子、生甘草各10g，炮山甲8g。14剂。煎服法同前。

按：骶尾部疼痛，大便不成形，可能与术后吻合口粘连及创伤性炎症有关，故用四君子加白芍、诃子肉、金樱子等健脾养血、益肾涩肠，加红藤、槐花、地榆炭等消肿止痛；桑寄生、川断益肾健腰。

此后以健脾益气、养血生髓等法调治2年余，于2006年9月发现肺转移，随即行肺转移灶切除术。

2006年12月18日第十二诊：直肠癌术后4年，肝转移3年，肺转移术后2个月余。一般情况可，舌红，苔少，脉沉细。金荞麦、蛇舌草、生麦芽各30g，太子参、白术、茯苓、凌霄花、枸杞子、女贞子、藤梨根、草河车、生薏苡仁、枇杷叶、猪苓各15g，砂仁、浙贝母、木香、鳖甲、炙甘草各10g，鼠妇8g。14剂。煎服法同前。

按：术后调治，仍以益气养血、填精生髓为大法，太子参、炒白术、茯苓、砂仁、木香、枸杞子、女贞子等健脾益肾、养血生髓。余药辅以解毒抗癌。

此后再按健脾益气、补肺滋肾、填精养血、扶正解毒之法调治5年余。

2012年3月28日前来第二十二诊：直肠癌术后9年余，肝转移8年余，γ刀治后；肺转移术后5年余，近期未复查。症见脑鸣，入睡难，纳可，大便时干时稀，夜尿频，每晚4次。舌暗胖，苔薄白，脉沉细：黄芪、土茯苓、炒枣仁、炒柏子仁、鹿角霜各30g，太子参、白术、当归、浙贝母、莲须、藤梨根、虎杖、草河车、鳖甲各15g，远志、木香、龙眼肉、生蒲黄（包煎）、川贝母、僵蚕各10g，生甘草9g，炮山甲8g，九香虫6g，蜂房5g。14剂。煎服法同前。

按：大便时干时稀，眠差而入睡难，是气阴两亏之证，故以归脾汤化裁。夜尿频，肾气虚，故加鹿角霜、莲须等益肾缩尿；蒲黄、露蜂房、藤梨根、虎杖、草河车解毒抗癌；浙贝母、川贝母、炮山甲、鳖甲、龟甲化痰止咳，软坚散结；九香虫、地龙、僵蚕、三七通络搜毒；生甘草调和诸药。该患者先后出现肝、肺转移，但经γ刀治疗合手术切除配合中药调理，病情稳定5年余。可见中药调理在配合西药治疗中发挥的独特作用。

周岱翰：倡投清解，常配化痰，消淋巴瘤

周岱翰（1941— ），广东汕头市人，广州中医药大学首席教授，主任医师，中西医结合临床专业博士生导师，博士后合作教授。于1998年即著编《肿瘤治验集要》，在广州中医药大学创办国内第一个中医肿瘤专业，自己亲自撰写并组织人员

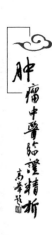

编写全套教材，乃我国最早的中医肿瘤教育家，并以门诊收入设立肿瘤教育奖学金，为国内外培育了大量中医治肿瘤的高级人才。周老认为肿瘤的病机为本虚标实，即全身为"虚"，局部属"实"，而热毒内蕴为"实"是最主要病机，因血遇热则凝为瘀，津遇火则炼成痰，痰浊、瘀血与热相结形成热毒，壅塞脏腑经络结聚成瘤，故其强调治疗应以清热解毒为主，配合除痰散结、活血化瘀等法，结合不同癌瘤的病理特点和脏腑辨证，拟定出抗癌解毒十法。

1. 通窍解毒法　用治鼻咽炎、头颈部癌或颈部肿块的疼痛者。选用穿山甲、守宫、蜂房、石上柏、天葵子、苍耳子、夏枯草、鱼腥草、山慈菇、海藻、昆布等。

2. 启膈解毒法　适于食管癌、纵隔肿瘤者。常用守宫、蟑螂、浙贝母、法半夏、南星、急性子、七叶一枝花、威灵仙、乌梅、旋覆花、赭石等。

3. 清肺解毒法　用治支气管肺癌、胸部肿瘤的气促胸痛者。选用鱼腥草、沙参、天冬、葶苈子、石上柏、浙贝母、守宫、地龙、泻白散、苇茎汤等。

4. 和胃解毒法　适用于胃癌、贲门癌脘痛食不下者，多用半夏、郁金、莪术、田七、水蛭、鸡内金、生蒲黄、五灵脂、枳实、金刚藤、藤梨根、肿节风等。

5. 泻肝解毒法　适用于肝、胆、胰腺癌见肝热血瘀者。多选茵陈蒿汤、龙胆、半枝莲、柴胡、白芍、田七、川楝子、溪黄草、土鳖虫等。

6. 理肠解毒法　用于肠癌、腹膜播散癌的腹痛、下痢赤白者，选用苦参、槐花、金银花、地榆、败酱草、大黄炭、白芍、黄芩、五倍子、罂粟壳、仙鹤草、白花蛇舌草等。

7. 固肾解毒法　适用于肾癌、膀胱癌、前列腺炎、睾丸炎的小便淋沥、尿血鲜红、下腹痛者。选用猪苓、小蓟、龙葵、马鞭草、车前草、仙鹤草、益母草、半枝莲、水蛭、杜仲、山茱萸、桑寄生。

8. 消癥解毒法　适用于乳腺癌肿块硬实、子宫颈癌、宫体癌、卵巢癌带下赤白、臭秽、下腹癥瘕者，可选山慈菇、穿山甲、猫爪草、蜂房、当归、柴胡、七叶一枝花、莪术、苦参、蛇莓、血竭、地榆炭等。

9. 除痰解毒法　适合恶性淋巴瘤、软组织肉瘤的消瘦、发热、肝脾肿大者，多用土鳖虫、鳖甲、僵蚕、蜈蚣、半夏、南星、莪术、海藻、昆布、连翘、夏枯草、猫爪草、白花蛇舌草、山慈菇、蒲公英等。

10. 凉血解毒法　用于各类白血病或慢性白血病急性发作者，选用青黛（研冲）、生地黄、牡丹皮、茜草、仙鹤草、墨旱莲、白花蛇舌草、天花粉、麦冬、西洋参、六神丸等。所拟治癌十法，挽救了不少患者生命。

【医案1】何男，49岁。1986年2月初因右胁疼痛，食少腹胀，消瘦，在香港公立医院经CT、术前超声检查（BUS）等，发现肝右后叶及肝左叶多处占位性病变，甲胎蛋白（AFP）＞3900μg/L，诊为原发性肝癌，Ⅱ期。2月底来门诊治疗，自觉潮热胁痛，纳少眠差，口干溲黄，体检见消瘦，面如蒙尘，有肝掌与蝴蝶痣，肝大于右锁骨中线胁下3cm，剑突下4cm，舌绛紫，苔薄黄，脉弦数。证属肝热血瘀。治以清热解毒，疏肝祛瘀。徐长卿、仙鹤草、半枝莲、七叶一枝花各30g，生大黄、丹参各20g，山楂、白芍、土鳖虫、栀子各15g，三七6g，蜈蚣4条，人工牛黄2g。另选用莲花片，每次5片，每日3次。配合西洋参每日15～20g，早上煎服；冬虫夏草15g和鸭适量，每周炖服3～4次。

患者每月来广州治疗并带药回港，治半年觉明显好转，同年9月在香港原就诊医院复查，肝右叶病灶缩小，肝左叶病

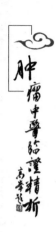

灶液化坏死，AFP下降至1300μg/L，体重增加6kg。以上方辨证配四君子汤、二至丸、生脉散等加减；辨病配用莲花片合西药。同年12月再次复查CT及BUS等，未发现占位性病灶，AFP转阴性。

【医案2】崔男，62岁。缘颈部肿块进行性增大1年余，在外院诊为霍奇金病，因不愿化疗，于1977年4月来院就诊。诉颈项强，转动牵掣感，偶胀痛，自觉痰多，疲乏短气，纳呆，时感寒热，苔白腻，脉濡滑。查体：颈部肿块左侧7cm×10cm，右侧5cm×9cm，质硬实，凹凸不平，皮色如常，左腋下肿块2cm×3cm，有轻压痛，肝脏于右肋下锁骨中线2cm处触及，质中。诊为石疽恶核，属脾湿痰凝型，药用薏苡仁、夏枯草、党参、白术、茯苓、川贝母、僵蚕、露蜂房、土鳖虫、守宫合犀黄丸加减，连续服药逾800剂，每天或隔天1剂，犀黄丸每周服药5天，未用过任何化学药物，自觉病情逐渐好转。

1980年11月10日复查，左腋下肿核消失，颈部肿块左侧3cm×4cm，右侧4cm×7cm，肝脏右肋下锁骨中线下1cm，遂改为每周服药2～3剂不等。至1984年5月发现颈部肿块增大，腋下、腹股沟淋巴结及肝脾亦渐肿大，体质日衰，同年11月因全身衰竭合并肺部感染而死。本例服中药后肿瘤明显缩小，治后生存7年半。

通过长期临床，将病因、病机及分型均纷繁复杂的支气管肺癌，不仅删繁就简的分成肺郁痰瘀、脾虚痰湿、阴虚痰热及气阴两虚四型，且更一矢中的地指出："肺癌的治疗离不开治痰。"同时还强调，随着病情的发展或好转，四型之间常可转变。其中肺郁痰瘀型少数偏于早期，脾虚痰湿与阴虚痰热型每见于中、晚期，而气阴两虚型则皆为晚期，且详述了具体证治：①肺郁痰瘀型，主证为咳痰带血，胸胁痛或胸闷气急，口干便结，唇舌黯红有瘀斑，苔白黄，脉弦滑。宜宣肺理气，除痰化瘀。②脾虚痰湿型，主证为咳嗽痰多，胸闷气急，神疲纳呆，腹胀便溏，舌淡胖印多，苔白腻，脉濡、弦、滑。应补中健脾，除痰宣肺。③阴虚痰热型，主证为咳痰少或带血，胸闷气急，盗汗潮热，便秘尿赤，舌红绛，苔花剥或舌光无苔，脉细数无力。予清肺滋肾，化痰散结。④气阴两虚型，主证为干咳痰少，音嘶夹血，面色晦暗，疲乏气短，纳呆肉削。舌嫩红或胖，苔白干或无苔，脉细如丝。重在益气养阴，略参化痰。

在辨治中尤其重"望诊"，指出，如面色晦暗、萎黄甚至黧黑或如蒙尘，均乃危殆之晚期。如双颧黯红或黯青紫色，皮下血管扩张，称蟹爪纹，其与舌黯红或青紫，舌下静脉粗如蚓，皆为瘀血，均可随症状的恶化而加重。肺癌患者之脉以滑最多，可主痰与湿，应考虑血管平滑肌舒张，致外周阻力减小，心搏增强或血稀流量增加；若脉弦乃动脉壁弹性差、管壁增厚使舒张压升高，或因痛、紧张或环境刺激，使机体外周小动脉收缩造成；脉细为肺气虚、肺阴受灼，乃有效循环量减少；而数脉为邪热（炎症或感染）刑金，体温每增高1℃，脉搏每分钟常增10次，给心脏带来巨大压力。在面晦暗，舌红绛、青紫，苔厚腻或剥落，且脉弦数或细数时，尚属正虚邪盛，预后较差。周氏结合现代医学知识对望、切二诊的详细描述，给医者正确诊治提供了宝贵的经验。另周氏在选用治痰药时，亦常别有心悟，如喜用薏苡仁（药理证实其所含薏苡仁酯，对动物实验性肿瘤有抑制作用）；对伴咯血者，必投仙鹤草（认为根据《药镜·拾遗赋》谓其"滚咽膈之痰，平翻胃之哕"，可"味苦性平擅入肺，穿肠穿胃能攻坚，……噎嗝饮之痰立化，津咽平复功最先"）；当癌侵犯支气管，形成阻塞性肺炎并发感染时，则重用鱼腥草清热排痰，能立收炎消热清之效。另肺癌淋巴结转移（即痰核流窜）用海藻、昆布；合并胸腔积液（即痰饮泛滥）投槟榔，使看似功效平淡之药，却发挥了常医

名家医案精析

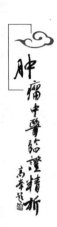

难以想象的治痰伟功。对一些痰瘀互结化火或热伤肺络致出血甚者，他更妙用《别录》所言可"下气，除痰实，肠间结热"的大黄配葶苈子、杏仁等"釜底抽薪"，使化火灼肺的痰瘀由肠道外泄，出血则自止也。对肺癌的虚证用药，周氏最为推崇西洋参，认为该药独兼益气养阴之功，乃其数十载临证的心得。笔者曾遵其经验，将一例被西医判为难活3个月的肺癌患者之生存期延长了近1年。周氏将恶性淋巴瘤分成脾湿痰凝（用四君子汤合夏枯草、薏苡仁、川贝母、海藻、昆布）、痰结蓄瘀（用海藻玉壶汤、西黄丸等合大黄、生南星、生半夏）、痰毒虚损（用人参养荣汤合女贞子、桑椹、枸杞子、菟丝子）三型。且三型均加入了守宫、僵蚕、蜂房，用自己的实践证实了虫类药治痰的彰彰之效。

在长期临床中，他发现放射线是外表的热毒之邪，常损阴灼津，可用沙参麦冬汤养阴清胃；而化学药物多为峻猛霸道毒药，使患者多现脾虚蕴湿之证，当用香砂六君子健脾祛湿。在多次或大面积放疗后或晚期患者在全身化疗中，每可见骨髓抑制，如白细胞下降者，可用黄芪、黄精、女贞子、枸杞子、菟丝子；红细胞减少者，则选人参、党参、当归、阿胶、大枣、枸杞子、龙眼肉；而血小板久降难升者，当投龟甲、大枣、山茱萸、黑大豆等。在治疗中他未妄投鹿茸、海马、紫河车、冬虫夏草等价昂、难购且疗效不确，甚至产生新不良反应的中药。其大医良心，由此可鉴！

李佩文：望诊精细，观舌治胃，中西并举

李佩文（1942—　）沈阳市人，卫生部中日友好医院中医

肿瘤科主任，中西医结合肿瘤内科首席专家，博士生导师。其认为舌诊是非特异指标，靠舌诊虽不能确诊胃癌，但在对胃癌的诊断方面却有重要的参考价值，对纤维胃镜的诊断能起较好辅助作用。如他曾观察大量胃癌患者，发现紫舌、淡白舌占绝大多数，其次是红舌；而舌苔却以白厚腻与黄厚腻为多。他还参加对12 448例癌症患者的舌象观察，总结出胃癌在裂纹舌中居第二位，仅次于白血病。胃癌的部位不同，舌象亦异。如贲门癌以紫舌、淡白舌为多，苔多水滑而腻；小弯及幽门部癌，红舌比例增加，苔渐薄或无苔。从症状看，伴恶心、呕吐者多见厚苔；贲门癌伴梗阻者，多白腻苔，且润泽或水滑。统计胃窦癌病人，红舌不但明显高于贲门癌，且鲜嫩、无苔、略燥，并伴咽干、便秘、脉细等症，属中医学胃阴虚范畴，但通过舌尖微循环观察，胃窦癌多显示血流瘀滞的特点。另他在长期临床中发现红舌转红绛，提示放射治疗的不良反应较大及术后有较多并发症，若舌由明润转晦暗，苔由薄转厚，或苔薄白变成无苔，亦应警惕癌的扩散、转移或预示出血。如术后舌红加深，多有感染、发热、血脱等。另他还观察到根治性切除者可使紫色变浅，开胸检查或姑息切除者可使紫色加深。中、晚期胃癌呕血前，舌尖常呈红色小点，如全舌大红或紫，将有大出血。对舌淡苔白或兼有水滑苔者，指出乃畏寒颇盛，当慎用苦寒药。另舌红无苔或苔燥者，他认为系胃阴不足或阴虚火旺，除忌苦寒、辛温药外，利水渗湿药亦应少用；舌红苔厚腻为湿热内蕴，不可投滋腻之品，这些均给医家治胃癌予以极大裨益。尤值一提的是，李氏还利用舌诊，指导纠正晚期胃癌水、电解质平衡：如淡白舌、胖大舌多提示血浆白蛋白偏低或白蛋白与球蛋白比例倒置，当补充相应的成分；燥苔却为补液量或补液成分不对，不仅应增补液量，还应增氯化钠或林格液成分。这种衷中参西的诊断与治法，是其他治癌医家很少提及的。

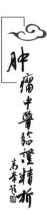

彭坚：铁杆中医，时融新知，剂选多型

彭坚（1948—　），长沙市人，湖南中医药大学教授，中医附一院门诊部知名专家，湖南省文史研究馆终身馆员（曾协助恩师周诒谋整理出版了多部有关长沙马王堆汉墓的文史医学专辑）。其著作《我是铁杆中医》问世9年来，在国内外产生了极大的影响。最近出版的《彭坚汤方实战录》，以医案为载体，记录了他运用200余首经方、时方、单方、验方治疗各科疾病的实战经验，其中就包括对癌症的治疗。

1. 拟中西医结合的全新治癌症战略　他出身四代中医之家，其二伯彭崇让是新中国成立前后湖南最知名的六大名医（彭崇让、李聪甫、欧阳锜、谭日华、夏度衡、刘炳凡）之一，故其自幼虽对中医情有独钟，但却能实事求是地坦言，手术、放疗、化疗治恶性肿瘤已近百年，对早期癌症卓有成效，从我临床经验来看，就杀死癌细胞的力量而言，任何中药，包括复方，都比不上西医的三大手段厉害。还一针见血地指出，西医的短处在于没有很好的药物来克服放、化疗的不良反应和提高患者免疫功能，以及防止治后癌症的再次复发。故大声疾呼，中西医结合是最合理的治癌选择，主张在病人没有失去手术机会之前及时手术；在进行放、化疗同时服中药煎剂，以有效减轻放、化疗的不良反应；在两次放、化疗间歇期，用中药调补增强免疫功能；在西医疗程结束病情处于缓解期，服用能抑制癌细胞增生的中药丸散，防止癌症复发和转移，这样可有效减轻患者痛苦，提高生活质量，较长期带癌生存，甚至彻底治愈。若患者能遵从他所提出的治疗理念，平均寿命必将得到明显提高。

2. 创攻克西医治癌症之三大弊端的妙方　他认为第一大

弊端为放、化疗的不良反应，化疗最大反应是恶心、呕吐、食减、腹泻，他创制了加减启膈散（北沙参、威灵仙、麦芽各30g，丹参、茯苓、急性子、石见穿各15g，郁金、川贝母、砂仁壳各10g，荷叶蒂5g）；而放疗最易伤阴，现口干、胃中灼热感、干咳、便秘、烦躁、失眠、汗多、舌红等胃阴、肺阴、心阴受损之症，他妙制加减三阴汤（北沙参、百合、山药、茯神各30g，石斛、麦冬、酸枣仁、太子参各15g，花粉、白扁豆、合欢花、琥珀、茵陈各10g，五味子3g），并嘱用马蹄、雪梨、绿豆、薏苡仁煎汤代茶。

第二大弊端为白细胞与免疫功能下降，而中医很多补益之古方均可克服之，并受到韩国、日本、东南亚一些国家的较好评价。如日本汉方医家曾赞誉十全大补汤乃"治疗肿瘤的新曙光"，患者可选用。在选择提高免疫功能之方药时，当分清阴阳气血。阴虚者，用自拟的琼玉二至加减方（蜂蜜30g，生地黄、茯苓、女贞子、墨旱莲各15g，西洋参或高丽参、麦冬、天冬、枸杞子各10g）；气血虚者，用人参养荣汤；阳虚者，以胃寒为主者，用孙秉严的胃阳虚温补心阳方；阳虚以肾阳虚为主者，改用孙老的脾阳虚温补肾阳方。

对很多既不能手术，又不能放疗，对化疗也不敏感的肿瘤患者，西医颇感棘手；另有部分癌症，治后又无法确保不转移，不复发，这是西医治癌的第三大弊端。他主张用"扶正祛邪"的综合疗法，即消除局部肿块和抑制癌细胞增生，可用其自拟的缩癌消肿胶囊（三七、琥珀、没药、天葵子、穿山甲、露蜂房、蕲蛇、阿魏、红参或西洋参、紫河车、鸡内金各30g，血竭、山慈菇、黄药子、土贝母、鹿角霜、全蝎、土鳖、干漆、五灵脂各20g，蜈蚣10条，冬虫夏草5g），并详尽介绍了加减法及所加药物的治癌特点。而在防止癌扩散方面，又创了蟾酥蜜药酒（麦冬、刺五加各50g，西洋参、五味子、地榆各30g，鲜大蟾蜍（去内脏）15个，砂仁10g，丁香5g），并对蟾酥功效与不良反应均予以详细考证，患者不妨试饮之。而其精心研制的平癌丹（又称散结丸：紫河车90g，壁虎、土鳖虫、地龙、补骨脂各60g，乌梅、蕲蛇、天冬各50g，八月札、九香虫、莪术、枳壳、郁金、蒲黄、五灵脂、三七、没药、山慈菇、天葵子、炙南星、皂角刺炭、五倍子、鳖甲、蝉蜕、全蝎、僵蚕、水蛭、白扁豆、制马钱子各30g，阿魏、干漆、火硝、白矾、穿山甲各15g，蜈蚣30条共研末。另以仙鹤草、墨旱莲、败酱草、鱼腥草、白花蛇舌草、茜草、龙葵、茵陈、半枝莲各100g煎浓汁，拌炒穿山甲等药的药末为小丸，烘干备用）。亦可配合前二方使用。

3. 强调癌症患者的饮食宜忌，必须因人而异　他认为食物禁忌是由长期的生活经验总结出来的，但不是所流传的各种禁忌都有道理。如有的治癌"专家"给所有患者都发一份多达数十种食品的禁忌单，诸如服人参当忌萝卜（老恩师朱良春则认为二者合用，其效更彰）；胡萝卜、白萝卜同吃，加重或诱生白血病；甚至连麻油都不可食，至于所谓"发物"，都应当垃圾清除。亦有医生仿美国癌症素食疗法协会主张，只让患者吃水果、蔬菜，不给癌细胞提高能量，把癌细胞统统饿死，还美其名曰"饥饿疗法"，使不少患者未死于病，而死于营养不良。而他从几年前被否定的北京"刘太医"的"牛蹄筋汤"，使不少癌病人放、化疗后身体恢复很快，及自己长期临床中所见指出，营养学不能只见物不见人，不能只研究物质的营养成分，而忽视个体的差异，如能"发奶"的黄花菜，乳腺癌当忌，但其他癌症病人则可食。大部分乳腺癌可久服天冬防复发，而属寒体者则不能用。有的患者不可吃鸡蛋，却可吃鸭蛋等。由于目前还没人专门就"发物"可能诱使癌症复发或加剧进行系统研究，目前的科学手段还难以证实其中的科学道理，故他大声疾呼"癌症病人不能禁忌太过，什么都不吃，尤其不敢吃荤"，而是根据自己属寒体或火体，是虚证还是实证来选择温补还是凉泄食物，一旦吃某物感不舒服则停服。另垃圾食品、油炸食品、添加剂太多的食品，以及猪蹄、鲫鱼、鲤鱼、狗肉、羊肉、鹿肉、鹿血、公鸡、春笋、香椿、香菜、黄花菜、桂圆、荔枝、土豆、芋头等，经他长期观察，以勿食为妥。还建议患者参阅他的病人上海潘肖珏教授根据自己患乳腺癌、股骨头坏死的经历，所著《我们该把自己交给谁》的小说，去选择保健品和药品，认真地调理饮食结构。

4. 考察总结500余种抗癌中药，为医生和患者选药组方提供了极大方便　近十年来，他带领一些学生认真考察了500余种抗癌中药，认为可分为三类情况去进一步开展研究：第一类是实验给予评价最高的药，补骨脂、败酱草、漏芦、蕲蛇、三七、千金子、女贞子、墨旱莲、天花粉、五倍子、蒲黄、五灵脂、没药、龙葵、地龙、壁虎、西洋参、藏红花、阿魏、茜草、茵陈、白扁豆、紫河车、黄芪、蝉蜕、瞿麦等。第二类是已确定有明显抑制癌症的药，如干漆、土大黄、土鳖、大蒜、山豆根、山慈菇、马勃、马齿苋、天冬、天葵子、天南星、天仙子、五味子、乌梅、牛黄、甘松、仙鹤草、白英、白矾、白花蛇舌草、半枝莲、肉桂、花蕊石、诃子、鸡血藤、鱼腥草、栀子、荜茇、威灵仙、骨碎补、重楼、穿山甲、穿山龙、儿茶、绞股蓝、莪术、徐长卿、海龙、海马、海螵蛸、桑椹、菝葜、淫羊藿、琥珀、葶苈子、硫黄、紫草、紫花地丁、紫石英、锁阳、蜈蚣、蜂乳、蜣螂、熊胆、僵蚕、薏苡仁、蟾蜍、鳖甲、露蜂房、麝香。第三类是临床应用治癌有效，而实验未发现有明显抗癌效果的药。如八月札、九香虫、三棱、川乌、马钱子、鹿角霜、猫爪草、白芥子、铁扫把、土贝母、全蝎、枳实等。并对以上所有药物主攻的治癌方向均予以了详介，真是十了件造福世界癌症患者的大好事，不仅为医生选择针对性强的高效治癌药提供了极大方便（如我在温州治一乳腺癌，几乎每次均用花蕊石，就是查阅《我是铁杆中医》的结果），也使其他医家研制新的抗癌成药少走了不少弯路。

5. 普及癌症知识，捍卫中医尊严，堪称中医药界"三立"的标杆　他从不将五十年的读书与临证所获视为己有，而是广告于学生与向其求治的病人。不仅带教国内学生，还与很多外国学生建立了友谊，随其抄方的余博士（即法国小虎）2008年攻读针灸推拿硕士后，实习时常抽暇随其抄方，后又选读了内科博士。2013年返国后仅4个月，即将《我是铁杆中医》上卷理论篇20万字翻译成法文，并以《中西医的思考与展望》出版。他每年还应邀在全国各地进行十数场科普讲座，将他的抗癌理念与方法毫无保留地传授给听众。另他为患者代付药款，以巧克力代饭延长下班时间，对患者一视同仁，与药店共同研讨降低药费的高尚医德，蒋子丹在所撰《彭师累了》的长篇报告文学中，均有让读者动容的描绘。这些均可谓立了"大德"。

2006年，被国医大师孙光荣精辟概括的"无知、无识、无理、无赖、无德"的"五无"教授张功耀之流发起了要求取消中医的网络风波，他"铁肩担道义"，与熊继柏教授在第一时间"妙手著文章"予以了反驳，为挽救中医事业，保障国人健康立下大功。再加上这本再版的80万字的《我是铁杆中医》的世界发行，他确实可谓是中医界"三立"（立功、立德、立言）的标杆，只有在这种"三立"精神激励下，他才可能在中西医结合的治癌路上更上层楼。

若能认真阅读其治癌病案，读者将会真切地感受到他的大医匠心。

其一，且视癌症为慢性病，慎用大攻大破之品。他发现虽很多患者诊为晚期癌症，但只要癌症没有压迫重要脏器，导致功能衰竭，出现严重的出血、发热、胸腔积液、腹水、剧痛，就可当慢性病治，不可滥用攻破药。他长期运用常敏毅教授的"单刃剑"汤结合近年来网络上盛传的"铁树叶方"（龙葵50g，仙鹤草、白英、白花蛇舌草、半枝莲、新鲜铁树叶各30g，槟榔15g，半夏10g，甘草5g，红枣8～10个），对多种癌症（尤其是肺癌）疗效较佳。

【医案1】 周男，62岁。2014年4月13日初诊。

18岁起开始抽烟，已40余年，每天1包以上，除少许咳嗽吐痰，偶感胸闷之外，别无不适。半个月前，发现右锁骨淋巴结有小肿块。3月10日CT扫描：双肺支气管血管束增多，右上肺尖端见1.9cm×1.8cm结节影，纵隔及右肺门见增大淋巴结，较大者1.5cm×1.5cm，右肺上叶后段可见1.2cm×1.2cm结节影，右侧锁骨上窝见大小约2.4cm×1.6cm结节影。印象为右上肺结节考虑为周围性肺癌，并纵隔、右肺门淋巴结肿大，右侧锁骨上窝结节，多为肿大淋巴结。3月25日淋巴穿刺结果，符合肺转移性低分化肺癌。患者不愿手术和放、化疗来找中医。察面色丰润，体型微胖，常咳嗽，有白痰，易咯出，稍微感到短气，前几天咳出少量鲜血，食欲、大便、小便均可，舌红，苔黄腻，脉滑，右锁骨能够摸到肿块，质地较硬，活动度较差。

处方：仙鹤草60g，白花蛇舌草50g，白英、龙葵、半枝莲、新鲜铁树叶（切碎）各30g，槟榔15g，法半夏10g，甘草5g，大红枣8个，小红枣10个。15剂。用15饭碗水，煎2个小时，得4碗，每天2次，每次1碗。1剂药服2天。

2014年5月15日二诊：服上方后，已不见鲜血，仍咳嗽，痰多。脉舌同前。处方：仙鹤草60g，白花蛇舌草50g，白英、龙葵、鱼腥草、金荞麦、半枝莲、新鲜铁树叶（切碎）各30g，甘草5g，大红枣8个，小红枣10个。15剂。

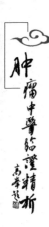

2014年6月18日三诊：咳嗽、吐痰显著好转，近来天气变化，锁骨上淋巴结有不适感觉，舌淡红，苔薄黄，脉弦滑。处方：白英、龙葵、半枝莲、玄参、土贝母、猫爪草、金荞麦、石上柏、猕猴桃根各30g，重楼15g，大红枣10个。15剂。煎服法同一诊。

2014年7月20日四诊：服上方至5剂时，大便次数多，胃部感不适，加神曲、炙甘草各10g，木香6g。服后症状消失，继续服完感精神疲惫，短气加重，锁骨上肿块似乎有所缩小，舌脉变化不大。

处方：仙鹤草60g，白花蛇舌草50g，白英、龙葵、法半夏、半枝莲、新鲜铁树叶（切碎）各30g，西洋参15g，大红枣10个，蛤蚧（不去头足）1对。15剂。煎服法同上。

从2014年到2016年6月，患者不间断地服中药，没有西医治疗，基本处方是以上2组方加减。目前病情稳定，心绪平和，食欲正常，精神无不适，锁骨下淋巴结略缩小，质地变软，也不愿再做其他检查。

其二，辨证使用古今名方，克服放、化疗不良反应。化疗常引起脾胃功能紊乱，采用小半夏汤、香砂六君子、旋覆代赭汤有效。放疗易伤阴，阴伤夹有湿热的，用甘露饮。放化疗引起气血两伤的，用人参养荣汤。化疗引起骨髓抑制，血象低难以恢复，患者要么有气血虚弱的显著表现，要么症状不明显，只是血象指标长期升不上去，免疫力低下，易感染。他在古方当归补血汤的基础上，创制了一首当归补血汤加味方（黄芪、当归、西洋参、刺五加、鸡血藤、仙鹤草、补骨脂、女贞子、穿山甲）。在刺激骨髓生血，提高血象方面，有很好效果。

【医案2】李女，3岁，因急性粒细胞白血病，连续高热44天，伴随咳嗽，体温最高达40℃，只能每天服泰诺林等不断发汗，暂时退热，最终用到万古霉素多日，仍不能退热，加上肺部严重感染无法控制，已花费8万余元。他予小柴胡汤原方加仙鹤草、鱼腥草、金荞麦、枳壳、桔梗，3剂即热退身凉咳减轻。继而出现口腔溃疡，用甘露饮10剂好转。再次化疗时，低热倦怠，不欲饮食，用银白散烧退，食欲、精神转佳。出院前血常规各项指标偏低，用当归补血汤加味方15剂，恢复正常。

其三，软坚散结缩小肿块，防止癌症复发转移。良性肿瘤与恶性肿瘤的共同基础都是细胞增生，中医学认为是痰瘀互结所致。采用杀死癌细胞或使癌块溃烂的方法固不可取，而活血化瘀、消痰散结，是缩小肿块，防止癌症转移复发的重要途径。古方大黄䗪虫丸、桂枝茯苓丸、消瘰丸、神效瓜蒌散、仙方活命饮、六军散等，都是消痰化瘀的效方。他曾用大黄䗪虫丸合安宫牛黄丸治一例混合型脑癌手术后患者，两年没有复发，至今已经20余年。去年用抵当丸合消瘰丸、禹功散、失笑散治前列腺癌患者，也获佳效。

【医案3】钟某，男，65岁，2015年7月30日初诊。患者多年以前发现有前列腺肥大，经常尿频、尿急、尿等待，1个多月前出现小便痛，尿血。经西医消炎治疗后，症状有所缓解。6月26日在湘雅附二院检查TPSA总前列腺特异抗原16.010ng/ml，FPSA游离前列腺特异抗原3.160ng/ml。经穿刺，发现前列腺组织中有灶性异性腺体结合免疫组化标记，免疫组化结果：34BE12(小灶-)，P63（小灶-），P504S(±)，PSA(+)，Ki67(1%～2%+)。考虑为弥漫型前列腺癌（组织较少，难以计分）。西医建议做"去势"手术，患者不同意，也未服西药，来找中医治疗。察之面容憔悴，精神紧张，尿频、尿急，有少量血尿，饮食正常，睡眠尚可，感觉疲惫，舌淡，脉弦。

处方：水蛭90g，土鳖虫60g，桃仁50g，蒲黄60g，五灵脂60g，玄参60g，土贝母60g，牡蛎60g，牵牛子60g，小茴香15g，穿山甲90g，三棱60g，莪术90g，乳香60g，没药60g，三七90g，蜈蚣90g，延胡索90g，栀子炭30g。1剂。为水丸，每

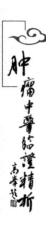

天2次，每次6g，饭后开水送服。

10月22日二诊：吃完上方后，所有症状消失，精神转佳，仍然舌淡，脉弦。查TPSA总前列腺特异抗原3.490ng/ml，FPSA游离前列腺特异抗原0.128ng/ml，FPSA/TPSA 0.04（参考值0.13～0.19，当TPSA大于4.0小于10.0才有参考意义）。从检查结果来看，似乎前列腺癌已经逆转。守方不变，仍然以上方为丸，加西洋参60g，继续服1剂。

2016年1月18日再次检查TPSA总前列腺特异抗原和FPSA游离前列腺特异抗原，都正常，建议患者再做一个穿刺，看看能否找到癌细胞，被婉言拒绝。

王三虎：悟古参今，匠心迭出，方效惊人

王三虎（1957—　），陕西省合阳县人。14岁自学中医，后入陕西渭南中医学校、南京中医学院与第四军医大学，获伤寒专业硕士学位和中西医结合临床专业医学博士，曾任第四军医大学教授、肿瘤研究所副所长及西安市中医医院首席中医肿瘤专家，中华中医药学会肿瘤分会委员及广西中西医结合学会肿瘤分会副主任与《世界肿瘤研究》编委等。2010年获国际中医药联盟杰出贡献奖和终身成就勋章。

1. 善于读书、结合临床，提出治癌新理论　如他从《灵枢·九针》"四时八风之客于经络之中，为瘤病者也"与《金匮要略》《诸病源候论》及《小品方》等书的有关论述，结合临证悟出"风邪入里成瘤"之论。并提出心神不安是内风入里的内在条件，冬春季是风邪入里成瘤的主要季节，多种因素综合是邪风入里成瘤的病机特点。还观察到瘙痒、疼痛、面目色

变、多汗恶风、完谷不化、远处转移乃为风邪入里成瘤的主要表现。尤其强调治万病积聚方（仅白蒺藜一味）可用治多种风邪入里成瘤证；独活寄生汤可缓解肿瘤及癌症骨转移患者之疼痛。另对风邪入里成瘤的靶向药物进行了分类概括：①祛风止痛药：防风、徐长卿、羌活、独活；②祛风补虚药：山药、石楠、豨莶草、桑寄生、何首乌等；③化痰祛风药：天麻、南星；④活血祛风药：红花、老鹳草；⑤祛风散寒药：花椒。由于他对风邪入里成瘤的方方面面均进行了深入的探讨研究，故该学说很快得到世界认可，并在辨治肿瘤中发挥了越来越大的作用。其又从《伤寒论》《金匮要略》《诸病源候论》《千金方》《儒门事亲》《丹溪心法》《景岳全书》《外科正宗》《伤科心得录》及《叶天士医案大全》十本书中，并通过长期实践，升华出"燥湿相混致癌论""寒热胶结致癌论""肺癌可从肺痿论治""把根留住抗癌论""人参抗癌论"等新理论。并进一步指出：半夏泻心汤虽可作为寒热胶结型胃癌主方，但年轻人常以热为主，苦降药的黄连、黄芩可略多用，而老人则应偏重于干姜与半夏等辛开之品。再如宫颈癌的治疗，必须首先分清是寒热胶结型（多见于未经手术或放、化疗者）还是燥湿相混型（即已经手术、放、化疗后复发者），前者用温经汤或易黄汤，后者因阴液亏虚与湿浊下注并见，可选当归贝母苦参丸合千金方中的三物黄芩汤，并加用滋阴润燥、清利湿热、软坚散结之品。

2. 妙学仲景，巧以变化，创研治癌新效方　王氏对仲景之说熟读深研，妙识玄通，略予化裁，用治多种癌症。如他认为《伤寒论》所列小柴胡汤主证"胸胁苦满，默默不欲饮食"就是肝癌的常见症状。而《金匮要略·黄疸病篇》"诸黄，腹痛而呕者，宜柴胡汤"与该方加减法中"若胁下痞硬，去大枣，加牡蛎"，更可看作是肝癌应用小柴胡汤的理论依据，故他以

名家医案精析

此方随证加减治疗了大量原发性肝癌患者。其学生张炜毕业论文曾统计从2004年5月1日至2010年12月31日在柳州市中医院用此方所治122例病人，求诊时间最长79.63个月，最短为1.83个月，门诊平均生存期为14.53个月，大量的带瘤生存和无瘤者，均证实了此方确为价廉效高之剂。另以此方化裁出的软肝利胆汤（加生牡蛎、垂盆草各30g，鳖甲、丹参、夏枯草各20g，土贝母15g，姜黄、延胡索、花蕊石各12g，去姜、枣）、保肝利水汤（加黄芪40g，鳖甲、半边莲、生牡蛎各30g，猪茯苓、泽泻、大腹皮各20g，厚朴12g，炮穿山甲6g。去甘草），亦在住院部被常规用于原发性肝癌。

　　他不但提出"肺癌可从肺痿论治"，且遵经方麦冬汤扶正与祛邪并用之理，创出海白冬合汤（海浮石、白英、麦冬、百合、生地黄、玄参、瓜蒌、半夏、鳖甲、穿山甲、生牡蛎、灵芝、炙甘草），作为治肺癌主打方，获得了同行专家的肯定，目前广西卫生厅正对该方进行中药制剂的科研。其他如以葶苈大枣泻肺汤与泽漆汤合方而成的葶苈泽漆汤（茯苓60g，黄芪40g，大枣30g，泽漆、猪苓各20g，生地黄、麦冬、葶苈子、车前子、楮实子各15g，泽泻、百合各12g，人参10g，麻黄4g）治肺癌胸腔积液，也引起同道们的高度重视。他还观察到胃癌呈寒热胶结者，占十分之七，故倡以寒热并用，辛开苦降，化痰祛瘀，温补脾肾为大法。若患者以胃脘痞满胀痛为主证者，以半夏泻心汤；而以腹痛腹泻为主证者，当急投乌梅丸，夹痰者合乌贝散，夹瘀者配失笑散，低热不退者予补中益气汤。另从其以当归贝母苦参丸治妇科外阴癌、宫颈癌，温经汤治子宫多发肌瘤，当归芍药散治卵巢囊肿，胶艾汤化裁出的妇科养荣胶囊（当归、白芍、川芎、熟地黄、阿胶、黄芪、白术、茯苓、陈皮、杜仲、益母草）预防卵巢癌复发等所获得的成功，均足以证实其乃当代仲景学说的最佳传人之一。

另他对时方亦有不少创新之用。如用三物黄芩汤治肠癌；温胆汤治脑胶质瘤和脑转移瘤及术后复发等；并又自拟二贝母汤（土贝母、浙贝母、山慈菇、青皮各12g，连翘、瓜蒌皮、夏枯草、蒲公英各15g，漏芦、路路通各10g，甘草6g）治乳腺癌、乳腺纤维瘤、乳腺增生症（二贝母胶囊2004年获国家新药发明专利）；全通汤（石见穿、威灵仙、当归、降香、瓜蒌、枇杷叶、竹茹各12g，肉苁蓉15g，赭石20g，冬凌草30g，栀子10g，人参、生姜各6g）治食管癌；木棉花汤（海浮石15g，木棉花、牛蒡子、玄参各12g，辛夷花、柴胡、黄芩、藿香各10g，甘草6g）治鼻咽癌。他医应用亦获佳效。

3. 精研本草，发掘瑶药，推出抗癌高效药　王氏对中药探研至精至深。如认为人参不仅能扶正气，不敛邪气，且能抑制癌细胞生长，还能解诸药之毒。其一药三用之说，使这味传统以"补气药之王"著称的名贵药材，又成了癌症患者的救命之品，在80%的肺癌处方中选用了它，对其用量最大用至30g。蛤蚧多作补肾益气、降逆定喘之药，但其多与人参相合，作为肺癌后期必用之药对，且强调整体全用效更佳，不仅减去了传统用法去头足的麻烦，亦避免了名贵药材的浪费。大戟科植物全草泽漆，医家或畏有毒或由于他因用之不多，他却根据《本经》谓"主皮肤热，大腹水气，四肢面目浮肿，丈夫阴气不足"，且仲景一次用三斤（是《伤寒杂病论》中一次用量最大的草本植物）之量，悟出该药是味泻肺降气行水而略具补性之品，故以该药为主，创葶苈泽漆汤，治胸腔积液、胸闷为主证的肺癌气阴两伤型。但其对泽漆用量仍从10g开始，常用量20g，因其毕竟苦寒，对肠胃恐有刺激。又如木棉科乔木木棉的花，鲜为医用。他却根据其甘凉，可清热利湿、解毒止血，创拟木棉花汤治鼻咽癌放疗后热毒残存，阴虚与痰浊并见者效佳。《药性赋》言："石楠叶利筋骨与毛皮。"后世医家多用其治运动系统的骨关节酸痛，王氏又从该药"可补肝肾、壮筋骨"，延伸至以其治多种癌症的骨转移。另对一般医生鲜用的一些价廉的矿石药，王氏经实践赋予了这些药治癌症的新价值。如用青礞石治脑肿瘤、海浮石治肺癌、鹅管石治食管癌、花蕊石治肝癌（笔者用治乳癌亦妙）、紫石英治宫颈癌等。凡此种种，均给我们极大启迪。

民族医药乃中医药宝库中一块珍贵瑰宝，虽改革开放后已引起较多同道重视，但如何用理论来指导其临床应用仍欠深入，三虎却从葛洪《肘后备急方》（屠呦呦也是从该书中发现青蒿可治疟疾的）中了解到，瑶医早在晋代以前即用甘草解毒。又从《诸病源候论》《太平圣惠方》《本草纲目》中得知，抗癌要药石见穿、半边莲、水杨梅均系瑶药。更发现平地木即是紫金牛科植物紫金牛的全草，微甘辛平，亦称矮脚茶、平地木，乃瑶医止咳要药。然其认为该药利水作用与肺癌胸腔积液合拍，而活血化瘀止痛作用也吻合肺癌胸背痛病机，将其作为治肺癌主药（笔者临证发觉其治燥咳极佳，在用小青龙汤治寒咳时，加此药不仅能增效，且可防麻黄、细辛、干姜等伤耗肺之气阴也）。在实践中他又观察到该药对消化道有些刺激，主张从10g渐增其量，足见其胆大心细矣。另其用瑶药田基黄30g配另一瑶药半边莲，组成治肝癌主方权提汤消肝癌腹水。又观察到瑶药土黄连（即十大功劳叶）的滋阴清热解毒作用可看作是女贞子、黄连、黄柏三药的复合物，也可看作是三物黄芩汤的替代品，最适合阴虚湿热（癌症发热常见此证型）并见的发热。对所有癌症患者的共同主证疼痛，王氏发现瑶药九节茶（异名肿节风）其效极佳，药理亦证实其有抗肿瘤作用，并将瑶医认为"属风药，微辛平，可解毒除虫，祛风散邪，穿经走脉，清热解毒，活血化瘀，消肿止痛"的九节茶制成注射剂及肿节风黄酮片剂，明显减缓了患者的疼痛（对骨转移痛尤妙）。瑶药入山虎（即两面针）原仅用治跌打蛇伤，王氏却从该药可治牙痛而妙将其引申治肺癌和鼻咽癌，亦获良效。

其在处方中，不仅对药物剂量锱铢必较，且对于具有相同或相近药理作用的药物，用药一段时间后，主动调换用药，这不仅能充分发挥不同药物的潜在作用而提高疗效，且对需长期服药者，还能防止产生耐药性。

4. 既会带教，尤善总结，新成果琳琅满目　王三虎曾培养硕士研究生近20人，师带徒出师5人，私塾弟子遍及多个省市。多年来他坚持采用理论与实践相结合，继承与创新相并重的治学观，不仅直接指导学生去如何应诊，且鼓励他们将临证心得结合理论写成论文。由于其临证病案的书写十分规范且详尽，很多病人有数十次甚至上百次的诊疗记录，且其大多数创制的治癌新方的疗效判定，均设计对照组进行比较，这不仅充分证实了其疗效的可靠性，也为科研提供了极大方便。近年来他行医于柳州、西安两地，每年诊治国内外多个国家和地区的2万余癌症患者，长期跟随他治疗且带癌生存5年以上的癌症患者已逾百人。其在丰富的抗癌经验基础上形成了独特的新观点与系统理论，故近30年中，王三虎及其指导的学生共发表论文近200篇，主编、参编书籍30多部（大多为肿瘤方面的），2004年以二贝母胶囊及其制备工艺获国家发明专利证书。其研制的利水消肿胶囊获军内制剂批号，并在西京医院应用10余年。他所创的其他十余种新药，不仅在柳州市医院作为协定处方应用近10年，其中已有市级和厅级科研题各两项。另由其学生撰写的《中医抗癌进行时——随王三虎教授临证日记》曾在《中国中医药报》连载1年，2006年扩展成书，2009年其所著《中医抗癌临证新识》，不仅多次印刷，且数位专家发表好评之文，在国内外产生了较大影响。笔者坚信，如我国在新中国成立百年华诞之时能出现百位王三虎这样的抗癌大家，我国的百姓则不会再谈癌色变了。

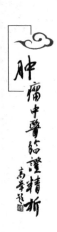

【医案】陈男，69岁，广西柳州市人。

2004年10月19日初诊。2001年11月行右上肺叶楔形手术，术后病理提示：右上肺高分化腺癌。术后予放、化疗及免疫治疗，病情控制。2004年4月复查CT提示右肺癌复发，行局部放疗。

刻诊：右胸拘紧胀痛，咳嗽咳痰，痰色黄白相间，以白为主，稍稠，自觉全身燥热，喜冷饮，有糖尿病病史，食可便干眠差，舌红苔薄干，有裂纹，脉细。辨证：气阴两虚，痰浊犯肺，阴虚内热。宜化痰散结，滋阴清热，以润肺散结汤合芍药甘草汤加减。白英、黄芪各30g，海浮石、白芍、山药各20g，全瓜蒌、玄参各15g，麦冬、百合、沙参、款冬花各12g，红参、甘草、知母、杏仁、苍术各10g，黄连8g。本方随证加减4个月，渐次取效，病情稳定。

2005年2月25日第12诊：以胸闷、短气不足以息、头晕为主诉，伴腰酸痛，食尚可，二便调，睡眠差，舌暗尖红，苔少，脉沉缓。属肺肾气虚，摄纳无权，宜补肺肾，定虚喘。人参蛤蚧散加味。红参12g，蛤蚧1/2对，海浮石、白英、熟地黄各30g，鳖甲20g，全瓜蒌、麦冬各15g，半夏、玄参、菊花、杏仁、川贝母、款冬花、山茱萸、龟甲、土茯苓各12g。加减服用10月余，期间因虚喘缓解明显，曾停用过蛤蚧。

2005年12月14日第35诊：胸中憋闷疼痛难忍，气短头晕，形丰面黄。偶见喉痒咳嗽，腿软困重，腰酸，夜尿3～4次，食可眠差。苔薄白，脉弱。虽有肺肾两虚，摄纳无权之象，但以胸阳痹阻为重，治宜通阳散结、行气祛痰为主，兼补肺纳气、祛风止眩。瓜蒌薤白白酒汤合人参蛤蚧散加减。瓜蒌皮、熟地黄各20g，山茱萸15g，红参、白芍、覆盆子、桑螵蛸、五味子各12g，薤白、天麻、菊花各10g，蛤蚧1/2对。服用上方7个月，精神不错，形体可，期间还外出旅游。

2006年7月27日第79诊：诉上牙龈胀痛2天，腹胀，舌红，苔黄，脉数。为阳明热甚，胃火上炎之证。用白虎汤加减。生石膏30g，生地黄20g，知母、牡丹皮、白芷、当归各12g，防风10g，黄连、细辛各8g，炙甘草6g。3剂后牙已不痛。乃以润肺散结汤随证化裁。

2007年4月13日第129诊：喉头热辣痒痛，眼睑稍肿，干咳无痰，胸闷气短，乏力，腿脚重，尿频尿急，舌红苔薄黄，脉弱。查体：咽部不红不肿。为少阴客热之咽痛，为痰热壅肺、热邪上犯咽喉所致，当标本兼治，以桔梗汤合润肺散结汤化裁。海浮石、白英、夏枯草各30g，生地黄、鳖甲各20g，麦冬、瓜蒌、土贝母各15g，百合、天冬、半夏、玄参、射干、牛蒡子、栀子、黄芩各12g，桔梗、甘草、人参、五味子各10g，黄连8g。此方前后30余剂，咽喉爽利，再以润肺散结汤化裁。

2008年2月23日第161诊：精神形体可，右胸闷痛，咽痒咳嗽，咳痰黄稠，眠差便干，舌红苔黄脉滑。病属肺痿。症见痰热上扰，互结于胸。小陷胸汤加减。鳖甲、生地黄各30g，瓜蒌仁、土茯苓、夏枯草各20g，瓜蒌皮、白芍、玄参、麦冬各15g，半夏、射干、杏仁、黄芩、沙参各12g，蝉蜕10g，黄连8g，胆南星、甘草各6g。15剂后胸痛咳嗽消失，黄苔已退。继以润肺散结汤化裁。

2009年6月15日第250诊：肺癌术后复发已5年余，其妻代诉，偶有咳嗽、乏力。患者带癌生存，生活质量良好，因心中惧怕，拒绝复查，要求继续服药。

按： 本案以在经方麦冬汤基础上拟订的肺癌主方润肺散结汤贯穿始终，先后随证用过芍药甘草汤、瓜蒌薤白白酒汤、白虎汤、桔梗汤、小陷胸汤等经方，体现出经方主次变换、先后缓急的应用实际，也看出现代医家辨病、辨证相结合，知常达变，方随证转，不离于癌，不拘泥于癌；不离于肺，不拘泥于肺；源于经方，高于经方的临证艺术。

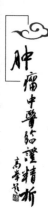

陈长青：师法李可，擅"圆运动"，治癌新秀

　　2015年底，笔者去广州探亲，住汉古中医馆附近，每天晚饭后外出散步，返回均9点左右，却见医馆内人进人出，中药房调剂员十分忙碌。遂与求治患者攀谈，得知馆长陈长青博士采取五行园运动辨证肿瘤患者体质的学说，大胆应用其先师——当代著名老中医李可——系列治癌方药，使肿瘤患者的治疗获得了较好疗效。连续观察1周后，因见陈每晚9点均难以下班，而白天笔者要外出，在二人无暇面谈情况下，陈让其弟子转赠一本宣传汉古中医馆的小册子，与一本《李可老中医急危重症疑难病经验专辑》。由宣传册中得知，陈长青1984年毕业于湖北中医学院（现名湖北中医药大学）中医系，2000年考取广州中医药大学著名伤寒专家熊曼琪的硕士生，2005年后复攻读该大学珠江学者赖小平的中药博士生，在对中医中药均有颇精深研究的同时，又去北京中医研究院西苑医院等全国一流中医医院进修，并于2000年拜在李可门下，2012年放弃广州中医药大学教授的工作，自筹资金开设汉古中医馆。故其对肿瘤的辨治效果，马继松认为是可信的，故在此收入了其两则病案，希望年青一代中医，能对其采用的五行圆运动学说辨治肿瘤的做法进行验证。如确有疗效，将为肿瘤患者带来极大福音。

　　【医案1】张男，28岁，广西钦州人。2011年9月2日初诊。因"右臀上皮样肉瘤"在广州军区总医院行手术切除后复发，再行手术切除1次后，又行化疗5个疗程，并进行放疗25次，仍未能控制进展。住院期间有四位病友同住一间病房，其中一位是病房主治医生外甥，因脑转移医治无效离世，因此对放、化疗失去信心，通过病友介绍来请我治疗。

刻诊：右臀肌肉萎缩，表皮瘢痕，色素沉着，外观似烧焦之木头。右下肢活动不利。面部满布红疹结节，胃纳稍差，体重减轻不明显，大小便正常。舌暗略紫，舌下络脉（－），上腭淡黄，苔薄白。舌印：++，腮印：+，甲印：0。脉象：右寸微，关弦滑，尺细弦数；左寸细，关尺弦滑数。中医诊断：痰瘤。西医诊断：右臀上皮样肉瘤手术切除并放化疗后。

通过汉古中医馆体质分析软件评测得知，患者先天体质，木：1.51，火：5.52，土：0.65，金：0.61，水：1.22；木平、火强、土平、金平、水平。后天体质，木：0.71，火：3.51，土：0.99，金：0.16，水：0.53；木平、火强、土平、金平、水平。

辨证分析：五行之圆运动只能现中和，不能现五行，任何一行偏现即是病！火行独强意味着生发、宣散之力过强，而土、金、水弱则意味着运化、收敛、封藏能力弱。这就好比大自然只有春季、夏季而没有秋季、冬季，生命只有一味地升发、耗散，这和癌细胞只有无限制生长而凋亡机制失灵十分相似。患者先天五行体质乃现火气亢盛，数值高达5.52；而土、金、水三气都较弱，且在1以下。可知患者土失运化，肺失肃降，肾失封藏，而火气独强，煊赫无度。

综合患者先、后天体质及当前症状分析，其病理乃脾土不足，不能化湿，湿邪内生；肺金不足，肃降失司，不能除湿，湿聚成痰；肾水不足，命火不强，不能温煦蒸腾水液，水聚成痰；复因火气独强，烁津成痰，痰湿凝聚，积久成毒，随气流注，聚于臀部，遂成肉瘤。

治疗当以健脾化湿、降肺固肾为根本，以化痰结、攻癌毒为重点。拟方如下：生南星、旱半夏、浙贝母、生龙骨、煅牡蛎、鲜生姜、淡海藻、玄参各30g，党参、木鳖子、黄药子、白芥子、柴胡、枳壳、赤芍、茯苓、陈皮、厚朴、炙甘草、苍、白术各10g。14剂。每剂加冷水1800ml，文火煮取300ml，分2次

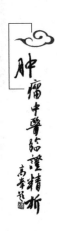

早、晚饭前温服，药渣复煎泡脚。

2011年12月14日四诊：经过三诊后，患者面部红疹基本消失，眠纳均可，大便1～2次，成形通畅，体重54kg。2011年12月8日于广州军区总医院行MRI复查：原左侧阴部周围异常信号消失。其余病变未见明显变化。舌暗红苔薄白，舌络稍细长。舌印：－，腮印：－，甲印：2。寸关细弦，两尺沉细紧涩。

处方1：生南星、旱半夏、浙贝母、淡海藻、煅牡蛎、鲜生姜各30g，炮附子、黄药子、白芥子、党参、茯苓、苍白术、莪术、陈皮各15g，砂仁壳（后下）、炙甘草各10g。14剂。煎服法如前。

处方2：生南星、旱半夏、浙贝母、煅牡蛎、淡海藻各30g，炮附子、木鳖子、黄药子、白芥子、苍白术、茯苓、枳壳、赤芍、莪术、党参各15g，柴胡、陈皮、槟榔、二丑、炙甘草各10g。14剂。煎服法如前，与处方1交替服用。

2013年6月24日二十诊：自觉口干，眠纳均可，大便头干后软，紧张，不易平静。于广州军区总医院行PET-CT复查：左侧臀部盆腔底部及大腿近段内后部肌肉及周围筋膜信号范围较前缩小。左侧髋关节处骨代谢轻度活跃，建议4个月后复查。舌淡暗红苔薄腻。舌印：++，腮印：+，甲印：2小。脉弦滑无力。

处方1：守方加盐怀牛膝30g，天花粉20g。15剂。

处方2：守方加骨碎补30g，盐怀牛膝、炙甘草各15g。15剂。

两方交替服用。

2015年4月20日三十七诊：自2013年6月至今，又历经年余，共十七诊，处方亦基本未变。患者自觉精神体力明显好转，无特殊不适。2015年4月20日在广州军区广州总医院查核磁共振提示，左侧臀部上皮样肉瘤术后复查，与2013年12月16日MRI相比较：原左侧臀部、盆腔底部及大腿近段内后部肌肉及周围筋膜异常信号范围较前缩小，未见明显肿瘤复发征象；右侧髋臼、股骨头及股骨颈异常信号较前好转。血常规、肝功、肝胆胰脾B超等未见明显异常。舌印：+，腮印：-，甲印：1，舌红苔根薄腻，舌络正常，左寸关滑，两尺稍紧；右寸关滑，两尺稍紧。

处方1：守方加合欢皮45g。每周5剂。

处方2：守方加合欢皮45g。每周5剂。与处方1交替服用。

2015年5月30日三十九诊：自觉臀部放疗后受辐射的肌肉、皮肤有异样不适感，与正常皮肤、肌肉不同，界限清晰。放疗部位皮肤时瘙痒难受，夜间尤甚。烦躁感基本消失。舌印：+，腮印：+，甲印：1，舌淡红，苔薄腻，舌络正常。脉左右均滑略弦。

生黄芪、合欢皮、白鲜皮各45g，制首乌、怀熟地黄、生纹党、生白术、茯苓、炙甘草、浙贝母、刺蒺藜、短淡海藻各30g，桂枝嫩尖、全当归、赤芍、陈皮各15g，怀牛膝、红花、桃仁各10g，阳春砂仁6g。5剂共末，每次10g，每日3次，饭后半小时开水冲服。现仍在继续观察治疗中。

【医案2】张男，57岁，广西桂平人。2014年5月7日初诊。3个月前无明显诱因出现间断性咳嗽；1个月前咳加重，伴有活动或劳累后左侧胸痛，胸闷气促，未予重视；3天前突现痰中带血，于2014年3月17日在当地医院就诊，CT检查考虑"左中央型肺癌，左肺上叶阻塞性肺炎伴左胸腔积液"；当天住入广东南方医院。3月21日行PET/CT检查提示：①左肺上叶近肺门处块状高代谢灶，考虑为左肺中央型肺癌，该病灶侵犯左上肺叶支气管开口并累及左下肺支气管开口，左上肺阻塞性肺炎；②左肺下叶外基底段急性炎症，左侧胸腔中等量积液；③纵隔内气管隆嵴突下结节状高代谢灶，考虑为淋巴结转移；④右侧第7侧肋骨代谢灶，多考虑为骨转移。通过积液细胞病理等检查，最终诊断为：左肺中分化鳞状细胞癌（T2N2M1，临床Ⅳ期），左肺上叶阻塞

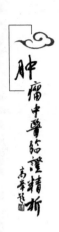

性肺炎，左侧胸腔积液。遂行化疗（DP方案多西他赛120mg，dl～5，dl+顺铂20mg）2个疗程，左胸腔注射顺铂40mg并水化，同时进行左肺癌影像引导强放疗累计20次。

刻诊：每日有数声咳嗽，无咯血，进食时胸骨后有轻微疼痛，大便1～2日一行，眠纳均可，精神、体力尚可，体重64kg。查血红蛋白105g/L。舌淡红略紫，苔根浊腻，舌络稍粗长。舌印：+，腮印：+，甲印：0。脉细。

在各种类型肺癌中鳞癌最常见，约占50%，患病年龄大多在50岁以上，男性多。据报道，Ⅰ期肺癌包括手术和非手术在内，其5年生存率最高达39.3%，Ⅱ期则分别为11.7%和4%，Ⅲ期肺癌无1例存活3年。肺癌各组淋巴结转移中，以食管旁、肺下韧带、隆嵴下淋巴结转移最差。本例患者发病即为最晚期的临床Ⅳ期，预后极差。

我们认为癌症的发生主要有三大原因：①体质失衡是基础。以寒性体质为主，先天五行圆运动严重失衡。②七情失调是诱因。以忧思悲恐过度为主，气滞则血瘀，气滞则津停。③痰瘀胶结是载体。寒凝则血瘀，气滞则津停湿阻，聚而为痰，痰瘀胶结，成癌毒附着之温床。癌毒凝结是根本，且与年龄正相关。

我们通过汉古中医体质辨析系统对癌症病人进行评测分析显示：癌症病人先天五行体质多为木强或火强，且火强占多数，数值多超过5；而土、金、水至少有一行较弱，且多在1以下，甚至为负数。五行之圆运动只能现中和，不能现五行，任何一行偏现即是病！癌症病人的木、火强意味着生发、宣散之力过强，而土、金、水弱则意味着运化、收敛、封藏能力弱。这就好比大自然只有春季、夏季而没有秋季、冬季，生命只有一味地耗散。这和癌细胞无限制生长而没有凋亡十分相似。

由此提示，木、火宣散太过，金、水敛藏不足，生命早期表现体质较好，活力旺盛，但也导致患者早期对身体的忽视，生活方式过于耗散而不自知，一进中年，不论有无明显诱因，均易导致五行运转机制严重失衡，突发乖戾之疾。

先师李可曰："人身各部，头面四肢，五官九窍，五脏六腑，筋骨血脉，但凡一处阳气不到便是病。沉寒痼冷之顽症，一切肿瘤皆此因。"

五行圆运动之理，火可生土。脾胃如釜，元阳为釜底之火。故凡治脾胃病之药不效，速温养命火，火旺自能生土。故桂附理中汤为百病之要方。肿瘤病人有虚寒证者占十之八九，桂附理中汤因而是基本处方。

同时，前辈孙秉严指出，癌症治疗重点是大攻、大破、大下；破阴祛寒，行气破瘀，逐痰破结，攻癌排毒。以他的治癌专方为主，继续研究攻癌专方、专药，是提高治癌疗效的根本途径。

本例患者平素体健，亦无烟、酒等不良嗜好，发病后饮食如故，精神体力均无下降，甚至体重也没有减轻，发生如此重病，实因先天体质太偏，五行圆运动严重失衡而不自知，不能及时自我调节，导致痰湿瘀浊蓄积于肺，久而化毒，形成癌毒致肿，使肺气肃降功能障碍，引起咳嗽；日久失治，伤耗肺气，现胸闷气短；因未及时阻断病势发展，癌肿损伤血络致咯血；如若再不制止，导致津血大伤，大肉脱尽，阳气随形体而脱，则生命枯竭，无力回天了。据此，我们采取攻癌毒为主，补肺气为辅，佐以理中为法。同时，考虑患者正在放化疗，攻毒之力已十分强大，故药拟半攻半补。

鸡血藤90g，生旱半夏（打）、生南星、鲜生姜、浙贝母、醋三棱、醋莪术、淡海藻、百部、白茅根、藤梨根、白花蛇舌草、半枝莲、生晒参、正炮台芪（切）、生白术、干姜、炙甘草各30g，竹茹、赭石各15g，干蟾蜍、千金子、天葵子、急性子、槟榔、黑丑、白丑各10g，加冷水2500ml，文火煮取400ml，分2次早、晚饭前温服。药渣泡脚。

名家医案精析

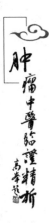

　　2014年7月16日二诊：因患者寄希望于放、化疗，仅服药7剂即停。患者至今日已累计住院5次，化疗5个疗程，放疗25次。于5月20日第三次化疗结束并累计完成25次放疗后行CT检查，评价疗效为部分缓解。因此，对放、化疗更为信任，遂采取相同方案再入院行化疗1个疗程。于6月30日第5次入院，CT提示左肺上叶软组织密度影并左肺上叶阻塞性肺炎，较前进展；纵隔及左肺门淋巴结肿大；左侧胸腔中量积液，较前增多。行支气管镜检发现左肺上叶支气管瘢痕性狭窄，管口被白色黏痰及坏死组织堵塞。考虑为肿瘤控制欠佳，更改化疗方案为NP方案，具体为长春瑞滨40mg，d1、d8+顺铂20mg，d1～5。因肿瘤未能控制，患者出院后立即来诊。刻诊见：偶咳嗽，无发热，无咯血，无胸闷气促；但进食时胸骨有微痛，并向后背放射。胃纳好，精神体力均可，大便1～2天1次。体重66.6kg。舌淡紫暗胖大，苔根浊腻微黄，舌络细长，脉沉缓无力。舌印+腮印+甲印0。守方不变。

　　2014年8月6日三诊：服药7剂又停，并于7月27日第6次放、化疗，CT提示：肺部病灶较7月8日变化不大，左肺放射性炎症较前明显，疗效评价为稳定。遂于7月28日再行NP方案化疗。因患者7月30日中午突然出现进食后食管梗阻，急行胃镜检查。提示食管内大量食物潴留，距门齿11cm处可疑食管狭窄，内镜无法通过。经禁食、下胃管及对症处理后症状缓解。出院时查血红蛋白(HGB)95g/L。

　　患者历经6个疗程化疗，25次放疗，后期调整了化疗方案，肺部病灶未见改善，且放射性肺炎加重，并出现食管严重梗阻；全身症状也有加重，体重下降。遂对放、化疗丧失信心，要求纯粹中医治疗，并于8月6日出院来医馆就诊。

　　刻诊：胸骨后仍觉疼痛，进食时加重，并向后背放射，自觉疲劳，稍劳即气短，食欲尚好。偶有咳嗽，无咯血，无发热。大便1～2天1次，有时1天1～2次。体重63.9kg，较前下降2.7kg。舌淡嫩，胖大略紫，苔白舌根稍腻，舌络细长呈淡红色。双脉滑而无力，尺沉细。舌印：++，腮印：++，甲印：2溶末。

现肺部癌毒未衰，又添放射、化疗之毒，邪毒亢盛，正气大虚，邪逼正危。所幸患者食欲尚好，胃气未败，尚可奋力一战！

治当九攻一补，祛除一分邪气，即保得一分正气：①鸡血藤90g，生旱半夏（打）、生南星、鲜生姜、浙贝母各45g，醋三棱、醋莪术、海藻、百部、茅根、藤梨根、白花蛇舌草、半枝莲、生晒参、正炮台芪（切）、熟附子、生白术、干姜、炙甘草各30g，干蟾蜍、竹茹、赭石、千金子、天葵子、急性子各15g，槟榔、黑丑、白丑各10g。加冷水2500ml，文火煮取400ml，上午10点、下午4点各温服1次，先吞化瘤丸半袋。药渣泡脚。②化瘤丸30袋，每次半袋，每日2次，中药汁送服。③化毒丹90粒，每次3粒，凌晨温水送服，服后禁食3小时。④平消丹450g，每次5g，每日3次，饭后半小时温水送服。

2014年11月15日四诊：患者出院后，未再进行任何放、化疗，坚持服用中药，坚持每日步行8公里以上，清淡饮食，早睡早起，情绪乐观。迄今已连服中药50剂，自觉症状改善，体重增加。遂于11月14日在南方医院复查PET-CT提示：①上次显像所见的左肺上叶近肺门处肺癌原发灶，此次显像消失；②左肺上叶、左肺下叶近肺门处及右上肺近纵隔处旁见明显放射性肺炎；③右肺内见多个散在分布小结节，代谢未见增高，考虑为良性结节；④双肺上叶尖段轻度肺气肿，心包内少量积液，左侧胸腔内中量积液；⑤上次显像所见纵隔内气管隆嵴下淋巴结转移灶，经此次治后消失；⑥上次显像所见的右侧第7肋骨转移灶，经治后也消失。患者全家喜不自禁。今日来诊时见：精神、体力明显好转，面转红润。自诉胸骨前疼痛基本消失，胸闷气短明显改善，但走路较快或劳力时仍有胸闷、气短。偶有

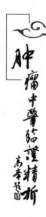

一两声咳嗽，少痰，痰中偶有血丝。眠纳均可，大便每日1次。现体重68.1kg。舌淡暗红胖大，苔根薄腻，舌络细长。脉弦略滑无力。舌印+腮印+甲印2溶末。

①汤药处方守方，加花蕊石10g，煎服法不变，每周5剂。②化瘤丸60袋，每次1袋，每日2次，中药汁送服。③化毒丹90粒，每次3粒，凌晨温水送服，服后禁食3小时。④平消丹450g，每次5g，每日3次，饭后半小时温水送服。

处方：患者每周服汤剂5剂，连服8周后，因无任何不适，又自行停药。此后又间断服用中药25剂。多次电话叮嘱患者不可掉以轻心，必须遵守医嘱，按时服药，起居有时，饮食有节，但无奈患者以自己目前能吃、能睡、能劳动，甚至还能通宵打麻将为由，始终不愿遵守。后电话追访，患者仍无不适。

依据我们的经验，患者在肿瘤临床治愈后，仍需间断服药满5年，才有可能彻底停药，以免肿瘤复发，功亏一篑！